内科临床基础与疾病救治

林 杨 赵丽莉 屠溪琳 主编

中国纺织出版社有限公司

图书在版编目（CIP）数据

内科临床基础与疾病救治 / 林杨，赵丽莉，屠溪琳
主编. -- 北京：中国纺织出版社有限公司，2024. 8.
ISBN 978-7-5229-2027-6

Ⅰ. R5

中国国家版本馆CIP数据核字第202486521P号

责任编辑：傅保娣　　责任校对：王蕙莹　　责任印制：王艳丽

中国纺织出版社有限公司出版发行
地址：北京市朝阳区百子湾东里A407号楼　邮政编码：100124
销售电话：010—67004422　传真：010—87155801
http://www.c-textilep.com
中国纺织出版社天猫旗舰店
官方微博 http://weibo.com/2119887771
三河市宏盛印务有限公司印刷　各地新华书店经销
2024年8月第1版第1次印刷
开本：787×1092　1/16　印张：13.75
字数：327千字　定价：98.00元

凡购本书，如有缺页、倒页、脱页，由本社图书营销中心调换

编　委　会

1

张国利　哈尔滨医科大学附属第六医院

张承巍　哈尔滨医科大学附属第二医院

张智佳　哈尔滨医科大学附属第一医院

林　杨　佳木斯大学附属第一医院

孟根托娅　内蒙古医科大学附属医院

赵文江　内蒙古医科大学附属医院

赵丽莉　广州医科大学附属第五医院

赵冠南　内蒙古医科大学附属医院

哈姗姗　哈尔滨医科大学附属第二医院

侯冬华　哈尔滨医科大学附属第一医院

姜　媛　佳木斯大学附属第一医院

贾高鹏　内蒙古医科大学附属医院

徐　睿　哈尔滨医科大学附属第一医院

郭小芳　哈尔滨医科大学附属第一医院

唐　杰　哈尔滨医科大学附属第一医院

屠溪琳　哈尔滨医科大学附属第一医院

粟　珺　深圳市第二人民医院（深圳大学第一附属医院）

曾海勇　深圳市第二人民医院（深圳大学第一附属医院）

路　越　哈尔滨医科大学附属第一医院

薛　韬　内蒙古医科大学附属医院

前　言

　　内科学是临床医学的基础，内容范围涉及广泛，整体性强，主要研究人体各系统器官疾病的病因、诊断与防治，因此，也是其他临床医学学科的基础，并与其他临床学科之间有着密切联系。如何将理论知识转化为实践，更好地服务于临床，是广大临床医务工作者面临的挑战。我们针对各疾病诊治过程中的疑点和难点，共同编著了《内科临床基础与疾病救治》。

　　本书重点介绍了临床内科常见病和多发病的病因、发病机制、临床表现、诊断及治疗等内容。全书内容全面系统、条理清晰、规范实用。本书的编者均从事内科临床工作多年，具有丰富的诊疗经验和深厚的理论功底，希望本书能为内科医师及相关科室医护同仁处理相关问题提供参考。

　　由于临床内科学内容繁多，且编者时间有限，书中难免有疏漏和不足之处，望广大读者提出宝贵意见和建议，以便再版时修订。

编　者

2024 年 1 月

目　录

第一章　呼吸系统疾病 ·· 1

　　第一节　急性上呼吸道感染 ·· 1

　　第二节　急性气管、支气管炎 ·· 3

　　第三节　慢性阻塞性肺疾病 ·· 3

　　第四节　支气管扩张症 ·· 6

　　第五节　支气管哮喘 ·· 8

　　第六节　原发性支气管肺癌 ··· 18

第二章　循环系统疾病 ·· 34

　　第一节　心源性猝死 ··· 34

　　第二节　不稳定型心绞痛 ··· 37

　　第三节　严重心律失常 ··· 46

第三章　消化系统疾病 ·· 57

　　第一节　胃炎 ··· 57

　　第二节　消化性溃疡 ··· 69

　　第三节　真菌性肠炎 ··· 86

第四章　泌尿系统疾病 ·· 93

　　第一节　急性肾小球肾炎 ··· 93

　　第二节　急进性肾小球肾炎 ·· 100

　　第三节　慢性肾小球肾炎 ·· 111

第五章　血液系统疾病 ··· 119

　　第一节　缺铁性贫血 ·· 119

　　第二节　慢性病贫血 ·· 128

第六章　内分泌系统与代谢性疾病 ······································ 136

　　第一节　下丘脑综合征 ·· 136

　　第二节　垂体瘤 ·· 139

　　第三节　高催乳素血症和催乳素瘤 ·································· 150

　　第四节　腺垂体功能减退症 ·· 157

第七章　风湿免疫系统疾病 ··· 164

　　第一节　系统性红斑狼疮 ·· 164

　　第二节　抗磷脂综合征 ·· 178

　　第三节　多发性肌炎和皮肌炎 ······································ 185

第八章　神经系统疾病‥‥‥‥‥‥‥‥‥‥‥‥‥‥‥‥‥‥‥‥‥‥‥‥‥‥‥‥‥‥ 194

　　第一节　动脉粥样硬化性血栓性脑梗死‥‥‥‥‥‥‥‥‥‥‥‥‥‥‥‥ 194

　　第二节　脑出血‥‥‥‥‥‥‥‥‥‥‥‥‥‥‥‥‥‥‥‥‥‥‥‥‥‥‥‥ 198

　　第三节　帕金森病‥‥‥‥‥‥‥‥‥‥‥‥‥‥‥‥‥‥‥‥‥‥‥‥‥‥ 200

　　第四节　阿尔茨海默病‥‥‥‥‥‥‥‥‥‥‥‥‥‥‥‥‥‥‥‥‥‥‥‥ 203

参考文献‥‥‥‥‥‥‥‥‥‥‥‥‥‥‥‥‥‥‥‥‥‥‥‥‥‥‥‥‥‥‥‥‥‥ 212

第一章

呼吸系统疾病

第一节 急性上呼吸道感染

急性上呼吸道感染是指鼻、咽、喉部急性感染性炎症。多由病毒感染（占70%~80%）引起，少数由细菌直接感染所致，病毒感染后常继发细菌感染。常见的病毒有流感病毒、副流感病毒、呼吸道合胞病毒、腺病毒、鼻病毒、冠状病毒、埃可病毒、柯萨奇病毒、麻疹病毒及风疹病毒等；常见的感染菌为溶血性链球菌、流感嗜血杆菌、肺炎球菌、葡萄球菌；其他感染源还包括支原体、衣原体等。急性上呼吸道感染多发生于受凉或过度疲劳，机体抵抗力下降时，老幼体弱、防御功能差者易罹患。

临床主要表现为鼻炎、咽喉炎及扁桃体炎。有急性鼻咽部卡他症状，如鼻痒、咽干或烧灼感、打喷嚏、鼻塞、流清涕、咽喉痛、声嘶、咳嗽，开始以干咳为主，继发细菌感染时，咳黏液痰或脓痰，可伴有畏冷、发热、头痛、身痛、乏力等全身不适症状。检查可见咽部充血或扁桃体肿大，颌下淋巴结肿大、压痛。病毒感染时血常规一般正常或白细胞总数偏低，细菌感染时血白细胞总数及中性粒细胞计数升高。上呼吸道感染一般症状较轻，多为自限性，病程约1周，严重者可因并发症死亡。呼吸道合胞病毒感染时可发生喘息症状，特别是婴幼儿；急性呼吸道症状缓解后，可出现持续干咳达8周以上，与炎症导致气道高反应性有关。

近年来，出现了新的呼吸道病毒，如汉坦病毒、尼帕病毒、亨德拉病毒、偏肺病毒，或变异病毒，如SARS冠状病毒、中东呼吸综合征冠状病毒、禽流感病毒等，感染者常以流感样症状起病，造成广泛流行，引起严重肺部感染，呼吸衰竭进而死亡，需与一般急性上呼吸道感染区别。

目前，上呼吸道病毒感染尚无令人满意的特效治疗，主要是对症处理和防治继发细菌感染。

一、对症治疗

病毒感染多为自限性，故青壮年体质好，症状轻，无并发症者，无须进行特殊治疗，注意休息，避免受凉和劳累，保持居室空气流通。病情重或伴有发热者，应卧床休息，发热、头痛可用解热镇痛药，如对乙酰氨基酚、阿司匹林、氨基比林、布洛芬等。对乙酰氨基酚对凝血机制影响小，胃肠刺激小，作用快，缓和持久，应用较安全，每次0.3~0.6 g，每日3

次。年老体弱者，需注意发汗造成血容量不足，出现低血压，应多饮水，必要时静脉补液。鼻塞、流涕可用1%麻黄碱或苯丙醇胺溶液滴鼻。咽喉痛可用消炎喉片含服，或局部雾化吸入治疗。咳嗽给止咳祛痰剂，如复方氯化铵甘草合剂10 mL，每日3次；溴己新16 mg，每日3次，或用氨溴索30 mg，每日3次。剧烈干咳可用喷托维林25 mg，每日3次；苯丙哌林20 mg，每日3次；氢溴酸右美沙芬15~30 mg，每日3次，或可待因每次0.03 g治疗。目前市售有多种复方制剂，可有效地消除上呼吸道卡他症状，含有解热镇痛药（如对乙酰氨基酚）、鼻黏膜血管收缩剂（如麻黄碱）、止咳剂（如美沙芬）及抗过敏剂（如氯苯那敏），部分复方制剂加用抗病毒药物如金刚烷胺，或加用中药（板蓝根、岗梅根、穿心莲、金银花、连翘等）制成中西药混合制剂。有喘息症状者，可适当使用平喘药，如氨茶碱0.1~0.2 g，每日3次。

二、抗病毒治疗

化学合成的抗病毒药，目前尚不成熟，其临床疗效亦不令人满意。抗病毒药应早期应用，常用药吗啉胍对流感病毒、腺病毒和鼻病毒有一定疗效，每次0.1 g，每日3次；利巴韦林为广谱抗病毒药，对流感病毒、腺病毒、呼吸道合胞病毒、疱疹病毒、麻疹病毒有效，可用50~100 mg含服，或以每日10~15 mg/kg剂量，分2次静脉滴注；金刚烷胺或金刚乙胺0.1 g，每日2次口服；奥司他韦75 mg，每日2次；或扎那米韦5 mg，每日2次，对流感病毒有效；阿糖腺苷对腺病毒有效；利福平对腺病毒及流感病毒有效；干扰素或干扰素诱导剂聚肌胞有抑制病毒复制的作用。由于病毒感染具有自限性，症状多在短期内逐渐消失，普通感冒临床上一般以对症处理为主，抗病毒药的使用并不普遍。

三、抗菌治疗

单纯病毒感染，不用抗菌治疗。若为原发上呼吸道细菌感染（如细菌性咽炎、扁桃体炎），或病毒感染后继发细菌感染，应给予抗菌药物治疗。病程长、症状重，发热不退，或咳嗽、咳痰加重，脓痰、量多，伴血白细胞计数升高，提示细菌感染，应及时使用抗菌药物，如大环内酯类（红霉素、罗红霉素、阿奇霉素）、青霉素、头孢霉素或喹诺酮类（如左氧氟沙星、加替沙星、莫西沙星）。一般感染者给予口服，重症感染可肌肉或静脉途径给药。

对易感者可适当使用免疫调节剂如死卡介苗皮上划痕法接种，每周1~2次，连续60~70次，或用卡介菌提取物多糖核酸，每周2次肌内注射，30~50次为1个疗程，或用草分枝杆菌制剂（乌体林斯）1.72 μg肌内注射，每周2次，10周为1个疗程。可以提高机体防御力，减少或避免发病，发病后可使症状减轻，病程缩短。高免疫球蛋白注射是一种被动免疫，对体弱免疫力低下者，有短时防治作用。疫苗接种，如流感灭活疫苗，对流感具有特异性免疫预防作用，但由于流感病毒抗原易变异，其有效性受疫苗病毒与当前流行病毒抗原匹配性影响，通常只有部分免疫预防效果。

中医中药对上呼吸道感染治疗有一定疗效，可按辨证施治。目前市售中成药较多，服用方便，可以适当选用。风热型感冒可选用桑菊感冒片、银翘解毒丸、羚羊感冒片，风寒型可用参苏理肺丸、九味羌活丸、通宣理肺丸。

（林　杨）

第二节　急性气管、支气管炎

急性气管、支气管炎是指由感染或理化刺激、过敏等因素引起的气管、支气管黏膜急性炎症。可由病毒、细菌直接感染引起，但多由上呼吸道病毒（约90%）或细菌感染向下蔓延所致，细菌感染常继发于病毒感染之后，致病菌多为上呼吸道常住菌，如肺炎球菌、流感嗜血杆菌、链球菌、葡萄球菌、卡他莫拉菌等，或衣原体、支原体感染。吸入寒冷空气、有害粉尘、刺激性气体或变应原（花粉、有机粉尘、真菌孢子等）也可致病。本病还可以并发于机体其他疾病，如麻疹、百日咳、伤寒等。临床表现主要为咳嗽、咳痰及胸闷，开始为干咳，随后咳少量白黏痰或黏液脓痰，剧咳时偶尔有带血痰，一般不发热，但可有低热，多无体征，有时肺部可闻及少量散在干、湿啰音，血白细胞计数多正常，较重细菌感染时血白细胞及分类中性粒细胞计数可升高。诊断主要依据病史和临床表现，胸部X线检查有助于排除肺实质病变。

干咳可用非成瘾性镇咳剂，如喷托维林、苯丙哌林、右美沙芬等，顽固性剧烈干咳必要时可用可待因。痰多黏稠不易咳出者，可用祛痰剂，如氯化铵或复方氯化铵合剂、溴己新或氨溴索口服，或用 α-糜蛋白酶、胰脱氧核糖核酸酶、氨溴索等雾化吸入，稀释痰液。中药桔梗、远志、竹沥、杜鹃素、牡荆油等均有止咳祛痰作用，可以选用。

合并喘息症状者，可给予茶碱或 β_2 受体激动剂治疗。

痰脓量多，或症状持续1周以上无改善，提示细菌感染。可根据病原菌选用各种敏感的抗菌药物治疗，如大环内酯类（红霉素、罗红霉素、阿奇霉素），头孢霉素及喹诺酮类药物，视病情轻重采用口服或肌肉、静脉途径给药。衣原体、支原体感染应选用大环内酯类或喹诺酮类抗生素。

（赵丽莉）

第三节　慢性阻塞性肺疾病

慢性阻塞性肺疾病（chronic obstructive pulmonary disease，COPD）是一种可以预防和治疗的常见疾病。其特征是持续存在的气流受限，气流受限呈进行性发展，伴有气道与肺部对有害气体或颗粒所致慢性炎症反应的增加。急性加重和并发症影响着患者整体疾病的严重程度。

由于COPD患者人数多，死亡率高，社会经济负担重，已成为一个重要的公共卫生问题。目前COPD居全球疾病死亡原因的第三位。在我国，COPD是严重危害人民身体健康的慢性呼吸系统疾病。我国40岁以上人群COPD发病率高达13.7%。

与COPD密切相关的疾病主要为慢性支气管炎和肺气肿，当其气流受限出现不完全可逆时，即为COPD。支气管哮喘气流受限为可逆性，不属于COPD，但哮喘并有慢性支气管炎，或慢性支气管炎合并哮喘，亦可表现为不完全可逆的气流受限。

COPD起病缓慢，病程较长，主要表现为慢性咳嗽、咳痰及进行性气短、呼吸困难。部分患者出现喘息。体格检查有肺气肿体征，肺部可闻及干、湿啰音，肺功能显示阻塞性通气功能障碍，吸入支气管舒张剂后1秒用力呼气容积（FEV_1）/用力肺活量（FVC）<70%，

$FEV_1<80\%$预计值。COPD 常发展为慢性呼吸衰竭及肺源性心脏病。

一、COPD 稳定期治疗

（一）治疗目的

（1）减轻症状，阻止病情发展。

（2）缓解或阻止肺功能下降。

（3）改善活动能力，提高生活质量。

（4）降低急性加重风险及病死率。

（二）教育与管理

通过教育与管理可以提高患者及有关人员对 COPD 的认识和自身处理疾病的能力，更好地配合治疗和加强预防措施，减少反复加重，维持病情稳定，提高生活质量。主要内容包括：①教育与督促患者戒烟，迄今能证明有效延缓肺功能进行性下降的措施仅有戒烟；②使患者了解 COPD 的病理生理与临床基础知识；③掌握一般和某些特殊的治疗方法；④学会自我控制病情的技巧，如腹式呼吸及缩唇呼吸锻炼等；⑤了解赴医院就诊的时机；⑥社区医生定期随访管理；⑦由专科医师定期对 COPD 患者进行健康教育和康复指导。

（三）控制职业性或环境污染

避免或防止粉尘、烟雾及有害气体吸入，因职业因素所致者应脱离污染环境。

（四）药物治疗

1. 支气管扩张药

包括短期按需应用以暂时缓解症状和长期规则应用以预防和减轻症状两类。

（1）β_2 受体激动剂：主要有沙丁胺醇、特布他林等，为短效定量雾化吸入剂，数分钟内起效，15~30 分钟达峰值，药效持续 4~5 小时，主要用于缓解症状，按需使用。福莫特罗、沙莫特罗为中长效定量吸入剂，每日仅需吸入 2 次。茚达特罗为长效定量吸入剂，每日仅需吸入 1 次。

（2）抗胆碱药：采用气雾或粉剂吸入治疗，常用品种为异丙托溴铵、噻托溴铵和格隆溴铵，后两者作用时间长，每日 1 次即可。长期应用可改善 COPD 患者的运动耐力和生活质量，也可减少患者急性加重的频率。目前认为长效抗胆碱药物为 COPD 稳定期用药的重要选项。

（3）茶碱类药物：可解除气道平滑肌痉挛，改善心排血量，兴奋呼吸中枢，并有抗炎作用，广泛应用于 COPD 治疗，可用 0.1~0.2 g 每日 3 次口服或用 4~6 mg/kg 静脉缓慢注射，其缓释或控释片 0.2 g，每 12 小时 1 次。

2. 糖皮质激素

长期吸入糖皮质激素联合长效支气管扩张剂适用于急性加重高风险的中、重度 COPD 患者。联合吸入 β_2 受体激动剂，比各自单用效果好，临床应用的有布地奈德/福莫特罗、氟替卡松/沙美特罗及维兰特罗/糠酸氟替卡松 3 种联合制剂，不推荐长期单一应用口服或吸入糖皮质激素治疗 COPD。

3. 其他药物

①祛痰药：包括盐酸氨溴索、乙酰半胱氨酸。②抗氧化剂：如 N-乙酰半胱氨酸。③免

疫调节剂：可选用卡介苗多糖核酸，草分枝杆菌提取物。④疫苗：流感疫苗、肺炎球菌疫苗已在COPD患者中应用，取得了较好的临床疗效。⑤中医中药治疗：中医中药对COPD患者辨证施治，有祛痰、扩张支气管、调节免疫等作用。

（五）长期家庭氧疗

可提高COPD慢性呼吸衰竭患者的生活质量和生存率，应用指征：①动脉血氧分压（PaO_2）≤55 mmHg或动脉血氧饱合度（SaO_2）≤88%，有或没有高碳酸血症。②PaO_2 55~60 mmHg或SaO_2<89%并有肺动脉高压，心力衰竭或红细胞增多（血细胞比容>0.55）。一般采用鼻导管吸氧，氧流量为1.0~2.0 L/min，每日吸氧时间>15 h。

（六）康复治疗

包括呼吸生理治疗、肌肉训练、营养支持、精神治疗与教育等各方面措施，具体措施包括帮助患者咳嗽，缩唇呼吸、腹式呼吸、散步、登楼梯、踏车等。营养支持应避免摄入高碳水化合物饮食，并尽量使患者达到理想体重。

（七）外科治疗

对有指征的患者可考虑行肺大疱切除术、肺减容术、肺移植术等。

二、COPD急性加重期的治疗

1. 确定COPD急性加重的原因及病情严重程度

最常见的COPD急性加重原因是细菌或病毒感染，部分患者加重的原因难以确定。

2. 评估病情严重程度决定门诊或住院治疗

COPD急性加重的主要症状是气促加重，常伴有喘息、胸闷、咳嗽加剧、痰量增加、痰液颜色和（或）黏度改变及发热等。此外，亦可出现全身不适、失眠、嗜睡、疲乏、抑郁和精神紊乱等症状。当患者出现运动耐力下降、发热和（或）胸部影像异常时，可能为COPD急性加重的征兆。气促加重、咳嗽、痰量增多及出现脓痰，常提示细菌感染。与加重前的症状、体征、肺功能测定、动脉血气检测和其他实验室检查指标进行比较，对判断COPD急性加重的严重程度甚为重要。

3. 控制性吸氧

一般先予持续低流量鼻导管吸氧，吸入氧浓度为25%~30%，避免吸入氧浓度过高，加重二氧化碳潴留。根据氧流量计算吸氧浓度的公式为：吸入氧浓度（%）= 21+4×氧流量（L/min）。亦可根据病情选用面罩吸氧、无创呼吸机辅助呼吸，严重时可建立人工气道，呼吸机辅助呼吸。

4. 合理选用抗菌药物

COPD急性加重的常见原因是感染，故抗菌药物治疗是关键，可以经验用药，疗程5~10日。临床上常用的品种有第二、第三代头孢菌素、β-内酰胺类/β-内酰胺酶抑制剂、大环内酯类或喹诺酮类药。积极进行痰细菌培养以明确致病菌，并根据痰菌培养结果，调整抗菌药物。给药途径多选用静脉滴注，感染较重者可联合应用抗菌药物，确定有真菌感染者，需积极抗真菌治疗。

5. 支气管扩张剂

合并支气管痉挛者，可给予支气管舒张剂如沙丁胺醇、异丙托溴铵雾化吸入和（或）

静脉滴注茶碱以缓解症状。

6. 糖皮质激素

部分患者需用糖皮质激素治疗，可选用甲泼尼龙 40 mg/d 静脉滴注，疗程不宜过长，一般控制在 5 日。

7. 预防血栓形成

鉴于因 COPD 急性加重住院的患者深静脉血栓及肺栓塞的风险增加，应加强预防血栓形成的措施。

8. 其他治疗措施

注意维持水电解质平衡，注意补充营养，对不能进食者应经胃肠或静脉补充营养。

9. 加强护理

对痰多咳痰不畅者，要注意痰液引流，以防窒息，长期卧床者需防压疮。

（屠溪琳）

第四节　支气管扩张症

支气管扩张症是以支气管扩张变形为特征的慢性支气管疾病。多由支气管—肺组织感染和支气管阻塞，导致支气管壁破坏，或支气管周围肺组织纤维化牵拉管壁，造成支气管扩张变形。幼儿期支气管感染多、管腔小、管壁弱，易发生支气管扩张症，麻疹、百日咳、支气管肺炎是感染引起支气管扩张症最常见的原因；肺结核纤维化牵拉可引起结核性支气管扩张症；支气管先天性发育不良导致的支气管扩张症，临床较少见。扩张的支气管可呈柱状或囊状，或呈不规则扩张、串珠样改变，多在段以下支气管，以左侧下叶基底段及上叶舌支，右侧中叶及下叶支气管多见。其黏膜表面常有慢性溃疡，纤毛上皮细胞破坏，管壁弹力组织、肌层及软骨受损，并代之以纤维组织，常伴有毛细血管扩张，支气管动脉和肺动脉终末支可扩张、吻合，形成瘤状，易破裂出血。长期反复感染可引起肺阻塞性通气功能障碍及肺气肿，甚至肺源性心脏病（简称肺心病）。临床表现主要为慢性咳嗽、咳大量脓痰和反复咯血，常伴有支气管扩张肺段反复感染。少数病例以咯血为唯一症状，或伴有轻咳、无痰，称为干性支气管扩张症。轻症常无体征，重症或继发感染者，病变处可闻及固定持久、局限性粗湿啰音或哮鸣音。根据病史及临床表现，结合 X 线胸片肺纹理增多、增粗紊乱，有多个不规则环状透光影，或支气管呈卷发状改变，可作出临床诊断，肺部高分辨率 CT 检查（HRCT）或支气管造影发现囊状或柱状扩张的支气管影像，可确定诊断。

其治疗主要是防治呼吸道感染，促进痰液排出，咯血者给予止血治疗，某些患者可行手术切除。

一、控制感染

支气管扩张症常并发反复感染，感染可局限于支气管腔内或蔓延至周围肺组织，由于痰液引流不畅，加之支气管腔内抗菌药物浓度低，病原菌常难于彻底清除，细菌耐药率高，治疗往往不彻底。因此，抗感染治疗时，应加强痰液引流、痰菌培养及药敏试验，尽量做到有针对性地应用抗菌药物。在全身用药的同时，配合局部用药，增加支气管腔内药物浓度，有助于对感染的控制。在痰培养结果没有出来之前，详细询问患者用药史或感染菌种，结合病情选用抗菌药物及给药途径，可用青霉素或半合成青霉素、头孢霉素、喹诺酮类等药物治疗。轻症可口服氨苄或羟氨苄西林 0.5 g，每日 4 次，或用头孢氨苄或头孢羟氨苄、头孢拉定、头孢呋辛钠，或环丙沙星、左氧氟沙星口服。红霉素、氯霉素及磺胺药也可应用；重症可采用静脉途径给药，严重病例可用青霉素或头孢菌素类联合氨基糖苷类药治疗，以后根据药敏情况再行调整。由于支气管扩张症常反复感染，铜绿假单胞菌感染概率增多，选用抗菌药物时，最好兼顾铜绿假单胞菌有效的抗菌药物。局部给药目前多采取雾化吸入，鼻导管给药已少用，纤维支气管镜注入，多在吸痰后采用。局部使用抗菌药物最好与全身给药种类相同，这样有利于增加该药在管腔内的浓度。

二、排出痰液

促进痰液排出，可用祛痰剂、雾化疗法、体位引流，必要时采用纤维支气管镜抽吸。

祛痰剂常用氯化铵、碘化钾（0.3 g，每日 3 次）、溴己新或氨溴索等。可用 α-糜蛋白酶、氨溴索或胰脱氧核糖核酸酶加生理盐水雾化吸入，使痰液稀释，促进排痰。

体位引流由于扩张的支气管缺乏弹性和纤毛上皮脱落，自动排痰较困难，常需采用体位引流，以促使痰液排出。其原则是使病变部位处于高位，引流支气管口向下，利用重力使痰液顺体位引流至气管后咳出。应根据病变部位，采取不同体位，如病变在下叶基底部，取俯卧位，头及上身向下伸出床外，紧贴床沿，两手撑在地面矮凳上，深呼吸咳嗽、将痰排出；如患者体力差，可俯卧，将床脚抬高，呈头低足高位。病变在左舌支或右中叶，患者仰卧，床脚抬高，取头低足高位，患侧胸下垫高（约 45°）。体位引流时，可间歇行深呼吸后用力咳嗽，助手可配以轻拍患侧背部。痰量较多者，应让其逐渐咳出，避免过多痰液涌出造成窒息。体位引流每日可行 2~4 次，每次 15~30 分钟，最好在早晚空腹时进行，餐后咳嗽排痰易引起呕吐。

纤维支气管镜吸痰适用于痰量多或痰浓不易咳出者，可进行抽吸，并用生理盐水反复冲洗抽吸，痰液清除后可经纤维支气管镜注入抗生素治疗。纤支镜吸痰较彻底，效果明显，既可抽吸、冲洗，又可注入药物，并直接取下呼吸道痰液进行细菌培养。有些患者开始恐惧，经抽吸治疗后症状明显改善，常自动要求治疗。有学者曾见一例支气管扩张症并铜绿假单胞菌感染者，每日咳大量脓痰（300~500 mL），肺部多量湿啰音，抗生素治疗效果不佳，行纤维支气管镜抽吸冲洗并注入抗生素，每次抽出痰液 200mL 以上，每周进行 2~3 次，经 11 次抽吸治疗后，获得控制出院。

三、手术治疗

若患者反复感染或咯血，且咯血量较多，机体一般情况好，高分辨率 CT 或支气管造影显示病变局限于一叶，不超过二叶，可考虑手术切除治疗。年轻、病变局限者，手术效果好。病变广泛，或伴心、肺功能不全者，不宜手术。病变局限在上肺部，无明显症状，不必手术治疗。

（曾海勇）

第五节　支气管哮喘

支气管哮喘（简称哮喘）是由多种细胞包括气道炎症细胞和结构细胞（如嗜酸性粒细胞、肥大细胞、T 淋巴细胞、中性粒细胞、平滑肌细胞、气道上皮细胞等）和细胞组因子参与的气道慢性炎症性疾病。这种慢性炎症导致气道高反应，通常出现广泛多变的可逆性气流受限，并引起反复发作的喘息、气急、胸闷或咳嗽等，常在夜间和（或）清晨发作、加剧，多数患者可自行缓解或经治疗缓解。近年来，全球哮喘患病率呈逐年增长的趋势。

免疫失衡、气道上皮缺陷、气道平滑肌痉挛及神经源性炎性等因素及其相互作用与哮喘的发病关系密切。发病往往与吸入某些变应原（如花粉、尘螨、真菌孢子、动物毛屑等）、工业粉尘或气体，进食鱼虾、牛奶、蛋类，以及呼吸道病毒、细菌、寄生虫感染，接触药物等因素有关，遗传及精神因素、内分泌变化也起重要作用，具有特异性体质者，可由上述因素激发。

目前认为哮喘是在过敏原或非过敏因素刺激下，出现以嗜酸性粒细胞、肥大细胞及 T 淋巴细胞等反应为主的气道炎症。T 淋巴细胞是气道炎症的始动细胞，在抗原的激发下，T 淋巴细胞活化并释放细胞因子，如白介素（IL）-3、IL-4、IL-5、巨细胞集落刺激因子（GM-CSF）等，在 T 淋巴细胞及其分泌的细胞因子作用下，嗜酸性粒细胞、肥大细胞等炎症细胞在气道聚集、活化，并促进 B 淋巴细胞合成和分泌免疫球蛋白 E（IgE），炎症细胞释放各种细胞因子及炎性介质，如组胺、嗜酸性粒细胞和中性粒细胞趋化因子、中性蛋白酶、酸性水解酶、肝素蛋白聚糖、血小板激活因子（PAF）、前列腺素（PG）F_{2a}、PGD_2、白三烯（LTB_4、LTC_4、LTD_4、LTE_4）、嗜酸性粒细胞主要碱性蛋白（MBP）、阳离子蛋白（ECP）、嗜酸性粒细胞衍生神经毒素（EDN）、嗜酸性粒细胞过氧化酶（EPO）等，造成气道上皮损伤，介导免疫反应，诱导气道高反应。上皮损伤造成组织神经暴露，使气道对各种理化刺激敏感性增高和胆碱能神经反应亢进；炎性介质使血管渗漏、黏膜充血水肿、分泌物增多，造成气道狭窄及反应性增高，在各种因素刺激下，出现支气管收缩。此外，在炎性细胞因子诱导下，支气管上皮细胞及血管内皮细胞自分泌内皮素，亦可引起支气管强烈收缩。

哮喘的典型临床表现为反复发作的喘息、气急，伴或不伴胸闷或咳嗽，夜间及晨间多发，常与接触变应原、冷空气、物理、化学性刺激及上呼吸道感染、运动有关。发作期肺部闻及散在或弥漫性哮鸣音，呼气相延长。存在可变的气流受限，肺功能表现为支气管舒张试验阳性或支气管激发试验阳性或呼气流量峰值（PEF）昼夜变异率>10%，或 PEF 周变异率>20%。根据临床表现，哮喘可分为急性发作期、慢性持续期和临床缓解期。哮喘急性发作是指喘息、气急、咳嗽、胸闷等症状突然发生，或原有症状加重，并以呼气流量降低为其特征，常由接触变应原、刺激物或呼吸道感染诱发。慢性持续期是指每周均不同频率和（或）不同程度地出现喘息、气急、胸闷、咳嗽等症状。临床缓解期是指患者无喘息、气急、胸闷、咳嗽等表现，并维持 1 年以上。

只要规范化治疗，绝大多数患者哮喘症状能够得到临床控制。药物吸入疗法是达到较好疗效和减少不良反应的重要措施。

一、哮喘良好控制的定义

过去 4 周内，无（≤2 次/周）日间哮喘症状；无夜间因哮喘憋醒，无（≤2 次/周）缓解药（短效 β 受体激动剂）的使用；肺功能正常或接近正常；正常活动不受影响。

二、治疗目标

（1）尽可能控制症状，包括夜间症状，无夜间憋醒。

（2）改善活动能力和生活质量。

（3）肺功能接近正常，PEF 或 FEV$_1$ 正常。

（4）预防发作及加剧，不使用缓解药物或≤2 次/周。

（5）提高自我认识和处理急性加重的能力，减少急诊或住院。

（6）避免影响其他医疗问题。

（7）避免了药物的不良反应。

（8）预防哮喘引起死亡。

三、药物治疗

治疗哮喘的药物可以分为控制药物和缓解药物。

（一）控制药物

控制药物是指每日使用且长期维持的药物。这些药物主要通过抗炎作用使哮喘维持临床控制，其中包括吸入糖皮质激素（ICS）、全身糖皮质激素、白三烯受体拮抗剂、长效 β$_2$ 受体激动剂、M 受体阻滞剂、茶碱类、色甘酸钠及抗 IgE 抗体等。

（二）缓解药物

缓解药物是指按需使用的药物。这些药物通过迅速解除气道痉挛从而缓解哮喘症状，其中包括速效吸入 β$_2$ 受体激动剂、全身糖皮质激素、吸入抗胆碱能药物、短效茶碱及短效口服 β$_2$ 受体激动剂等。

具体用药分类和说明如下。

1. 糖皮质激素

糖皮质激素（GC）是目前控制哮喘最有效的药物。给药途径包括吸入、口服和静脉应用等。

（1）吸入给药：ICS 的局部抗炎作用强，直接作用于呼吸道，所需剂量较小，全身性不良反应较少，因此，是哮喘控制的首选用药。研究证明 ICS 可以有效减轻哮喘症状，提高生活质量，改善肺功能，降低气道高反应性，控制气道炎症，减少哮喘发作的频率和减轻发作的严重程度，降低病死率。当使用不同的吸入装置时，可能产生不同的治疗效果。多数成人哮喘患者吸入小剂量激素即可获得较好的控制哮喘。过多增加 ICS 剂量对控制哮喘的获益较小而不良反应增加。由于吸烟可以降低 ICS 的效果，故吸烟患者须戒烟并给予较高剂量的 ICS。ICS 的剂量与预防哮喘严重急性发作的作用之间有非常明确的关系，严重哮喘患者长期大剂量应用 ICS 是有益的。ICS 在口咽部局部的不良反应包括声音嘶哑、咽部不适和念珠菌感染。吸药后及时用清水含漱口咽部、选用干粉吸入剂或加用储雾器可减少上述不良反应。ICS 全身不良反应的大小与药物剂量、药物的生物利用度、在肠道的吸收、肝首过代谢率及全身吸收药物的半衰期等因素有关。上市的 ICS 中，以丙酸氟替卡松和布地奈德的全身不良反应较少。目前有证据表明，成人哮喘患者每日吸入低中剂量激素，不会出现明显的全身不良反应。长期高剂量应用 ICS 后可能出现的全身不良反应包括皮肤瘀斑、肾上腺功能抑制和骨密度降低等。有研究表明，ICS 可能与白内障和青光眼的发生有关，但前瞻性研究没有证据表明与后囊下白内障的发生有明确关系。目前没有证据表明 ICS 可以增加肺部感染（包括肺结核）的发生率。因此，伴有活动性肺结核的哮喘患者可以在抗结核的同时给予ICS 治疗。

1）气雾剂：临床上常用的 ICS 见图 1-1。

2）干粉吸入剂：包括二丙酸倍氯米松碟剂、布地奈德福莫特罗粉吸入剂、丙酸氟替卡松碟剂等。一般而言，使用干粉吸入装置比普通定量气雾剂方便，吸入下呼吸道的药物量较多。

3）溶液：布地奈德溶液经以压缩空气为动力的射流装置雾化吸入，对患者吸入配合的要求不高，起效较快，适用于哮喘急性发作时的治疗。

ICS 是长期治疗哮喘的首选药物。国际上推荐的每日 ICS 剂量见表 1-1。我国哮喘患者接受全球哮喘防治创议（GINA）推荐高限 ICS 剂量的 50%，也能获得与高限剂量相似的效果。

表 1-1　常用的 ICS 每日剂量与互换关系 ［成人和青少年（12 岁及以上）］

药物	低剂量（μg）	中剂量（μg）	高剂量（μg）
二丙酸倍氯米松（CFC）	200~500	500~1 000	>1 000
二丙酸倍氯米松（CFC）	100~200	200~400	>400
布地奈德（DPI）	200~400	400~800	>800
环索奈德（HFA）	80~160	160~320	>320
丙酸氟替卡松（DPI）	100~250	250~500	>500
丙酸氟替卡松（HFA）	100~250	250~500	>500
糠酸莫米松	110~220	220~440	>440
曲安奈德	400~1 000	1 000~2 000	>2 000

（2）口服给药：适用于中度哮喘发作、慢性持续哮喘大剂量应用 ICS 治疗无效的患者和作为静脉应用 GC 治疗后的序贯治疗。一般使用半衰期较短的 GC，如泼尼松、泼尼松龙或甲泼尼龙等。对于 GC 依赖型哮喘，可采用每日或隔日清晨顿服给药的方式，以减少外源性 GC 对下丘脑—垂体—肾上腺轴的抑制作用。泼尼松的维持剂量最好每日 ≤10 mg。长期口服 GC 可以引起骨质疏松症、高血压、糖尿病、下丘脑—垂体—肾上腺轴抑制、肥胖症、白内障、青光眼、皮肤菲薄导致皮纹和瘀斑、肌无力。对于伴有结核病、寄生虫感染、骨质疏松、青光眼、糖尿病、严重忧郁或消化性溃疡的哮喘患者，应用全身糖皮质激素治疗时应慎重，并应密切随访。研究报道，长期甚至短期应用全身糖皮质激素的哮喘患者并发疱疹病毒感染时可死亡，尽量避免哮喘患者暴露于疱疹病毒是必要的。尽管全身糖皮质激素不是一种经常使用的缓解哮喘症状的方法，但对于严重的急性哮喘是需要的，因为它可以预防哮喘恶化，减少因哮喘而急诊或住院的机会，预防早期的复发，降低病死率。推荐剂量：泼尼松

龙 40~50 mg/d，5~10 日。具体使用要根据病情的严重程度，当症状缓解或其肺功能已经达到个人最好值，可考虑停药或减量。地塞米松因对垂体—肾上腺轴的抑制作用大，不推荐长期使用。

（3）静脉用药：严重急性哮喘发作时，应经静脉及时给予琥珀酸氢化可的松（400~1 000 mg/d）或甲泼尼龙（80~160 mg/d）。无激素依赖倾向者，可在短期（3~5 日）内停药；有激素依赖倾向者，应延长给药时间，控制哮喘症状后改为口服给药，并逐步减少激素用量。

2. β₂ 受体激动剂

通过兴奋气道平滑肌和肥大细胞膜表面的 β₂ 受体，舒张气道平滑肌，减少肥大细胞和嗜碱性粒细胞脱颗粒和介质的释放，降低微血管的通透性，增加气道上皮纤毛的摆动等，缓解哮喘症状。按照作用时间推荐，可分为短效（维持 4~6 小时）和长效（维持 12 小时以上）β₂ 受体激动剂。后者又可分为速效（数分钟起效）和缓慢起效（半小时起效）两种见图 1-1。

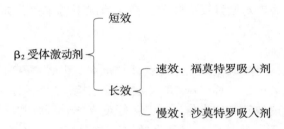

图 1-1 β₂ 受体激动剂的分类

（1）短效 β₂ 受体激动剂（SABA）：常用的药物如沙丁胺醇和特布他林等。

1）吸入：可供吸入的 SABA 包括气雾剂、干粉剂和溶液等。这类药物松弛气道平滑肌作用强，通常在数分钟内起效，疗效可维持数小时，是缓解轻至中度急性哮喘症状的首选药物，也可用于运动性哮喘的预防。如沙丁胺醇每次吸入 100~200 μg 或特布他林 250~500 μg，必要时每 20 分钟重复 1 次。1 小时后疗效不满意者，不应重复使用，应向医生咨询或去看急诊。这类药物应按需间歇使用，不宜长期、单一使用。也不宜过量应用，否则可引起骨骼肌震颤、低血钾、心律失常等不良反应。压力型定量手控气雾剂（pMDI）和干粉吸入装置吸入 SABA 不适用于重度哮喘发作；其溶液（如沙丁胺醇、特布他林、非诺特罗及其复方制剂）经雾化泵吸入适用于轻至重度哮喘发作。

2）口服：如沙丁胺醇、特布他林、丙卡特罗片等，通常在服药后 15~30 分钟起效，疗效维持 4~6 小时。如沙丁胺醇 2~4 mg，特布他林 1.25~2.5 mg，每日 3 次；丙卡特罗 25~50 μg，每日 2 次。使用虽较方便，但心悸、骨骼肌震颤等不良反应比吸入给药时明显。缓释剂型和控释剂型的平喘作用维持时间可达 8~12 小时，特布他林的前体药班布特罗的作用可维持 24 小时，可减少用药次数，适用于夜间哮喘患者的预防和治疗。长期、单一应用 β₂ 受体激动剂可造成细胞膜 β₂ 受体的向下调节，表现为临床耐药现象，故应予避免。

3）注射：如肾上腺素，可作为哮喘发作的特殊抢救药物，虽然平喘作用较为迅速，但因全身不良反应的发生率较高，已较少使用。

4）贴剂：为透皮吸收剂型。常用药物妥洛特罗，有 0.5 mg、1 mg、2 mg 三种用量。由于采用结晶储存系统来控制药物释放，药物经过皮肤吸收，因此，可以减轻全身性不良反应用，每日只需贴附 1 次，效果可维持 24 小时。

（2）长效 β_2 受体激动剂（LABA）：这类 β_2 受体激动剂的分子结构中具有较长的侧链，舒张支气管平滑肌的作用可维持 12 小时以上。目前我国临床常用的吸入型 LABA 有两种。沙美特罗：经气雾剂或碟剂装置给药，给药后 30 分钟起效，平喘作用维持 12 小时以上。推荐剂量 50 μg，每日 2 次吸入。福莫特罗：经都保装置给药，给药后 3~5 分钟起效，平喘作用维持 8 小时以上。平喘作用具有一定的剂量依赖性，推荐剂量 4.5~9 μg，每日 2 次吸入。吸入 LABA 适用于哮喘（尤其是夜间哮喘和运动性哮喘）的预防和治疗。福莫特罗因起效迅速，亦可按需用于哮喘急性发作时的治疗。近年来推荐联合 ICS 和 LABA 治疗哮喘。这两者具有协同的抗炎和平喘作用，可获得相当于或优于应用加倍剂量 ICS 时的疗效，同时不会叠加两种药物的不良反应，并可增加患者的依从性，减少较大剂量 ICS 引起的不良反应，尤其适合于中至重度持续哮喘患者的长期治疗。LABA 不推荐长期单独使用，应该在医生指导下与 ICS 联合使用。如患者对激素反应较重，特殊情况下可单用，如单用茚达特罗（长效，作用时间持续 24 小时）等。

3. 白三烯受体拮抗剂

目前国内主要应用的是半胱氨酰白三烯受体拮抗剂。半胱氨酰白三烯受体拮抗剂通过对气道平滑肌和其他细胞表面白三烯（$cysLT_1$）受体的拮抗，抑制肥大细胞和嗜酸性粒细胞释放出的半胱氨酰白三烯的致喘和致炎作用，产生轻度支气管舒张和减轻变应原、运动和 SO_2 诱发的支气管痉挛等作用，并具有一定程度的抗炎作用。本品可减轻哮喘症状、改善肺功能、减少哮喘的恶化。但其作用不如 ICS，也不能取代糖皮质激素。作为联合治疗中的一种药物，本品可减少中至重度哮喘患者每日应用 ICS 的剂量，并可提高 ICS 的临床疗效，本品与 ICS 联用的疗效比吸入 LABA 与 ICS 联用的疗效稍差。但本品服用方便。尤适用于阿司匹林哮喘、运动性哮喘和伴有过敏性鼻炎哮喘患者的治疗。本品使用较为安全。虽然有文献报道，接受这类药物治疗的患者可出现 Churg-Strauss 综合征，但其与白三烯受体拮抗剂因果关系尚未肯定，可能与全身糖皮质激素剂量的减少有关。通常口服给药。扎鲁司特 20 mg，每日 2 次；孟鲁司特 10 mg，每日 1 次；异丁司特 10 mg，每日 2 次。

4. 茶碱

具有舒张支气管平滑肌作用，并具有强心、利尿、扩张冠状动脉、兴奋呼吸中枢和呼吸肌等作用。有研究资料显示，低浓度茶碱具有抗炎和免疫调节作用。作为症状缓解药，尽管现在临床上在治疗重症哮喘时仍然静脉使用茶碱，但短效茶碱治疗哮喘恶化还存在争议，因为它在支气管舒展方面对比足量使用的速效 β_2 受体激动剂而言没有任何优势，但它有可能使呼吸驱动力改善。短效茶碱不推荐给已经长期服用缓释型茶碱的患者使用，除非该患者的血清茶碱浓度较低或可以进行血清茶碱浓度监测。

（1）口服给药：包括氨茶碱和控（缓）释型茶碱。用于轻至中度哮喘发作和维持治疗。一般剂量为每日 6~10 mg/kg。控（缓）释型茶碱口服后昼夜血药浓度平稳，平喘作用可维持 12~24 小时，尤适用于夜间哮喘症状的控制。茶碱与糖皮质激素和抗胆碱药物联合应用具有协同作用。但本品与 β 受体激动剂联合应用时，易出现心率增快和心律失常，应慎用并适当减少剂量。

（2）静脉给药：氨茶碱加入葡萄糖注射液中，缓慢静脉注射（注射速度每分钟不宜超过0.25 mg/kg）或静脉滴注，适用于哮喘急性发作且近24小时内未用过茶碱类药物的患者。负荷剂量为4~6 mg/kg，维持剂量为每小时0.6~0.8 mg/kg。由于茶碱的治疗窗窄，以及茶碱代谢存在较大的个体差异，可引起心律失常、血压下降，甚至死亡，在有条件的情况下应监测其血药浓度，及时调整浓度和滴速。茶碱有效、安全的血药浓度范围应在6~15 mg/L。影响茶碱代谢的因素较多，如发热性疾病、妊娠、抗结核治疗可以降低茶碱的血药浓度；而肝脏疾病、充血性心力衰竭，以及合用西咪替丁或喹诺酮类、大环内酯类等药物均可影响茶碱代谢而使其排泄减慢，导致茶碱的毒性作用，应引起临床医生的重视，并酌情调整剂量。多索茶碱的作用与氨茶碱相同，但不良反应较轻。双羟丙茶碱的作用较弱，不良反应也较少。

5. 抗胆碱药物

吸入抗胆碱药物如溴化异丙托品、溴化氧托品和溴化泰乌托品等，可阻断节后迷走神经传出支，通过降低迷走神经张力而舒张支气管。其舒张支气管的作用比 β_2 受体激动剂弱，起效也较慢，但长期应用不易产生耐药，对老年人的疗效不低于年轻人。本品有气雾剂和雾化溶液两种剂型。经 pMDI 吸入溴化异丙托品气雾剂，常用剂量为40~80 μg，每日3~4次；经雾化泵吸入溴化异丙托品溶液的常用剂量为50~125 μg，每日3~4次。溴化泰乌托品系新近上市的长效抗胆碱药物，对 M_1 和 M_3 受体具有选择性抑制作用，仅需每日1次吸入给药。本品与 β_2 受体激动剂联合应用具有协同、互补作用。本品对有吸烟史的老年哮喘患者较为适宜，妊娠早期妇女和青光眼或前列腺肥大患者应慎用。

6. 抗 IgE 单克隆抗体

抗 IgE 单克隆抗体可应用于血清 IgE 水平增高的哮喘的治疗。目前，它主要使用于经过 ICS 和 LABA 联合治疗后症状仍未控制的严重过敏性哮喘患者。目前在 11~50 岁的哮喘患者的治疗研究中尚没有发现抗 IgE 治疗的明显毒副作用，但因该药临床使用的时间尚短，其远期疗效与安全性有待进一步的观察。价格昂贵也使其临床应用受到限制。

7. 变应原特异性免疫疗法（SIT）

即脱敏疗法，该疗法通过皮下给予常见吸入变应原提取液（如尘螨、猫毛、豚草），可减轻哮喘症状和降低气道高反应性，适用于变应原明确但难以避免的哮喘患者。其远期疗效和安全性尚待进一步研究与评价。变应原制备的标准化工作也有待加强。哮喘患者应用此疗法期间应严格在医师指导下进行。目前已试用舌下给药、皮下注射和脱敏皮肤贴的变应原免疫疗法。SIT 应该是在严格的环境隔离和药物干预无效（包括 ICS）情况下考虑的治疗方法。现在没有研究比较其和药物干预的疗效差异。使用复合变应原进行免疫治疗的价值现在还没有证据支持。哮喘急性发作期禁止 SIT 治疗。

8. 其他治疗哮喘药物

（1）抗组胺药物：口服第二代抗组胺药物（H_1 受体拮抗剂）如酮替芬、氯雷他定、阿司咪唑、氮卓斯汀、特非那定等具有抗变态反应作用，其在哮喘治疗中的作用较弱。可用于伴有变应性鼻炎哮喘患者的治疗。这类药物的不良反应主要是嗜睡。阿司咪唑和特非那定可引起严重的心血管不良反应，应谨慎使用。

（2）其他口服抗变态反应药物：如曲尼司特、瑞吡司特、色甘酸钠等可应用于轻至中度哮喘的治疗。其主要不良反应是嗜睡。

（3）可能减少口服激素剂量的药物：包括口服免疫调节剂（甲氨蝶呤、环孢素、金制剂等）、秋水仙碱、硫酸镁（缓解平滑肌痉挛）、某些大环内酯类抗生素和静脉应用免疫球蛋白等。其疗效尚待进一步研究。

（4）中医中药：主要有针灸、皮肤贴剂、口服中药等，采用辨证施治，有助于慢性缓解期哮喘的治疗，不适用于急性发作期。有必要对临床疗效较为确切的中（成）药或方剂开展多中心随机双盲的临床研究。

四、长期治疗方案的确定

哮喘的治疗应以患者的病情严重程度为基础，根据其控制水平类别选择适当的治疗方案。哮喘药物的选择既要考虑药物的疗效及其安全性，又要考虑患者的实际状况，如经济收入和当地的医疗资源等。要为每个初诊患者制订哮喘防治计划，定期随访、监测，改善患者的依从性，并根据患者病情变化及时修订治疗方案。哮喘患者长期治疗方案可分为 5 级，见图 1-2。

| 降　级 ← | 治疗级别 | → 升　级 |

第 1 级	第 2 级	第 3 级	第 4 级	第 5 级
哮喘教育、环境控制					
按需使用 SABA	按需使用 SABA			
控制药物	选用 1 种	选用 1 种	加用 1 种或以上	加用 1 种或 2 种
	低剂量 ICS	低剂量 ICS 加 LABA	中高剂量的 ICS 加 LABA	口服最小剂量的糖皮质激素
	白三烯受体拮抗剂	中高剂量的 ICS	白三烯受体拮抗剂	抗 IgE 单克隆抗体
		低剂量 ICS 加白三烯受体拮抗剂	缓释茶碱	
		低剂量 ICS 加缓释茶碱		

图 1-2　根据哮喘病情控制分级制订方案

患者症状明显，应直接选择第 3 级治疗方案。从第 2 级到第 5 级的治疗方案中都有不同的哮喘控制药物可供选择。而在每一级中缓解药物都应按需使用，以迅速缓解哮喘症状。如果使用含有福莫特罗和布地奈德单一吸入装置进行联合治疗，可作为控制和缓解药物应用。

如果使用的该治疗方案不能够使哮喘得到控制，应该升级治疗直至达到哮喘控制为止。当哮喘控制并维持至少 3 个月后，治疗方案可考虑降级。建议减量方案如下。

（1）单独吸入中至高剂量激素的患者，将吸入激素剂量减少 50%。

（2）单独吸入低剂量激素的患者，可改为每日 1 次用药。

（3）ICS 和 LABA 联合用药的患者，将 ICS 剂量减少 50%，仍继续使用 LABA 联合治疗。当达到低剂量联合治疗时，可选择改为每日 1 次联合用药或停用 LABA，单用 ICS 治疗。若患者使用最低剂量控制药物达到哮喘控制 1 年，并且哮喘症状不再发作，可考虑停用药物治疗。通常情况下，患者在初诊后 2~4 周回访，以后每 1~3 个月随访 1 次。出现哮喘发作时应及时就诊,哮喘发作后 2 周至 1 个月内进行回访。

五、急性发作期治疗

急性发作的治疗目的是尽快缓解气道阻塞,纠正低氧血症,恢复肺功能,预防进一步恶化或再次发作,防止并发症。首先要脱离诱发因素,并且根据病情的分度进行综合性治疗。

(一)常规治疗方法

1. 轻度

每日定时应用 ICS(丙酸倍氯米松 200~500 μg)。重复吸入速效 β_2 受体激动剂,在第 1 小时每 20 分钟吸入 2~4 喷。随后根据治疗反应,可调整为每 3~4 小时吸入 2~4 喷。如果对吸入性 β_2 受体激动剂反应良好(呼吸困难显著缓解,PEF>80%预计值或个人最佳值,且疗效维持 3~4 小时),通常不需要使用其他药物。如果治疗反应不完全,尤其是在控制性治疗的基础上发生的急性发作,应尽早应用口服糖皮质激素(泼尼松龙 0.5~1 mg/kg 或等效剂量的其他激素)。

2. 中度

吸入糖皮质激素剂量一般为丙酸倍氯米松每日 500~1 000 μg,部分中度和所有重度急性发作均应去医院就诊。除氧疗外,应重复使用速效 β_2 受体激动剂,可通过带储雾器的 MDI 给药,也可通过射流雾化装置给药。推荐在初始治疗时连续雾化给药,随后根据需要间断给药(每 4 小时 1 次)。目前尚无证据支持常规静脉使用 β_2 受体激动剂。联合使用 β_2 受体激动剂和抗胆碱能制剂(如异丙托溴铵)能够取得更好的支气管舒张作用。茶碱的支气管舒张作用弱于 SABA,不良反应较大,应谨慎使用。对规则服用茶碱缓释制剂的患者,静脉使用茶碱应尽可能监测茶碱血药浓度。中至重度哮喘急性发作应尽早使用全身糖皮质激素,特别是对速效 β_2 受体激动剂初始治疗反应不完全或疗效不能维持,以及在口服糖皮质激素基础上仍然出现急性发作的患者。口服糖皮质激素与静脉给药疗效相当,不良反应小,为首选给药途径,推荐用法:泼尼松龙 30~50 mg 或等效的其他激素,每日单次给药。严重的急性发作或口服激素不能耐受时,可采用静脉注射或滴注,如甲泼尼龙 80~160 mg,或氢化可的松 400~1 000 mg 分次给药。地塞米松因半衰期较长,对肾上腺皮质功能抑制作用较强,一般不推荐使用。全身糖皮质激素的疗程一般为 5~7 日,通常不需要递减撤药。静脉给药和口服给药的序贯疗法有可能减少激素用量和不良反应,如静脉使用激素 2~3 日,继之以口服激素 3~5 日。镁制剂不推荐常规使用,可用于重度急性发作(FEV_1 25%~30%)或对初始治疗反应不良者。哮喘急性发作的医院内治疗流程见图 1-3。

3. 重度和危重哮喘急性发作

经过上述药物治疗,临床症状和肺功能无改善甚至继续恶化,应及时给予机械通气治疗,其指征主要包括意识改变、呼吸肌疲劳、动脉血二氧化碳分压($PaCO_2$)≥45 mmHg 等。可先采用经鼻或面罩无创机械通气,若无效应及早行气管插管机械通气。哮喘急性发作机械通气需要较高的吸气压,可使用适当水平的呼气末正压(PEEP)治疗。如果需要过高的气道峰压和平台压才能维持正常通气容积,可试用允许性高碳酸血症通气策略以减少呼吸机相关肺损伤。

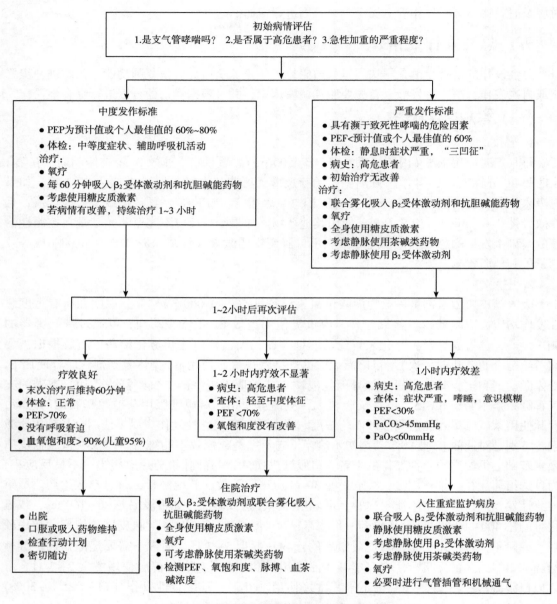

图1-3　哮喘急性发作的医院内治疗流程图

（二）非常规治疗

1. 肾上腺素、异丙肾上腺素

皮下或肌内注射，适用于治疗急性过敏反应和血管性水肿，并非哮喘急性发作的常规治疗适应证。盐酸肾上腺素 1 mg 加入 500~1 000 mL 葡萄糖注射液中静脉滴注，每日1~2次。异丙肾上腺素 1~2 mg 加入 500 mL 葡萄糖注射液中静脉滴注，15~20 滴/分，密切观察心率、心律、血压。以上两种药物不宜同时使用，忌与碱性药物配伍。严重缺氧、心律失常、器质性心脏病、甲状腺功能亢进患者忌用。

2. 硫酸镁、异氟烷、吸入氦—氧混合气体等

可根据患者情况酌情使用。

六、镇咳、祛痰及抗感染治疗

哮喘患者可由过敏、吸入刺激性粉尘或气体、感染等因素引起咳嗽，应针对病因进行治疗，除非剧咳，一般不用强镇咳剂。发作期常有痰液黏稠不易咳出，阻塞气道，并促使气道痉挛，加重缺氧，可适当用祛痰剂，如溴己新 8~16 mg，每日 3 次，或氨溴索 30 mg，每日 3 次，或复方氯化铵合剂 10 mL，每日 3 次，口服，以促进痰液排出，但可能会加重咳嗽；气雾吸入可湿化气道，稀释痰液，有助排痰，可用生理盐水加 α-糜蛋白酶或乙酰半胱氨酸气雾吸入，每日 2~3 次，气雾液中也可加入平喘药物。

大多数哮喘急性发作并非由细菌感染引起，应严格控制抗菌药物使用的指征，除非有细菌感染的证据，或属于重度或危重哮喘急性发作。

七、缓解期治疗

目的是巩固疗效，防止复发。应尽量找出变应原和各种非特异性诱因，进行病因治疗和增强体质。

1. 特异性免疫疗法

又称脱敏疗法（或称减敏疗法）。由于 60% 以上的哮喘发病与特异性变应原有关，采用特异性变应原（如螨、花粉、猫毛等）作反复皮下注射，剂量由低至高，以产生免疫耐受性，使患者脱（减）敏。例如，采用标化质量（SQ）单位的变应原疫苗，起始浓度为 100SQ-U/mL，每周皮下注射 1 次，15 周达到维持量，治疗 1~2 年，若治疗反应良好，可支持 3~5 年。脱敏治疗局部反应发生率为 5%~30%（皮肤红肿、风团、瘙痒等），全身反应包括荨麻疹、结膜炎/鼻炎、喉头水肿、支气管痉挛以致过敏性休克等，有个别报道死亡者（死亡率 1/10 万以下），因此，脱敏治疗需要在有抢救措施的医院进行。

除常规脱敏疗法外，季节前免疫法对于一些季节性发作的哮喘患者（多为花粉致敏）可在发病季节前 3~4 个月开始治疗，除皮下注射外，目前已发展了口服或舌下（变应原）免疫疗法，但尚不成熟。

2. 非特异性免疫疗法

如注射卡介苗、转移因子、疫苗等生物制品抑制变应原反应的过程，有一定辅助疗效。目前采用基因工程制备的人重组抗 IgE 单克隆抗体治疗中重度变应性哮喘，已取得较好效果。

八、哮喘的教育与管理

哮喘患者的教育和管理是提高疗效，减少复发，提高患者生活质量的重要措施。根据不同的对象和具体情况，采用适当的、灵活多样的、为患者及其家属乐意接受的方式对他们进行系统教育，提高积极治疗的主动性，提高用药的依从性，才能保证疗效。对哮喘患者进行长期系统管理，包括以下 6 个相关的部分：①鼓励哮喘患者与医护人员建立伙伴关系；②通过规律的肺功能监测客观地评价哮喘发作的程度；③避免和控制哮喘诱发因素，减少复发；④制订哮喘长期管理的用药计划；⑤制订发作期处理方案；⑥长期定期随访保健。

（曾海勇）

第六节　原发性支气管肺癌

原发性支气管肺癌（简称肺癌）起源于支气管黏膜或腺体。肺癌是发病率和死亡率均较高的恶性肿瘤之一，严重危害人类的健康。2024年3月国家癌症中心发布的数据显示，我国恶性肿瘤发病率排名第一位为肺癌（106.06万），根据死亡人数排序，恶性肿瘤死亡率排名第一位也是肺癌（73.33万）。肺癌预后很差，约2/3的患者确诊时已无手术机会。要改善肺癌生存率，需依靠规范有序的诊断、分期，以及根据其临床表现制订多学科治疗方案，为患者提供可能治愈或有效缓解的优选方法。

一、病因和发病机制

肺癌的病因和发病机制尚未完全清楚，研究表明与下列因素有关。

1. 吸烟

大量研究资料表明，吸烟，特别是吸纸烟，是肺癌死亡率进行性增加的首要原因。烟雾中的尼古丁、苯并芘、亚硝胺和少量放射性元素钋等均有致癌作用，尤其易致鳞状上皮细胞癌（鳞癌）和未分化小细胞癌。动物实验中也可通过纸烟烟雾和焦油诱发肺癌。

严格设计的回顾性和前瞻性调查结果表明，与不吸烟者比较，吸烟者发生肺癌的危险性平均高9~10倍，重度吸烟者可达10~25倍。吸烟量与肺癌之间存在着明显的量效关系，开始吸烟的年龄越小，吸烟时间越长，吸烟量越大，肺癌的发病率和死亡率越高。一支烟的致癌危险性相当于1~4 mrad 的放射线，每日吸30支纸烟，相当于120 mrad 的放射线剂量。被动吸烟或环境吸烟也是肺癌的病因之一，其风险增加20%~30%。戒烟后肺癌发病危险性逐年减少，戒烟1~5年后可减半。美国的研究结果表明，戒烟后2~15年肺癌发生的危险性进行性减少，此后的发病率相当于终生不吸烟者。

2. 大气污染

调查表明，城市居民的肺癌死亡率均高于乡村，且随城市化的程度而升高。中国重工业城市的肺癌死亡率高于轻工业城市。以往一直怀疑大气污染与肺癌的死亡率有关，现在研究表明工业废气中致癌物质污染大气，特别是细颗粒物（PM 2.5）可含有3，4苯并芘、氧化亚砷、放射性物质、镍、铬化合物、不燃的脂肪族碳氢化合物等致癌物质。污染严重的大城市中，居民每日吸入空气中的苯并芘量可超过20支纸烟的含量，并增加纸烟的致癌作用。大气中苯并芘含量每增加 $1~6.2~\mu g/1~000~m^3$，肺癌的死亡率可增加1%~15%。

3. 职业因素

工业生产中接触与肺癌发病有关的特殊物质有石棉、砷、铬、镍、铍、煤焦油、芥子气、三氯甲醚、氯甲甲醚、烟草的加热产物，以及铀、镭等放射性物质衰变时产生的氡和氡子气、电离辐射和微波辐射等。这些因素可使肺癌发生危险性增加3~30倍。从接触到发生肺癌的时间与暴露的程度有关，通常超过10年，一般为16~17年。其中石棉是国际公认的致癌物质，可能是人类肺癌中最常见的职业因素。接触石棉的工人中，肺癌、胸膜和腹膜间皮瘤的发病率平均较高，潜伏期可达20年以上。此外，铀暴露和肺癌发生之间也有很密切的关系，特别是小细胞肺癌，吸烟可明显加重这一危险性。

4. 饮食

较少食用含 β 胡萝卜素的蔬菜和水果，肺癌发生的危险性增加。血清中 β 胡萝卜素水平低的人，肺癌发生的危险性也高。流行病学调查资料也表明，较多地食用含 β 胡萝卜素的绿色、黄色和橘黄色的蔬菜和水果，可减少肺癌发生的危险性，这一保护作用对于正在吸烟的人或既往吸烟者特别明显。

5. 遗传因素

虽然肺癌没有明显的孟德尔遗传模式，但其许多特征提示可能与家族相关。如 *Rb* 基因和 p53 基因遗传突变可能会发生肺癌。肺癌患者的一级亲属患肺癌或其他肿瘤的危险性增加 2~3 倍，且其发生可能与吸烟并不相关。基因流行病学研究也提出了 P450 酶或染色体脆性（致突变物敏感性）基因型与肺癌发生相关。

6. 基因改变

肺癌细胞有许多基因损害，包括显性癌基因的激活和抑癌基因或隐性癌基因的失活。实际上，肺癌细胞可能有多种（可能 ≥10 种）基因异常。如对显性基因来说，有 *ras* 癌基因家族编码区（尤其是肺腺癌的 *K-ras* 基因）的点突变；*myc* 癌基因家族的扩增、重组和（或）转录控制丧失（*c-*、*N-* 和 *L-myc*；在非小细胞肺癌中发现 *c-myc* 改变，然而在小细胞肺癌中发现所有的 *myc* 家族成员都有改变），以及 *BCL-2*、*Her-2/neu* 和端粒酶基因过度表达。非小细胞肺癌有 *ras* 基因突变者预后不良，而小细胞肺癌出现 *c-myc* 扩增者预后差。

7. 其他

某些肺病与肺癌发病有关。慢性支气管炎患者较无此病者肺癌发病率高 1 倍，结核灶瘢痕可发生腺癌。此外，病毒和真菌感染，土壤中硒和锌含量降低也可能与肺癌发生有关。

二、病理

肺癌分为鳞癌、腺癌、大细胞癌和小细胞癌四类。从治疗角度出发，临床又常将其概括为小细胞肺癌（SCLC）和非小细胞肺癌（NSCLC）两大类。

1. 鳞癌

此型肺癌最易发展成息肉或无蒂肿块，主要位于支气管腔，易阻塞管腔引起阻塞性肺炎。有时鳞癌也发展成周围型，倾向于形成中央性坏死和空洞。显微镜下，鳞癌的特征是由很多典型的有丝分裂细胞构成，细胞生长呈复层，形成有角化碎屑的网称为上皮珠。细胞由不同的细胞间桥连接，构成毛刺外观。

与其本身的恶性程度一致，支气管上皮可表现为鳞状化生或转变为原位癌。鳞癌倾向于通过支气管管壁生长，也向中央播散。因此，在诊断前，生于较小支气管的鳞癌，已长入较大的支气管。鳞癌也常通过侵犯血管和淋巴管后转移到局部淋巴结或远处。

2. 腺癌

腺癌常表现为周围型肺实质肿块。显微镜下可见腺癌由新生的立方和柱状细胞构成，倾向于形成由纤维基质支持的腺样结构。核可变大或不规则，含有明显的核仁，胞质中可见黏蛋白。腺癌早期即可侵犯血管、淋巴管，常在原发瘤引起症状前即已转移。2011 年国际肺癌研究学会（IASLC）、美国胸科学会（ATS）和欧洲呼吸学会（ERS）联合推出了肺腺癌的国际多学科分类新标准，首次提出了分别适用于手术切除标本、小活检及细胞学的分类方法。新分类标准不再使用细支气管肺泡癌（BAC）和混合型腺癌的名称，而代之以原位腺癌（AIS）和微浸润腺癌（MIA）的命名；AIS 被定义为直径≤3 cm 的局限性小腺癌，癌细胞呈贴壁生长，无间质、血管或胸膜浸润，无乳头或微乳头结构，肺泡腔内无癌细胞聚集；MIA 则被定义为直径≤3 cm 的局限性腺癌，癌细胞以贴壁生长方式为主且浸润灶直径≤5 mm。浸润性腺癌可分为贴壁为主型、腺泡为主型、乳头为主型、微乳头为主型和实性为主型伴黏液产生共 5 个亚型，对浸润性腺癌提倡全面而详细的组织学诊断模式。浸润性腺癌变异型则包括浸润性黏液腺癌（之前的黏液型 BAC）、胶样腺癌、胎儿型腺癌、肠型腺癌。

3. 大细胞癌

与鳞癌和腺癌比较，大细胞肺癌缺乏自身特征，由较大的胞质丰富的恶性细胞组成。倾向于发生在周围肺实质。诊断率与送检标本是否得当和病理学检查是否全面有关，电镜研究常会提供帮助。这类肿瘤生长迅速，常侵犯淋巴结和血管，易转移到局部淋巴结和远处器官。

4. 小细胞癌

通常发生于大支气管，浸润支气管壁，造成管腔狭窄，但不形成分散的支气管内肿瘤。显微镜下可见肿瘤由相当于淋巴细胞 2~4 倍大小的恶性细胞组成。核充满染色质，核仁大小类似，很多细胞处于有丝分裂状态。胞质通常不多，然而有些称为中间亚型的小细胞肺癌细胞可有较多的胞质。由于在其发生发展的早期多已转移到肺门和纵隔淋巴结，并由于它易侵犯血管，在诊断时大多已有肺外转移。

5. 其他

有学者认为，如果对肿瘤的各部分进行充分的组织学检查，很多肺癌可有 2 种甚至 4 种细胞类型，其中以鳞腺癌比较常见。将肿瘤分为不同的细胞类型并不意味着它只由一种类型的细胞组成，只说明该细胞类型占优势。还可将鳞癌和腺癌进一步分为分化好、中度分化和分化差 3 种。分化好者可能生长慢、转移晚，预后较好。SCLC 和大细胞肺癌基本都是未分化的，不适合这种区分。

三、临床表现

近 5% 的肺癌患者无症状，仅在胸部影像学检查时发现。绝大多数患者可表现或多或少与肺癌有关的症状与体征，可按部位分为支气管—肺局部、肺外胸内扩展、胸外转移和非转移性胸外表现 4 类。

1. 支气管—肺局部表现

常有刺激性干咳，或被患者描述为"吸烟性咳嗽"。少数表现为高调金属音性咳嗽或刺激性呛咳。肿瘤向管腔内生长时可有间歇或持续性痰血，表面糜烂严重侵蚀大血管者时可出现痰血或少量咯血。肿瘤向支气管内生长并引起部分阻塞时，可有呼吸困难、喘息，偶尔表现为哮鸣伴局限或单侧哮鸣音。气道阻塞还可引起阻塞性肺炎和肺不张。阻塞性肺炎可出现在近 1/3 的患者中，表现为肺炎或肺脓肿，伴发热、咳嗽等呼吸道症状。因其经抗菌药物治疗即可改善，易误诊为炎症。近半数患者可有模糊或难以描述的胸痛或钝痛，可为炎症波及部分胸膜或胸壁引起，也可为肿瘤侵犯所致。

2. 肺外胸内扩展表现

近 15% 的患者肿瘤向肺外生长进入胸腔、胸壁、纵隔或侵犯附近结构和神经而引起相应症状。约 5% 的患者表现为声音嘶哑和上腔静脉阻塞综合征。声音嘶哑是由肿瘤或转移性癌性淋巴结肿大压迫喉返神经引起，多见于左侧。上腔静脉阻塞综合征是由上腔静脉被附近肿大的转移性淋巴结压迫或右上肺的原发性肺癌侵犯，或者腔静脉内癌栓阻塞静脉回流引起。表现为头面部和上半身淤血水肿，颈部肿胀，颈静脉怒张，患者常主诉进行性领口变紧，前胸壁可见到扩张的静脉侧支循环。肺尖部肺癌又称肺上沟瘤（Pancoast瘤），易压迫颈部交感神经引起同侧瞳孔缩小、上睑下垂、额部少汗等体征，称为霍纳综合征。

约10%的患者有不同程度的胸腔积液，通常提示肺淋巴回流受阻或肿瘤转移累及胸膜。1%的患者表现为吞咽困难，是由肿瘤转移至食管旁的淋巴结造成食管部分阻塞引起。

3. 胸外转移表现

3%～10%的患者可见胸腔外转移症状、体征。以SCLC居多，其次为未分化大细胞肺癌、腺癌、鳞癌。可表现为颅内转移的神经症状，包括颅内压增高，如头痛、恶心、呕吐、精神状态异常。少见的症状为癫痫发作、偏瘫、小脑功能障碍、定向力和语言障碍。此外，还可有脑病，小脑皮质变性，外周神经病变，肌无力及精神症状。

1%～2%的患者肿瘤转移到骨骼，可引起骨痛和病理性骨折，常见于SCLC。大多为溶骨性病变，少数为成骨性。肿瘤转移至脊柱后可压迫椎管引起局部压迫和受阻症状。此外，也常见股骨、肱骨和关节转移，甚至引起关节腔积液。

肿瘤也可转移到腹部，但很少见到以腹部肿块为主诉的就诊者。部分SCLC可转移到胰腺，表现为胰腺炎或阻塞性黄疸症状。其他细胞类型的肺癌也可转移到胃肠道、肾上腺和腹膜后淋巴结，多无临床症状，需要依靠CT、MRI或PET作出诊断。

4. 胸外表现

非转移性胸外表现称为副癌综合征。近2%的肺癌患者初诊是因为全身症状或这些与肿瘤远处转移无关的症状和体征，缺乏特异性，主要表现如下。

（1）库欣综合征：最常见的为SCLC或支气管类癌。2%～5%的SCLC患者会有这一表现，在肿瘤组织甚至循环血中可检测到促肾上腺皮质激素（ACTH）水平升高。ACTH虽然有自主的生理性作用，但不同于正常的激素，因为地塞米松不能抑制ACTH在尿中的终末代谢物17-OHCS。

（2）抗利尿激素分泌：可引起厌食、恶心、呕吐等水中毒症状，还可伴有逐渐加重的神经并发症。其特征是低钠（血清钠<135 mmol/L），低渗（血浆渗透压<280 mOsm/kg）。

（3）类癌综合征：典型特征是皮肤、心血管、胃肠道和呼吸功能异常。主要表现为面部、上肢躯干的潮红或水肿、胃肠蠕动增强、腹泻、心动过速、喘息、瘙痒和感觉异常。这些阵发性症状和体征与肿瘤释放不同的血管活性物质有关，除5-羟色胺外，还包括缓激肽、血管舒缓素和儿茶酚胺。

（4）异位促性腺激素：合并异位促性腺激素的肺癌不多，大部分是大细胞肺癌，主要为男性轻度乳房发育和增生性骨关节病。

（5）低血糖：这是胰岛素分泌增加或胰岛素样活动的结果，见于鳞癌，切除肿瘤后可减轻。

（6）高钙血症：可由骨转移或肿瘤分泌过多甲状旁腺素相关蛋白引起，常见于鳞癌。患者表现为嗜睡、厌食、恶心、呕吐和体重减轻及精神变化。切除肿瘤后血钙水平可恢复正常。

（7）神经肌肉表现：癌性神经肌肉病变是肺癌最常见的非转移性胸外表现，发生率近

15%。一组病例研究发现，其中56%为SCLC，22%为鳞癌，16%为大细胞肺癌，5%为腺癌。半数患者没有其他的肺癌症状，且1/3的神经肌肉病变发生在其他症状出现前或肺癌明确诊断前一年，因此，推论这些症状与转移无关。主要异常有：①小脑退行性变，如共济失调，眩晕，构音障碍；②运动神经病变，表现为进行性消耗，虚弱和肌纤维自发性收缩；③多神经炎合并混合的运动和感觉障碍；④感觉性神经病变，常开始于麻木，有时面部肢体疼痛，逐渐丢失全身的各种感觉，反射减弱，偶尔出现耳聋；⑤精神异常，进行性痴呆，时有抑制性精神错乱，木僵或精神不稳定；⑥肌病，表现为萎缩性轻瘫，特别是肢体肌肉和近端肢体；⑦多发性肌炎，特别是肌肉和近端肢体肌肉疲劳，如盆部和大腿肌肉，消耗明显且有原发肌纤维变性；⑧自主神经系统异常，如直立性低血压；⑨骨骼表现，支气管肺癌最常见的末梢体征是杵状指，有时合并肥大性骨关节病。

四、诊断

只有具备充分警惕性，特别是筛查，才能提高早期诊断率，明显改善预后。

（一）提高早期诊断意识

对于40岁以上吸烟者，具有以下特点者应立即采取相应的检查以便早期诊断：①持续2周以上刺激性咳嗽，治疗无效；②原有慢性呼吸道疾病，近期出现咳嗽性质改变；③单侧局限性哮鸣音，不因咳嗽改变；④反复同一部位肺炎，特别是肺段肺炎；⑤原因不明的肺脓肿，无异物吸入史和中毒症状，抗菌药物治疗效果差；⑥原因不明的关节疼痛及杵状指（趾）；⑦影像学发现局限性肺气肿，肺段或肺叶不张，相通支气管可疑狭窄；⑧孤立性圆形、类圆形病灶，单侧肺门阴影增浓、增大；⑨原有稳定性肺结核病灶，其他部位出现新病灶，抗结核治疗后病灶反而增大或形成空洞，痰结核分枝杆菌阴性；⑩不明原因的迁移性、栓塞性下肢静脉炎。

（二）影像学检查

1. 中央型肺癌

肿瘤向管腔内生长可引起支气管阻塞表现。阻塞不完全时呈现段、叶局限性气肿。阻塞完全时，则表现为段、叶不张。肺不张伴有肺门淋巴结肿大时，下缘可表现为倒S状影像，是中央型肺癌特别是右上叶中央型肺癌的典型表现。引流支气管被阻塞后，远端肺组织易发生继发性肺炎或肺脓肿。抗菌感染治疗后吸收多不完全，易复发。若肿瘤向管腔外生长，可产生单侧性、不规则的肺门肿块。肿块亦可能由支气管肺癌与转移性肺门或纵隔淋巴结融合而成。CT支气管三维重建技术（仿真内镜）可发现段支气管以上管腔内的肿瘤或狭窄。

2. 周围型肺癌

早期多呈局限性小斑片状阴影，边缘不清，密度较淡，易误诊为炎症或结核。随着肿瘤增大，可形成直径0.5~1 cm，密度较高，边缘毛糙的小结节状阴影。肿瘤增大至直径2~3 cm后，则呈圆形或类圆形结节，密度增高，边界清楚。可表现为分叶状、有脐凹或细毛刺状阴影。高分辨率CT可清晰地显示肿瘤分叶、边缘毛刺、胸膜凹陷征，甚至钙质分布类型、支气管充气征和空泡征。

如肿瘤向肺门淋巴结蔓延，可见其间引流淋巴管增粗形成条索状阴影伴肺门淋巴结增大。癌组织坏死与支气管相通后，表现为厚壁、偏心、内缘凹凸不平的癌性空洞。继发感染时，洞内可出现液平。腺癌影像学表现多种多样，可表现为类似支气管肺炎的斑片状浸润阴影。

3. 细支气管肺泡癌

结节型细支气管肺泡癌 X 线多表现为单个圆形阴影。如为弥漫型，则为两肺大小不等的结节样阴影，边界清楚，密度较深。随病情发展逐渐增多，增大，甚至融合成肺炎样片状阴影。病灶间常有增深的网状阴影，有时可见支气管充气征。

常规 X 线胸片分辨率有限，存在死角，很难发现直径小于 6 mm 的病变，少数支气管内肿瘤和原位癌也可漏诊。因此，对于疑似肺癌者需要 CT 检查。病灶边缘欠光滑有毛刺常提示恶性病变。然而，病灶边缘光滑也不能除外恶性病变。病灶内存在钙化，尤其是位于中央，均匀环状或爆米花样分布常提示良性病变，但原发性支气管肺癌偶可出现偏心钙化。

（三）细胞学检查

如果收集痰标本方法得当，3 次以上痰标本可使中央型肺癌诊断率提高到 80%，周围型肺癌诊断率达 50%。如果患者的痰量不多，可通过吸入加温的 10% ~ 15% 生理盐水或 20% 丙二醇（丙烯乙二醇）导痰。影响痰细胞学诊断正确性的因素如下。

（1）痰标本不适当，无肺泡巨噬细胞时常提示痰标本可能不是来自下呼吸道，痰中混有脓性分泌物可引起恶性细胞液化。

（2）送检标本次数少，少于 3 次的系列痰标本可明显减少阳性检出率。

（3）细胞病理学家经验，不但需要尽可能仔细地检查痰涂片的全部视野，而且需要丰富的识别恶性细胞的能力。

支气管镜检查时灌洗物、刷检物，浅表淋巴结穿刺，经皮或经支气管镜穿刺标本的细胞学检查也可对诊断提供重要帮助。

（四）支气管镜

支气管镜已被广泛地应用于中央型和周围型病变诊断。对于支气管镜可见的支气管内病变，刷检诊断率可达 92%，活检诊断率可达 93%。支气管镜检查缺点是活检得到的标本量较少，偶尔在处理黏膜下深部病变时，活检钳不能夹到恶性细胞，可出现假阴性结果，此时增加支气管镜针吸检查可提高诊断率。经支气管镜肺活检（TBLB）可显著提高周围型肺癌诊断率。对于直径大于 4 cm 的病变，诊断率可达 50% ~ 80%。但对于直径小于 2 cm 的病变，诊断率仅 20% 左右。

近年自荧光支气管镜（AFB）和支气管内超声（EBUS）对肺癌早期诊断发挥越来越重要的作用。AFB 可实时采集图像，检测出气管支气管黏膜中很小区域的荧光变化。对气管支气管树上异常荧光区域黏膜的活检可增加小的恶变前病灶（发育异常）或早期恶变（原位癌）的检出率。EBUS 可将支气管镜和超声系统联合起来，弥补肉眼不足，提高外周孤立肺结节活检阳性率，提高对纵隔淋巴结分期准确度，提高早期支气管内肿瘤（原位癌）检出率，并可指导局部治疗。

（五）针吸细胞学检查

可经皮或经支气管镜进行针吸细胞学检查。还可在超声波、X 线或 CT 引导下进行，目前常用的主要为浅表淋巴结和经超声波引导针吸细胞学检查。

1. 浅表淋巴结针吸细胞学检查

可在局部麻醉或不麻醉时对锁骨上或腋下肿大浅表淋巴结做针吸细胞学检查。对于质地硬、活动差的淋巴结可得到很高诊断率。

2. 经皮针吸细胞学检查

对周围型肺癌诊断率可达到 95%。病变靠近胸壁者可在超声引导下针吸活检，病变不近胸壁时，可在透视或 CT 引导下穿刺针吸或活检。由于针刺吸取的细胞数量有限，可出现假阴性结果。为提高诊断率，可重复检查。约 29% 的病变最初细胞学检查为阴性，重复检查几次才发现恶性细胞。因此，高危人群的最初针吸细胞学诊断阴性时，不应放松警惕，还需进一步做针刺细胞学随访或肺活检等诊断性检查，直到病理证明为恶性或特异性的良性病变为止。经皮针吸细胞学检查常见并发症是气胸，发生率 25%~30%。肺压缩少于 25% 者通常可自行吸收，气胸量较多者需胸穿抽气或插管闭式引流。发生气胸的主要诱发因素是原有慢性阻塞性肺疾病（简称慢阻肺）。有研究表明，给慢阻肺患者做经皮针吸细胞学检查后，气胸发生率可达 46%，而无慢阻肺者仅有 7%。

3. 经支气管镜针吸细胞学检查

对于周围型病变和气管、支气管旁淋巴结或肿块，可进行经支气管镜针吸细胞学检查。与 TBLB 合用时，可将中央型肺癌的诊断率提高到 95%，弥补活检钳夹不到黏膜下病变时所造成的漏诊。

（六）其他活组织检查

手术摘除浅表淋巴结，如锁骨上、前斜角肌或腋下淋巴结做病理检查，可判断有无肿瘤转移及其细胞类型。纵隔镜检查可明确有无纵隔淋巴结转移，对判断手术切除肿瘤可能性颇有帮助。胸腔积液性质不明，疑有胸膜肿瘤或肺癌转移时，可采用胸膜活检或在胸腔镜直视下活检。

（七）剖胸探查

对高度怀疑肺癌的病例，经上述各种方法检查都未能确诊且可耐受手术者，应及时剖胸探查，以免失去手术切除机会。

（八）核医学检查

某些核素，如镓-67（^{67}Ga）-枸橼酸、镱-169（^{169}Yb）-枸橼酸、钴-57（^{57}Co）-博来霉素、铟-113（^{113}In）-博来霉素或锝-99m（^{99m}Tc）-博来霉素等有亲肿瘤特性，在正常和非肿瘤部位浓聚较少，有助于鉴别结节的良、恶性，但特异性差，假阳性可高达 35% 左右。正电子发射计算机体层扫描（PET）对肺癌的敏感性可达 95%，对发现转移病灶也很敏感，特异性可达 90%，可作为临床上肺癌分期、评价疗效，以及复发和转移的参考依据。

（九）肿瘤标志物检查

部分肺癌患者的血清和切除的肿瘤组织中含有一种或多种生物活性物质，如激素、酶、癌胚抗原（CEA）等。其中神经元特异性烯醇化酶（NSE）、胃泌素释放肽前体（ProGRP）对小细胞癌较敏感。CEA 在肺腺癌中阳性率达 60%~80%，鳞癌相关抗原（SCC-Ag）和细胞角蛋白 19 片段（CYFRA21-1）等对诊断及鉴别诊断、观察病情变化也有帮助。但这些肿瘤标志物敏感性还不够高，在肿瘤负荷较重时才显著升高，限制了其早期诊断的临床价值。

研究表明，多个肿瘤标志物联合检测可弥补其不足。肺癌晚期胸腔积液肿瘤标志物的诊断价值有时高于血清检查。

（十）早期筛查

常规筛查方法为 X 线胸片。2011 年 8 月《新英格兰医学杂志》发表的大规模低剂量 CT（LDCT）对比 X 线胸片筛查肺癌的随机对照研究结果表明，高危人群用 LDCT 筛查肺癌较 X 线胸片可降低 20% 的肺癌死亡率（$P = 0.004$）。美国预防服务工作组目前建议，年龄在 50~80 岁、吸烟史至少为 20 包/年，目前吸烟或在过去 15 年内戒烟的成年人每年进行 1 次低剂量计算机断层扫描（LDCT）筛查。对于如何判断结节良恶性，如何在避免漏诊的同时减少不必要的有创检查，需要临床医生的经验和进一步科学化随访流程，使用得当即会对肺癌防治发挥重要作用。图 1-4 为肺部结节诊疗流程图。

虽然也有研究提出 LDCT 筛查的危害，包括潜在的辐射诱发癌变、假阳性率高、过度诊断和增加医疗费用，但是该研究表明 LDCT 组相比 X 线胸片组总死亡率同样下降，提示一年一度 LDCT 放射性并未对人体产生不利影响，跟踪报道肺癌发生率仅为 1%，且无法证明是放射线造成的。

吸烟者和严重污染环境接触者应列为高危人群，及时接受肺癌筛查。早期诊断不但可提高生存率，还可节省大量医疗费用。故应提倡早期筛查，且通过其他检查方法进行鉴别避免过度诊断，如定期随访 LDCT 和肿瘤标志物有助于综合鉴别判断和早期诊断。

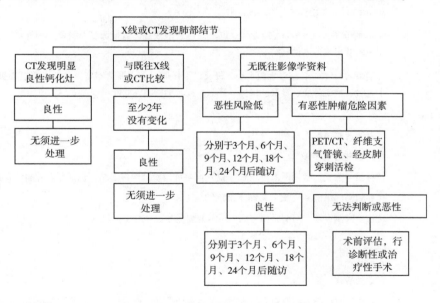

图 1-4　肺部结节诊疗流程图

五、分期

肺癌分期对选择恰当的治疗方法和判断预后具有重要意义。分期是用简洁的语言来描述原发瘤的位置和大小，向肺外生长的情况，有无局部、肺门和纵隔淋巴结转移及远处脏器转移。

（一）TNM 分期

2017 年 1 月，国际肺癌研究协会（IASLC）公布了第 8 版肺癌 TNM 分期系统（表 1-2、表 1-3）。

表 1-2　肺癌的 TNM 分期

分期	特点
原发肿瘤（T）	
T_X	未发现原发肿瘤，或通过痰细胞或支气管灌洗发现癌细胞，但影像学及支气管镜无法发现
T_0	无原发肿瘤证据
T_{is}	原位癌：原位鳞状细胞癌，原位腺癌（纯贴壁生长，肿瘤最大径≤3cm）
T_1	肿瘤最大径≤3cm，周围包绕肺组织或脏层胸膜，支气管镜见肿瘤侵犯未超出叶支气管（未侵及主支气管）
$T_{1a(mi)}$	微浸润性腺癌：肿瘤最大径≤3cm，以贴壁为主以及浸润灶最大径≤5mm
T_{1a}	肿瘤最大径≤1cm。肿瘤浅表、任何大小、侵犯局限于支气管壁的，可延长至近主支气管，也可归类于 T_{1a}，但是这些肿瘤罕见；T_{1b}1cm<肿瘤最大径≤2cm
T_{1c}	2cm<肿瘤最大径≤3cm
T_2	3cm<肿瘤最大径≤5cm；或有以下特征任意之一：①侵犯主支气管，但未侵及隆突；②侵及脏层胸膜；③累及肺门的阻塞性肺炎或者部分或全肺不张
T_{2a}	3cm<肿瘤最大径≤4cm，T_{2b}4cm<肿瘤最大径≤5cm
T_3	5cm<肿瘤最大径≤7cm；或者侵及以下任何一个器官，包括胸膜、胸壁、膈神经、心包；或者同一肺叶出现孤立性癌结节
T_4	肿瘤最大径>7cm；或者无论大小，侵及以下任何一个或多个器官，包括纵隔、心脏、大血管、主气管、喉返神经、食管、椎体、膈肌；或者同侧不同肺叶出现孤立癌结节
区域淋巴结（N）	
N_x	淋巴结转移情况无法判断
N_0	无区域淋巴结转移
N_1	转移至同侧支气管周围淋巴结和（或）同侧肺门及肺内淋巴结，包括原发肿瘤的直接侵犯
N_2	转移到同侧纵隔和（或）隆嵴下淋巴结
N_3	转移到对侧纵隔、对侧肺门、同侧或对侧斜角肌或锁骨上淋巴结
远处转移（M）	
M_0	无远处转移
M_1	有远处转移
M_{1a}	原发肿瘤对侧肺叶内有孤立的肿瘤结节，胸膜播散（胸膜结节或恶性胸腔积液或心包积液）
M_{1b}	远处单个器官单发转移（包括单个非区域淋巴结的转移）
M_{1c}	多个器官或单个器官多处转移

注　①大部分肺癌患者的胸腔积液是由肿瘤引起的，如果胸腔积液的多次细胞学检查未能找到癌细胞，胸腔积液又是非血性和非渗出性的，临床判断该胸腔积液与肿瘤无关，这种类型的胸腔积液不影响分期。

表 1-3 TNM 与临床分期的关系

临床分期	TNM 分期
隐性癌	$T_xN_0M_0$
0 期	$T_{is}N_0M_0$
I a 期	$T_1N_0M_0$
I b 期	$T_{2a}N_0M_0$
II a 期	$T_1N_1M_0$；$T_{2b}N_0M_0$；$T_{2a}N_1M_0$
II b 期	$T_{2b}N_1M_0$；$T_3N_0M_0$
III a 期	$T_{1\sim3}N_2M_0$；$T_3N_{1\sim2}M_0$；$T_4N_{0\sim1}M_0$
III b 期	$T_{1\sim4}N_3M_0$；$T_4N_{2\sim3}M_0$
IV 期	$T_{1\sim4}N_{0\sim3}M_1$

（二）SCLC 分期

SCLC 分期采用的是局限和广泛两期分类法。人们最早使用的 SCLC 分期是美国退伍军人管理局肺癌研究组（VALG）制定的分期，分期的依据是病变是否能被照射野包括。该分期认为局限期 SCLC 的特征是：肿瘤局限于一侧胸腔、纵隔、前斜角肌及锁骨上淋巴结；不能有明确的上腔静脉阻塞、喉返神经受侵及胸腔积液。由于该分期简便易行，在临床上广泛应用。随着放疗技术的不断提高，放疗的照射范围有所增大，可包括对侧纵隔、锁骨上淋巴结；且回顾性分析发现，对侧纵隔、锁骨上淋巴结累及和同侧胸腔积液患者的生存率与局限期相近，与远处转移患者明显不同。因此，国际肺癌研究协会（IASLC）经讨论达成共识：局限期指肿瘤局限于单侧胸腔内及其所引流的区域淋巴结、双侧的纵隔淋巴结和锁骨上淋巴结，且无该肺的广泛转移；同侧的胸腔积液、喉返神经受侵及上腔静脉阻塞也列为局限期。

根据两种分期的定义，一般认为，TNM 分期中的 I～III 期相当于 SCLC 的局限期。

（三）分期方法

为使肺癌分期准确，需要完善的分期信息包括病史、体检和实验室检查（如血钙、血常规和肝功能，贫血、血小板减少可由肿瘤直接侵犯到骨髓所致，高钙血症可由于肿瘤转移到骨或肿瘤分泌类甲状旁腺激素，肝功能异常可提示肝内转移或肝外阻塞），胸部、肝脏和肾上腺 CT，头部 MRI（首选）或 CT，骨扫描（如果已接受 PET 检查可不做），X 线胸片（可不做）。头部 MRI 较 CT 在确定脑转移方面更为敏感，PET/CT 可用于评价肿瘤局部情况及转移。外周血涂片异常者可接受单（双）侧骨髓穿刺检查或活检。

常规 X 线胸片对于发现纵隔淋巴结受累的敏感性仅 40% 左右。断层可增加阳性发现率，但仍无法与 CT 比较。CT 和 PET 是发现纵隔病变较敏感的技术，可将阳性率提高到 95%。由于 PET 的高敏感性，一些胸外科医生在 PET 证明纵隔无转移后即可做开胸手术。MRI 也可用于纵隔有无转移的评价，但它只在评价肺上沟瘤和判定肺癌有无侵犯胸壁和心包时具有优越性。由于纵隔内肿大淋巴结也可能是炎症或其他非肿瘤新生物，PET 发现的纵隔淋巴结肿大仍需组织学确认。最好在开胸术前接受创伤性分期手术检查，如经皮、胸、经支气管镜针吸细胞学检查或活检、EBUS，甚至纵隔镜检查。

支气管镜检查可用于疾病的分期，判定肿瘤是否接近或累及隆突。肿瘤侵犯隆突或与其距离少于 2 cm 时常很难进行切除，预后差。经支气管镜针吸细胞学检查可评估肿瘤对支气管周围侵犯，有无局部或气管、支气管旁和纵隔淋巴结转移，帮助分期，但其敏感性受操作者经验的影响较大。经皮针吸细胞学检查也可用于判断肿大的纵隔和肺门病变，也受检查者经验的影响。

锁骨上窝或纵隔淋巴结活检可帮助某些病例得到明确组织学诊断和判断肿瘤的可切除性。仅仅在确实触到斜角肌三角的淋巴结后，才去做淋巴结活检。不提倡对触不到的淋巴结进行活检，因其阳性率小于 10%。

纵隔镜和纵隔切开术可用于直接探查或从纵隔摘取活组织标本。可通过纵隔镜完全评价上纵隔，也可通过纵隔切开术探查隆突下和左前主动脉周围区域病变，但较难得到活检标本。纵隔镜对判定有无纵隔淋巴结转移，选择恰当的治疗方法和判定预后均有重要意义。病变对侧纵隔淋巴结转移（Ⅲb）常被认为是开胸手术的绝对禁忌证。同侧纵隔淋巴结受累（Ⅲa）可考虑肺切除加根治性淋巴结扫荡。很多医生认为，仅仅当胸部 CT 提示肺门和纵隔淋巴结明显肿大时，或不适合剖胸检查时才做纵隔镜。患者已接受纵隔放疗或气管切开术后禁忌纵隔镜检查。有上腔静脉阻塞者由于大静脉压力较高，进行纵隔镜检查也有危险。

对于老年患者和肺功能储备受限者没有必要为诊断目的而行开胸手术，可通过支气管镜或经皮针刺活检等来确诊。对于肺上沟瘤有上腔静脉综合征的患者没有必要为诊断而开胸。

核素是骨、肝、脾转移的敏感指示剂。然而对于无症状的 NSCLC 患者和实验室结果无异常发现时，没有必要常规进行这些检查。因其可导致误解，如陈旧性骨折、炎症等非恶性病变也可表现出阳性的骨和肝扫描结果。如果误解为转移，会造成进一步创伤性检查的浪费和延误外科手术时间。

虽然评价 SCLC 患者有无肺外转移的技术与评价 NSCLC 患者一样，但因其胸外转移频率高，一些临床医生推荐常规的头颅、骨、肝、肾上腺等多器官 CT 扫描或 PET/CT。也有学者推荐常规的骨髓检查（骨穿或活检），因为骨髓累及率近 50%，即使无末梢血异常或无骨扫描阳性发现。因此，对于局部治疗如胸部放疗和（或）手术切除者，或参加临床试验的患者应鼓励进一步分期来全面发现无症状的转移灶。

六、鉴别诊断

（一）肺结核

1. 肺结核球

应与周围型肺癌相鉴别。结核球多见于年轻患者，病灶多见于肺上叶尖后段和下叶背段的结核好发部位。一般无症状，病灶边界清楚，密度高，可有包膜，时含钙化点，周围伴纤维结节状病灶，多年不变。

2. 肺门淋巴结结核

易与中央型肺癌相混淆，多见于儿童、青年。多有发热、盗汗等结核中毒症状。结核菌素试验常阳性，抗结核治疗有效。肺癌多见于中年以上成人，病灶发展快，呼吸道症状比较明显。痰脱落细胞检查和纤维支气管镜检查有助于鉴别诊断。

3. 粟粒性肺结核

应与弥漫性细支气管肺泡癌相鉴别。通常粟粒性肺结核患者年龄较轻，有发热、盗汗等全身中毒症状，呼吸道症状不明显。X 线表现为细小、分布均匀、密度较低的粟粒样结节。

经支气管镜肺活检有助于明确诊断。

（二）肺炎

约 1/4 的早期肺癌以肺炎形式表现，需与肺炎鉴别。若起病缓慢，无毒性症状，抗菌药物治疗后炎症吸收缓慢，或同一部位反复发生肺炎时，应考虑到肺癌可能，尤其是段、叶性病灶，伴有体积缩小者。

肺部慢性炎症机化后形成团块状炎性假瘤，也易与肺癌相混淆。但炎性假瘤往往形态不整，边缘不光滑，有密度较高核心，易伴胸膜增厚，病灶长期无明显变化。

（三）肺脓肿

癌性空洞继发感染，应与原发性肺脓肿鉴别。前者先有肺癌症状，如刺激性咳嗽、反复痰血，随后出现感染、咳嗽加剧。原发性肺脓肿起病急，中毒症状严重，多有寒战、高热、咳嗽、咳大量脓臭痰等症状。肺部影像学可见均匀的大片状炎性阴影，空洞内常见较深液平。血常规检查可发现白细胞和中性粒细胞增多。

（四）结核性胸膜炎

结核性胸膜炎的胸腔积液多为透明，草黄色，有时为血性。癌性胸腔积液则多为血性，但肿瘤阻塞淋巴管时，可有漏出性胸腔积液。胸腔积液常规、结核分枝杆菌和病理检查有助于诊断。

（五）结节病

典型的结节病为双侧肺门及纵隔对称性淋巴结肿大，可伴有肺内网状、结节状或片状阴影。组织活检病理证实或符合结节病。

（六）纵隔淋巴瘤

颇似中央型肺癌，常为双侧性，可有发热等全身症状，但支气管刺激症状不明显，痰脱落细胞检查阴性。

（七）肺部良性肿瘤

许多良性肿瘤在影像学上与恶性肿瘤相似。其中尤以支气管腺瘤、错构瘤等更难鉴别。

七、治疗

肺癌治疗应采取综合治疗的原则，即根据患者机体状况，肿瘤病理学类型，侵犯范围（临床分期）和发展趋向，采取多学科综合治疗模式。通常 SCLC 发现时已转移，外科手术很难根治，主要依赖化疗或放化疗综合治疗。相反，NSCLC 可为局性限，部分外科手术或放疗可根治，但对化疗反应较 SCLC 差，少数化疗失败后还可从靶向治疗获益。因此，应有计划、合理地应用手术、化疗、放疗和靶向治疗，甚至辅以免疫和中药的多学科综合治疗，以期达到根治或最大限度地控制肿瘤，改善患者生活质量和延长生存期。

（一）SCLC

1. 局限期

（1）手术切除：SCLC 主要采用放化疗联合治疗。虽然 30%～40% 的患者处于局限期，但仅有近 5% 的患者在临床分期时表现为周围性肺结节且无纵隔淋巴结转移，可经手术治疗。术后，对于纵隔淋巴结阴性的患者，仅需要化疗（EP 方案：依托泊苷+顺铂），5 年生存率为 30%~60%；对于纵隔淋巴结阳性的患者，除化疗外还需放疗。

（2）放疗联合化疗：对于大多数局限期 SCLC 患者，同步放化疗优于序贯放化疗。荟萃分析结果显示，以铂类为基础的化疗开始 30 日内进行胸部放疗，其 5 年生存率明显高于 30 日后开始放疗的患者（20% vs 14%）。同步放化疗可缩短总治疗时间，增加治疗强度和抗肿瘤协同作用。目前对于 SCLC 放化疗顺序达成的共识为：支持早期同步放化疗方案，即首次化疗起始后的 3 周内开始放疗。根据 2009 年美国 NCCN 关于 SCLC 临床实践指南建议，胸部照射剂量为 45 Gy，每次 1.5 Gy，每日 2 次或 60~70 Gy，每次 1.8~2.0 Gy，每日 1 次。由于 SCLC 细胞增殖快，理论上认为超分割方案（放疗总剂量不变的情况下，减少每次放疗的剂量，增加放疗次数）应优于常规方案，但超分割治疗的患者 3 级放射性食管炎的发生率较高。目前尚不清楚若在生物剂量等效的情况下，较大剂量的常规放疗与超分割放疗的疗效是否有差异。超分割方案是否真正优于常规方案仍有待进一步临床试验的数据证实。

（3）预防性脑照射（PCI）：对于治疗后完全或部分缓解的局限期患者，PCI（25 Gy、10 次分割或 30 Gy、10~15 次分割）能够降低脑转移风险，并降低死亡率。然而 PCI 可导致大脑认知功能异常，在老年患者中尤须注意。

2. 广泛期

化疗是广泛期 SCLC 的主要治疗方法。常用方案为依托泊苷+顺铂或卡铂。卡铂较顺铂发生恶心、呕吐和神经毒性的概率较低。化疗为每 3 周为 1 个周期，共 4~6 个周期。

对于化疗达到完全缓解或部分缓解的广泛期患者可行 PCI，具体剂量同局限期 SCLC，此外，还可考虑 20 Gy 的 5 次分割放疗。但对 PS 评分差（3~4 分）或精神心理功能障碍的患者不推荐 PCI。

目前为止，没有证据表明化疗或靶向药物作为维持治疗能够降低死亡率。

3. 支持治疗

SCLC 伴发的肿瘤急症，如上腔静脉阻塞综合征、脊髓压迫症、脑转移所致颅内高压等，常危及生命，应强调及早局部放疗。指南推荐应在化疗前对有症状的部位进行放疗，除非须立即行全身化疗。

此外，SCLC 易伴发副肿瘤综合征，如抗利尿激素分泌过多综合征、异位库欣综合征、类癌综合征和皮肤副肿瘤综合征等。副肿瘤综合征的治疗和预后不同，通常伴发的内分泌和皮肤副肿瘤综合征容易治疗，但对并发神经系统异常者疗效往往不佳。约 25% 的 SCLC 患者伴发抗利尿激素分泌过多综合征，可通过限制液体、对有症状者行补钠治疗及积极有效的抗肿瘤治疗可以得到缓解。在治疗过程中也应重视对患者伴发的疼痛、感染、乏力的姑息对症治疗。

因为吸烟与 SCLC 的发生密切相关，应积极劝告吸烟者戒烟。近年来，西方国家 SCLC 发病率下降，主要源于大力开展控烟运动。我国吸烟人数没有明显下降，故 SCLC 发病没有得到控制。此外，吸烟患者治疗耐受性下降，吸烟还可加重口腔溃疡导致味觉丧失、口干、疲乏和体重下降。戒烟后可减少患者疲劳和呼吸困难，并改善活动体力、睡眠和情绪。另有研究发现，放疗期间吸烟与放射性肺炎发生率增加有关。持续吸烟和复吸患者的第二肿瘤风险明显增加，且较戒烟患者预后差。

目前，SCLC 的药物治疗，尤其是靶向治疗还没有明显突破，主要是化疗。

（二）NSCLC

1. Ⅰ、Ⅱ期

对于Ⅰ、Ⅱ期 NSCLC 患者，首选手术治疗。术前需进行全身综合评估，如肺功能（FEV_1 和 DLco）和动脉血气等。在心肺功能允许的情况下，根据 FEV_1 和 DLco 选择安全的肺切除、肺叶切除、楔形切除或肺段切除等术式。如术前 FEV_1 和 DLco 均<40%预计值，手术后死亡率增加。通常单肺切除需 FEV_1>2 L，DLco>60%；肺叶切除需 FEV_1>1.5 L，DLco>50%。有研究表明，楔形切除和肺段切除局部复发率较肺叶和肺切除明显升高。肺叶和肺切除的死亡率分别为 3%和 9%。对于大于 70 岁的患者，单肺切除死亡率可达 16%~25%。此外，在术中应注意周围淋巴结清扫。

就辅助治疗而言，对于ⅠA 期（T_{1a} 或 T_{1b}，N_0）患者，若术中发现切缘阴性需继续观察，若切缘阳性则首选再次切除或放疗。对于ⅠB 期（T_{2a}，N_0）、ⅡA 期（T_{2b}，N_0）患者，若术中发现切缘阴性，需继续观察或给予高危者化疗，若切缘阳性则首选再次切除+化疗或放疗+化疗。此外，对于ⅡA 期（$T_{1a\sim2a}$；N_1）、ⅡB 期（T_3，N_0；T_{2b}，N_1）患者，若术中发现切缘阴性，推荐辅助化疗+放疗，若切缘阳性，则应再次切除联合化疗或放化疗联合治疗。

对于拒绝手术或无法手术的患者，可选择立体定向放射治疗（SBRT）。

2. 手术可切除的Ⅲ期

对于ⅢA 期手术可切除的患者［单侧纵隔累及（N_2），肿瘤（T_3）累及胸壁、膈肌或胸膜，肺上沟瘤］，单纯手术往往不够。与单纯手术或术后放疗相比，新辅助化疗序贯放疗或同步放化疗能够明显改善生存率，但后者能明显升高加放射性食管炎的发生率。此外，对于ⅢA 期（$T_{1\sim3}$，N_2）患者，若术中切缘为阴性，行辅助化疗联合放疗；若切缘阳性，行术后辅助放化疗。

3. 手术不可切除的Ⅲ期

对于 $T_{1\sim3}$，T_3（≥7 cm），纵隔活检为 N_2 者，应行头部 MRI，对以前未接受过检查者可行PET/CT检查。若评估发现患者未发生全身转移，行根治性同步放化疗或诱导化疗+放疗。若诱导化疗后疾病无进展，可考虑手术+放化疗（2B 类）+放疗（若起始治疗未用）。若疾病进展，则对局部病灶行放疗（若起始治疗未用）+化疗，对全身病灶的治疗同 M_1 治疗。若评估结果为 M_1，则起始治疗即用针对 M_1 的方案。化疗联合放疗可采取同步或序贯的策略。与序贯放化疗相比，同步放化疗的中位生存时间更长，但早期毒性反应多见。

4. Ⅳ期

约 70%的该期患者预后差。行为状态（PS）评分为 0 分（无症状）、1 分（有症状，完全能走动）、2 分（<50%的时间卧床）、3 分（>50%的时间卧床）和 4 分（卧床不起）的相应中位生存期分别为 34 周、25 周、17 周、8 周和 4 周。治疗核心为标准管理、正确使用镇痛药物、适当应用放疗和化疗。

（1）化疗+靶向治疗：对于播散性 NSCLC 行化疗，应仔细权衡其益处和毒性。联合化疗可有限增加生存率、缓解症状和改善生命质量。标准一线化疗方案为顺铂或卡铂联合紫杉醇、多西他赛、吉西他滨或长春瑞滨之一。化疗有效率为 20%~50%，中位生存期为 8~10个月，1 年生存率为 30%~35%，2 年生存率为 10%~15%。两药联合优于单一药物，疗程为4~6 周期。对 NSCLC 有活性的二线药物，包括多西他赛和培美曲塞二钠均已应用到临床，也取得了较好效果。

随着治疗前病理亚型（鳞癌、非鳞癌）及表皮生长因子受体（EGFR）基因检测的开展，个体化治疗也逐渐应用到临床。对于腺癌、大细胞癌和组织学类型不明确的 NSCLC，应检测其 EGFR 突变状态。对于无突变或不明者，若其 PS 评分为 0~1 分，可采用化疗，或贝伐珠单抗联合化疗，或顺铂+培美曲塞；对于 PS 2 分者，可采用西妥昔单抗/长春瑞滨/顺铂治疗或化疗；PS 为 3~4 分者，只能接受支持治疗。

对于 EGFR 突变者，可选用靶向治疗。部分药物已经在晚期 NSCLC 治疗中显示出较好的临床疗效，其中包括表皮生长因子受体—酪氨酸激酶抑制剂（EGFR-TKI）和西妥昔单抗。EGFR-TKI 如吉非替尼、厄洛替尼和国产埃克替尼等可考虑用于化疗失败者或者无法接受化疗的患者。对于 EGFR 突变阳性者，一线治疗也可选择 EGFR-TKI。针对存在 EML4-ALK 融合基因的患者，ALK 抑制剂克唑替尼被推荐用于该类患者的靶向治疗。

一般不推荐鳞癌患者进行 EGFR 突变检测，直接参考一线化疗方案治疗。PS 0~2 分的鳞癌患者可采用化疗或西妥昔单抗/长春瑞滨/顺铂，之后评估疗效；PS 3~4 分的患者只采用支持治疗。当肿瘤进展时采用二线治疗，若有效或疾病稳定，则在完成 4~6 个周期治疗后行再次评估。有效或稳定者继续当前治疗至疾病进展，可继续西妥昔单抗维持治疗，或换药维持治疗（厄洛替尼或多西他赛），或观察。

（2）支持治疗：适当的支持治疗，镇吐药、用顺铂时补充体液和盐水、监测血细胞计数和血生化、监测出血或感染征象，以及在需要时给予促红细胞生成素和粒细胞集落刺激因子，并且根据粒细胞计数的最低点调整化疗剂量都是必要的。改良的镇吐药可使患者耐受性提高。

（3）放疗：如果患者原发肿瘤阻塞支气管引起阻塞性肺炎、咯血、上呼吸道或上腔静脉阻塞等，应考虑放疗，也可给予无症状患者预防性治疗。通常一个疗程为 2~4 周，给予 30~40 Gy 放疗，缓解症状概率为咯血 84%、上腔静脉综合征 80%、呼吸困难 60%、咳嗽 60%、肺萎陷 23%、骨转移疼痛 66% 及声带麻痹 6%。心脏压塞可予心包穿刺术和放疗，颅脑和脊髓压迫或臂丛神经受累亦可通过放疗缓解。对于颅脑转移和脊髓压迫者，也可给予地塞米松（25~75 mg/d，分 4 次），并迅速减至缓解症状所需的最低剂量。

（4）转移灶治疗：腺癌常见颅脑转移，然而尚未证明有必要行颅脑预防性放疗。胸腔转移很常见，可行胸穿抽液并注射化疗药物博来霉素，每次 45~60 mg 或丝裂霉素 C，每次 10~20 mg，同时给予地塞米松，每次 5~10 mg，常可取得明显疗效。如果积液反复出现且伴有症状，可置胸腔引流管注入滑石粉等封闭胸腔。通过引流管彻底引流胸腔液体后，注入 1% 利多卡因 15 mL 和 50 mL 生理盐水。然后，将 10 g 无菌滑石粉（溶于 100 mL 生理盐水）注入胸腔。若可耐受则夹管 4 小时，嘱患者转换不同体位以促进药物分布。在引流量 < 100 mL/d，24~48 小时后拔除引流管。电视辅助胸腔镜手术（VATS）也可用于引流并治疗大量恶性胸腔积液。术后或放疗后出现气管内肿瘤复发，可经支气管镜给予 Nd-YAG（钕—钇—铝—石榴红）激光或其他微创治疗，可使 80%~90% 的患者缓解。

（三）免疫治疗

肿瘤特异性移植抗原的发现拓展了一系列特异和非特异性肿瘤免疫治疗研究。部分免疫调节剂，如卡介苗（BCG）、短小棒状杆菌、左旋咪唑、可溶性肿瘤抗原试用于临床后取得了有限疗效。胸腺素、肿瘤浸润淋巴细胞（TIL）细胞也可起到一定的辅助治疗作用。

（四）中药治疗

中药具有一定的免疫调节作用和抑瘤作用，不良反应不大。但尚缺乏反应率较高的能使肺癌达到部分或完全缓解的多中心临床验证药物。

八、预防与预后

避免接触与肺癌发病有关因素，如吸烟和大气污染，加强职业接触中劳动保护，有助于减少肺癌发病。不吸烟和及早戒烟可能是预防肺癌最有效的措施。但仅有 5%～20% 的患者戒烟成功，其原因是尼古丁成瘾性所致，戒烟药物有助于协助成功戒烟。

由于早期诊断困难致使肺癌预后差，只有 15% 的患者在确诊时病变局限，5 年生存率可达 50%。因此，肺癌的预后取决于早发现、早诊断、早治疗。研究表明，肺癌的筛查可以发现 I 期肺癌，并可提高患者生存率。规范有序的诊断、分期，以及根据肺癌生物学行为制订多学科治疗方案可明显提高治疗效果。

（孟根托娅）

第二章

循环系统疾病

第一节　心源性猝死

一、概述

心源性猝死（sudden cardiae death，SCD）是指急性症状发作 1 小时后以意识突然丧失为特征、由心脏原因引起的死亡。WHO 规定，发病后 6 小时内死亡为猝死，而多数专家主张为 1 小时，但也有学者将发病后 24 小时内死亡归入猝死。美国每年有 30 万~40 万人死于心源性猝死，占猝死总人数的 88%。SCO 是 20~60 岁猝死男性的首位死因。北京地区的流行病学研究表明，急性冠心病事件发生后 24 小时内死亡者占总死亡者的 75%，其中 1 小时内 SCD 占死亡人数的 1/3，24 小时内死亡者占院外死亡的 93.1%，占院内死亡的近 1/2。

二、病因和发病机制

（一）获得性心脏病

1. 冠心病

冠脉疾病是造成 SCD 的主要原因。①冠状动脉急性闭塞导致心肌梗死瞬间可发生室颤。②陈旧性心肌梗死形成的瘢痕提供了折返性室速的解剖基础，导致血流动力学紊乱。大多数冠心病患者 SCD 的直接原因为以上两点。患者有多支血管病变，陈旧心肌梗死形成瘢痕，以不规则的心律失常为主。在促发因素的作用下，如缺血、自主神经功能紊乱、电解质紊乱、药物毒性等，容易发生 SCD。冠状动脉血栓或斑块破裂，以及弥散性、不规则的冠脉内膜溃疡可以在高达 50% 的猝死患者中发现。冠状动脉的其他病变为猝死的少见原因。冠状动脉起源异常可以引起心肌瘢痕，导致心动过速或者因急性间歇性缺血导致心律失常。造成患者猝死的相似机制还有冠状动脉痉挛等。

2. 心肌病

（1）肥厚性心肌病：猝死多发生于原来无心脏症状的年轻、家族性肥厚性心肌病患者，以剧烈运动时居多。猝死的危险因素包括猝死的家族史、反复发作的不能解释的晕厥、非持续性室速及严重的左心室肥厚。多形性室性心动过速或室颤被认为是心搏骤停时初发的表现。由于严重的肥厚和传导异常，患者有因为房室阻滞或室上性心动过速而发生猝死的危险，任何产生明显缺血的节律改变，均可以产生致命的心律失常。

（2）扩张性心肌病：非缺血性扩张性心肌病占猝死的 10%，猝死占该病所有死亡者的 50%。与肥厚性心肌病的情况相反，扩张性心肌病的患者猝死发生相对比较晚。在心功能不全症状出现一段时间后，各种心律失常就会出现，如单形性和多形性室速，当单形性室速发生，特别在原有室内传导阻滞时，应考虑是希浦系统折返室速的一种特殊类型。在晚期心力衰竭的患者中，50%心搏骤停的患者存在缓慢性心律失常。

3. 瓣膜病

瓣膜性心脏病猝死常发生于心力衰竭和心室肥厚的晚期。虽然有症状的房性或者室性心律失常常见于二尖瓣脱垂的患者，除非并发症存在（如长 QT 综合征、电解质紊乱或者药物毒性），真正致命性的心律失常较为罕见。肺动脉高压患者猝死可以发生于血流动力学紊乱及心律失常。

（二）先天性心脏病

大多数先天性心脏病患者在无严重心力衰竭、心室肥厚或低氧血症时，突然因心律失常猝死并不常见。在法洛四联症进行成功的外科修补后，在右心室切除的部位或室间隔修补的一侧，可发生心律失常，进而有可能发生因心律失常而猝死。

（三）遗传家族性疾病

1. 先天性长 QT 综合征

此为家族性疾病，体表心电图表现为 QT 间期延长，有发展为多形性室速或变成室颤的倾向。电解质不平衡、心动过缓或心脏暂停，以及突然的交感神经刺激药物的作用都可以进一步延长这些患者心脏的复极，引起室性心动过速。某些抗心律失常药物可以加重这种心律失常。

2. Brugada 综合征

此为引起心源性猝死的另一家族性疾病。患者有完全或不完全的右束支阻滞，伴有 V_1、V_2 导联 ST 段抬高，发生自发性的多形性室性心动过速和室颤，通常发生于睡眠时。相似的心律失常也可以在电生理检查时诱发。虽然这些综合征由单基因突变引起，仅占人群猝死的小部分，当它们合并其他心脏病或在异常的生理负荷下，基因的多态性可以具有猝死的遗传倾向。

3. 致心律失常型右心室发育不良

致心律失常型右心室发育不良指以右心室弥散性和/或局限性收缩异常、结构改变，进行性心肌细胞纤维脂肪变性、复极异常、epsilon 波、左束支阻滞型室速为特征的家族性发病的心肌病。在西欧，年轻人猝死中其发病率较高，是猝死的重要病因。

（四）药物毒性

药物毒性也可引起猝死。药物可以影响心脏电生理，导致致命心律失常。所有的抗心律失常药物都可以有致心律失常作用，如Ⅰ类药物（奎尼丁、普鲁卡因胺和丙吡胺）能够引起 QT 间期延长导致单形性和多形性室速（尖端扭转性室速）。Ⅰc 类药物（氟卡尼和普罗帕酮）引起典型的心律失常为宽 QRS 型的持续性室速。在Ⅲ类药物中，索他洛尔和多非利特可引起尖端扭转型室速。胺碘酮偶尔也可引起尖端扭转型室速，持续性室速和心动过缓也可见于胺碘酮治疗时。大多数非心脏药物也能引起潜在的致命性心律失常，因为它们通常具有阻滞内流钾通道 Ikr 成分的作用，如吩噻嗪、苄普地尔、西沙比利，非镇静性的抗组胺药物特非那定、阿司咪唑、红霉素、喷他脒，许多治疗流感的喹诺特类药物、抗真菌药物、抗精神病药物，在体外也显示有延长 QT 间期的作用，造成心律失常，发生猝死。

（五）电解质紊乱

严重的电解质紊乱如液体蛋白摄入过少、低钾、低镁及高钾等，都可能引起 SCD 的发生。

三、病理

冠状动脉粥样硬化是最常见的病理表现。病理研究显示，在心源性猝死患者急性冠脉内血栓形成的发生率为 15%~64%，但有急性心肌梗死表现者仅为 20% 左右。

陈旧性心肌梗死也是常见的病理表现，心源性猝死患者也可见左心室肥厚，左心室肥厚可与急性或慢性心肌缺血同时存在。

四、临床表现

心源性猝死的临床经过可分为 4 个时期，即前驱期、终末事件期、心搏骤停与生物学死亡。不同患者各期表现有明显差异。

1. 前驱期

在猝死前数天至数月有些患者可出现胸痛、气促、疲乏、心悸等非特异性症状。但亦可无前驱表现，瞬即发生心搏骤停。

2. 终末事件期

终末事件期指心血管状态出现急剧变化到心搏骤停发生前的一段时间，自瞬间至持续 1 小时不等。由于猝死原因不同，终末事件期的临床表现也各异。典型的表现包括严重胸痛、急性呼吸困难、突发心悸或眩晕等。若心搏骤停瞬间发生，事先无预兆，则绝大部分是心源性。在猝死前数小时或数分钟内常有心电活动的改变，其中以心率加快及室性异位搏动增加最为常见。因室颤猝死的患者，常先有室性心动过速。另有少数患者以循环衰竭发病。

3. 心搏骤停

心搏骤停后脑血流量急剧减少，可导致意识突然丧失，伴有局部或全身性抽搐。心搏骤停刚发生时脑中尚存少量含氧的血液，可短暂刺激呼吸中枢，出现呼吸断续，呈叹息样或短促痉挛性呼吸，随后呼吸停止。皮肤苍白或发绀，瞳孔散大，由于尿道括约肌和肛门括约肌松弛，可出现大、小便失禁。

4. 生物学死亡

从心搏骤停至发生生物学死亡时间的长短取决于原发病的性质，以及心搏骤停至复苏开始的时间。心搏骤停发生后，大部分患者将在 6 小时内开始发生不可逆脑损害，随后经数分钟过渡到生物学死亡。心搏骤停发生后立即实施心肺复苏和尽早除颤，是避免发生生物学死亡的关键。心脏复苏成功后死亡的最常见原因是中枢神经系统损伤，其他常见原因有继发感染、低心排血量及心律失常复发等。

五、心搏骤停及其相关处理

心搏骤停是指心脏射血功能突然终止。心搏骤停最常见原因为快速室性心律失常（室颤和室速），其次为缓慢心律失常或心室停顿，较少见的为无脉性电活动（PEA）。心搏骤停发生后，由于脑血流突然中断，10秒左右患者即可出现意识丧失，经及时救治可获存活，否则将发生生物学死亡，罕见自发逆转者。

心搏骤停的生存率差异较大，根据不同的情况，其生存率为5%～60%。抢救成功的关键是尽早进行心肺复苏（CPR）和除颤。

（薛　韬）

第二节　不稳定型心绞痛

一、概述

临床上将原来的初发心绞痛、恶化劳力性心绞痛和各型自发性心绞痛统称为不稳定型心绞痛（UAP）。其特点是疼痛发作频率增加、程度加重、持续时间延长、发作诱因改变，甚至休息时亦出现持续时间较长的心绞痛。含化硝酸甘油效果差或无效。本型心绞痛可能发展为心肌梗死，但无心肌梗死的心电图及血清酶学改变。

不稳定型心绞痛是介于劳累性稳定型心绞痛和急性心肌梗死之间的一组临床心绞痛综合征。有学者认为，除稳定劳力性心绞痛为稳定型心绞痛外，其他所有的心绞痛均属于不稳定型心绞痛，包括初发劳力性心绞痛、恶化劳力性心绞痛、卧位型心绞痛、夜间发作心绞痛、变异型心绞痛、梗死前心绞痛、梗死后心绞痛和混合型心绞痛。如果劳力性和自发性心绞痛同时发生，则称为混合型心绞痛。

不稳定型心绞痛具有独特的病理生理机制及临床预后，如果得不到恰当及时的治疗，可能发展为急性心肌梗死。

二、病因和发病机制

目前认为以下因素与产生不稳定型心绞痛有关，它们相互关联。

1. 冠脉粥样硬化斑块上有非阻塞性血栓

为最常见的发病原因，冠脉粥样硬化斑块破裂诱发血小板聚集及血栓形成，血栓形成和自溶过程的动态不平衡过程，导致冠脉发生不稳定的不完全性阻塞。

2. 动力性冠脉阻塞

在冠脉器质性狭窄基础上，病变局部的冠脉发生异常收缩、痉挛导致冠脉功能性狭窄，进一步加重心肌缺血，产生不稳定型心绞痛。这种局限性痉挛与内皮细胞功能紊乱、血管收缩反应过度有关，常发生在冠脉粥样硬化的斑块部位。

3. 冠状动脉严重狭窄

冠脉以斑块导致的固定性狭窄为主，不伴有痉挛或血栓形成，见于某些冠脉斑块逐渐增大、管腔狭窄进行性加重的患者，或PCI术后再狭窄的患者。

4. 冠状动脉炎症

近年来研究认为，斑块发生破裂与其局部的炎症反应有十分密切的关系。在炎症反应中感染因素可能也起一定作用，其感染物可能是巨细胞病毒和肺炎衣原体。这些患者炎症递质标志物水平检测常有明显升高。

5. 全身疾病加重

在原有冠脉粥样硬化性狭窄基础上，由于外源性诱发因素影响冠脉血管导致心肌氧的供求失衡，心绞痛恶化加重。常见原因有：①心肌需氧增加，如发热、心动过速、甲状腺功能亢进等；②冠脉血流减少，如低血压、休克；③心肌氧释放减少，如贫血、低氧血症。

三、临床表现

（一）症状

临床上不稳定型心绞痛可表现为新近发生（1个月内）的劳力性心绞痛，或原有稳定型心绞痛的主要特征近期内发生了变化，如心前区疼痛发作更频繁、程度更严重、时间也延长，轻微活动甚至休息时也发作。少数不稳定型心绞痛患者可无胸部不适表现，仅表现为颌、耳、颈、臂或上胸部发作性疼痛不适，或表现为发作性呼吸困难，其他还可表现为发作性恶心、呕吐、出汗和不能解释的疲乏症状。

（二）体格检查

一般无特异性体征。心肌缺血发作时可发现反常的左心室心尖冲动，听诊有心率增快和第一心音减弱，可闻及第三心音、第四心音或二尖瓣反流性杂音。当心绞痛发作时间较长，或心肌缺血较严重时，可发生左心室功能不全的表现，如双肺底细小水泡音，甚至急性肺水肿或伴低血压。也可发生各种心律失常。

体检的主要目的是努力寻找诱发不稳定型心绞痛的原因，如难以控制的高血压、低血压、心律失常、梗阻性肥厚型心肌病、贫血、发热、甲状腺功能亢进、肺部疾病等，并确定心绞痛对患者血流动力学的影响，如对生命体征、心功能、乳头肌功能或二尖瓣功能等的影响，这些体征的存在高度提示预后不良。

体检对胸痛患者的鉴别诊断至关重要，有几种疾病状态如得不到及时准确诊断，即可能出现严重后果。如背痛、胸痛、脉搏不整，心脏听诊发现主动脉瓣关闭不全的杂音，提示主动脉夹层破裂，心包摩擦音提示急性心包炎，而奇脉提示心脏压塞，气胸表现为气管移位、急性呼吸困难、胸膜疼痛和呼吸音改变等。

（三）临床类型

1. 静息心绞痛

心绞痛发生在休息时，发作时间较长，含服硝酸甘油效果欠佳，病程1个月以内。

2. 初发劳力性心绞痛

新近发生的严重心绞痛（发病时间在1个月以内），CCS（加拿大心脏病学会的劳力性心绞痛分级标准，表2-1）分级，Ⅲ级以上的心绞痛为初发心绞痛，尤其注意近48小时内有无静息心绞痛发作及其发作频率变化。

3. 恶化劳力性心绞痛

既往诊断的心绞痛，最近发作次数频繁、持续时间延长或痛阈降低（CCS分级增加Ⅰ级以上或CCS分级Ⅲ级以上）。

4. 心肌梗死后心绞痛

急性心肌梗死发生后24小时至1个月内发生的心绞痛。

5. 变异型心绞痛

休息或一般活动时发生的心绞痛，发作时心电图（ECG）显示暂时性 ST 段抬高。

表 2-1　加拿大心脏病学会的劳力性心绞痛分级标准

分级	特点
Ⅰ级	一般日常活动如走路、登楼不引起心绞痛，心绞痛发生在剧烈、速度快或长时间的体力活动或运动后
Ⅱ级	日常活动轻度受限，心绞痛发生在快步行走、登楼、餐后行走、冷空气中行走、逆风行走或情绪波动后活动
Ⅲ级	日常活动明显受限，心绞痛发生在一般速度行走时
Ⅳ级	轻微活动即可诱发心绞痛，患者不能做任何体力活动，但休息时无心绞痛发作

四、辅助检查

1. 心电图检查

不稳定型心绞痛患者中，常有伴随症状而出现的短暂 ST 段偏移伴或不伴 T 波倒置，但不是所有不稳定型心绞痛患者都发生这种 ECG 改变。ECG 变化随着胸痛的缓解而常完全或部分恢复。症状缓解后，ST 段抬高或降低或 T 波倒置不能完全恢复，是预后不良的标志。伴随症状产生的 ST 段、T 波改变持续超过 12 小时者可能提示非 ST 段抬高心肌梗死。此外，临床表现拟诊为不稳定型心绞痛的患者，胸导联 T 波呈明显对称性倒置（≥0.2 mV），高度提示急性心肌缺血，可能系前降支严重狭窄所致。胸痛患者 ECG 正常也不能排除不稳定型心绞痛可能。若发作时倒置的 T 波呈伪性改变（假正常化），发作后 T 波恢复原倒置状态；或以前心电图正常者近期内出现心前区多导联 T 波深倒置，在排除非 Q 波性心肌梗死后结合临床也应考虑不稳定型心绞痛的诊断。

不稳定型心绞痛患者中有 75%～88% 的一过性 ST 段改变不伴相关症状，为无痛性心肌缺血。动态心电图检查不仅有助于检出上述心肌缺血的动态变化，还可用于不稳定型心绞痛患者常规抗心绞痛药物治疗的评估，以及是否需要进行冠状动脉造影和血管重建术的参考指标。

2. 心脏生化标志物

肌钙蛋白复合物包括 3 个亚单位，即肌钙蛋白 T（TnT）、肌钙蛋白 I（TnI）和肌钙蛋白 C（TnC），目前临床上只应用 TnT 和 TnI。约有 35% 的不稳定型心绞痛患者显示血清 TnT 水平增高，但其增高的幅度与持续的时间与 AMI 有差别。AMI 患者 TnT>3.0 ng/mL 者占 88%，非 Q 波心肌梗死中仅占 17%，不稳定型心绞痛中无 TnT>3.0 ng/mL 者。因此，TnT 升高的幅度和持续时间可作为不稳定型心绞痛与 AMI 的鉴别诊断之参考。

不稳定型心绞痛患者 TnT 和 TnI 升高者较正常者预后差。临床怀疑不稳定型心绞痛者 TnT 定性试验为阳性结果者表明有心肌损伤（相当于 TnT>0.05 μg/L），但如为阴性结果并不能排除不稳定型心绞痛的可能性。

3. 冠状动脉造影

目前仍是诊断冠心病的金标准。在长期稳定型心绞痛的基础上出现的不稳定型心绞痛常提示为多支冠脉病变，而新发的静息心绞痛可能为单支冠脉病变。冠脉造影结果正常提示可能是冠脉痉挛、冠脉内血栓自发性溶解、微循环系统异常等原因引起，或冠脉造影病变漏诊。

不稳定型心绞痛有以下情况时应视为冠脉造影强适应证：①近期内心绞痛反复发作，胸痛持续时间较长，药物治疗效果不满意者可考虑及时行冠状动脉造影，以决定是否急诊介入性治疗或急诊冠状动脉旁路移植术（CABG）；②原有劳力性心绞痛近期内突然出现休息时频繁发作者；③近期活动耐量明显降低，特别是低于 BruceⅡ级或 4METs 者；④梗死后心绞痛；⑤原有陈旧性心肌梗死，近期出现由非梗死区缺血所致的劳力性心绞痛；⑥严重心律失常、左心室射血分数（LVEF）<40%或充血性心力衰竭。

4. 螺旋 CT 血管成像（CTA）

近年来，多层螺旋 CT 尤其是 64 排螺旋 CTA 在冠心病诊断中正在推广应用。CTA 能够清晰显示冠脉主干及其分支狭窄、钙化、开口起源异常及桥血管病变。有资料显示，CTA 诊断冠状动脉病变的灵敏度为 96.33%、特异度为 98.16%，阳性预测值为 97.22%，阴性预测值为 97.56%。其中对左主干、左前降支病变及大于 75%的病变灵敏度最高，分别达到 100%和 94.4%。CTA 对冠状动脉狭窄病变、桥血管、开口畸形、支架管腔、斑块形态均显影良好，对钙化病变诊断率优于冠状动脉造影，阴性者不能排除冠心病，阳性者应进行冠状动脉造影检查。另外，CTA 也可以作为冠心病高危人群无创性筛选检查及冠脉支架术后随访手段。

5. 其他

其他非创伤性检查包括运动平板试验、运动放射性核素心肌灌注扫描、药物负荷试验、超声心动图等，也有助于诊断。通过非创伤性检查可以帮助决定冠状动脉造影单支临界性病变是否需要做介入性治疗，明确缺血相关血管，为血运重建治疗提供依据。同时可以提供是否有存活心肌的证据，也可作为经皮腔内冠状动脉成形术（PTCA）后判断是否再狭窄的重要对比资料。但不稳定型心绞痛急性期应避免做任何形式的负荷试验，这些检查宜放在病情稳定后进行。

五、诊断

（一）诊断依据

对同时具备下述情形者，应诊断不稳定型心绞痛。

（1）临床新出现或恶化的心肌缺血症状表现（心绞痛、急性左心衰竭）或心电图心肌缺血图形。

（2）无或仅有轻度的心肌酶（肌酸激酶同工酶）或 TnT、TnI 增高（未超过 2 倍正常值），且心电图无 ST 段持续抬高。应根据心绞痛发作的性质、特点，发作时体征，发作时心电图改变及冠心病危险因素等，结合临床综合判断，以提高诊断的准确性。心绞痛发作时心电图 ST 段抬高或压低的动态变化或左束支阻滞等具有诊断价值。

（二）危险分层

不稳定型心绞痛的诊断确立后，应进一步进行危险分层，以便于对其进行预后评估和干预措施的选择。

1. 中华医学会心血管分会关于不稳定型心绞痛的危险度分层

根据心绞痛发作情况，发作时 ST 段下移程度及发作时患者的一些特殊体征变化，将不稳定型心绞痛分为高、中、低危险组（表 2-2）。

表 2-2　不稳定型心绞痛临床危险度分层

组别	心绞痛类型	发作时 ST 降低幅（mm）	持续 时间（min）	T_nT 或 T_nI
低危险组	初发、恶化劳力性，无静息时发作	≤1	<20	正常
中危险组	1 个月内出现的静息心绞痛，但 48 小时内无发作者（多数由劳力性心绞痛进展而来）或梗死后心绞痛	>1	<20	正常或轻度升高
高危险组	48 小时内反复发作静息心绞痛或梗死后心绞痛	>1	>20	升高

　　注　①陈旧性心肌梗死患者其危险度分层上调一级，若心绞痛是由非梗死区缺血所致时，应视为高危险组。②LVEF<40%，应视为高危险组。③若心绞痛发作时并发左心功能不全、二尖瓣反流、严重心律失常或低血压（收缩压≤90 mmHg），应视为高危险组。④当横向指标不一致时，按危险度高的指标归类。例如，心绞痛类型为低危险组，但心绞痛发作时 ST 段压低>1 mm，应归入中危险组。

　　2. 美国心脏病学会（ACC）/美国心脏协会（AHA）关于不稳定型心绞痛/非 ST 段抬高心肌梗死危险度分层

　　见表 2-3。

表 2-3　ACC/AHA 关于不稳定型心绞痛/非 ST 段抬高心肌梗死的危险度分层

项目	高危（至少有下列特征之一）	中危（无高危特点但有以下特征之一）	低危（无中高危特点但有下列特点之一）
病史	近 48 小时内加重的缺血性胸痛发作	既往心肌梗死、外围血管或脑血管病，或 CABG，曾用过阿司匹林	近 2 周内发生 CCS 分级 Ⅲ 级或以上伴高、中度冠脉病变可能者
胸痛性质	静息心绞痛>20 分钟	静息心绞痛>20 分钟，现已缓解，有中高度冠脉病变可能性，静息心绞痛<20 分钟，经休息或含服硝酸甘油缓解	无自发性心绞痛>20 分钟持续发作
体征	第三心音、新的或加重的奔马律，左心室功能不全（LVEF<40%），二尖瓣反流，严重心律失常或低血压（收缩压≤90 mmHg）或存在与缺血有关的肺水肿，年龄>75 岁	年龄>75 岁	
ECG 变化	休息时胸痛发作伴 ST 段变化>0.1 mV；新出现 Q 波，束支传导阻滞；持续性室性心动过速	T 波倒置>0.2 mV，病理性 Q 波	胸痛期间 ECG 正常或无变化
T_n 监测	明显增高（TnT 或 TnI>0.1 μg/mL）	轻度升高（即 TnT>0.01 μg/mL，但<0.1 μg/mL）	正常

六、鉴别诊断

　　在确定患者为心绞痛发作后，还应对其是否稳定作出判断。

　　与稳定型心绞痛相比，不稳定型心绞痛症状特点是短期内疼痛发作频率增加、无规律，程度加重、持续时间延长、发作诱因改变或不明显，甚至休息时亦出现持续时间较长的心绞痛，含化硝酸甘油效果差或无效，或出现新的症状如呼吸困难、头晕甚至晕厥等。

临床上，常将不稳定型心绞痛、非 ST 段抬高心肌梗死（NSTEMI）及 ST 段抬高心肌梗死(STEMI)统称为急性冠脉综合征。

不稳定型心绞痛和 NSTEMI 是在病因和临床表现上相似、但严重程度不同而又密切相关的两种临床综合征，其主要区别在于缺血是否严重到导致足够量的心肌损害，以至于能检测到心肌损害标志物 TnI、TnT 或肌酸激酶同工酶（CK-MB）水平升高。如果心肌坏死标志物在正常范围内或仅轻微升高（未超过 2 倍正常值），就诊断为不稳定型心绞痛，而当心肌坏死标志物超过正常值 2 倍时，则诊断为 NSTEMI。

不稳定型心绞痛和 STEMI 的区别在于后者在胸痛发作的同时出现典型的 ST 段抬高并具有相应的动态改变过程和心肌酶学改变。

七、治疗

不稳定型心绞痛的治疗目标是控制心肌缺血发作和预防急性心肌梗死。治疗措施包括内科药物治疗、经皮冠脉介入术（PCI）和 CABG。

（一）一般治疗

对于符合不稳定型心绞痛诊断的患者应及时收住院治疗（最好收入监护病房），急性期卧床休息 1~3 日，吸氧，持续心电监测。对于低危险组患者留观期间未再发生心绞痛，心电图也无缺血改变，无左心衰竭的临床证据，留观 12~24 小时期间未发现 CK-MB 升高，TnT 或 TnI 正常者，可在留观 24~48 小时后出院。对于中危或高危组的患者特别是 TnT 或 TnI 升高者，住院时间相对延长，内科治疗亦应强化。

（二）药物治疗

1. 控制心绞痛发作

（1）硝酸酯类：硝酸甘油主要通过扩张静脉，减轻心脏前负荷来缓解心绞痛发作。心绞痛发作时应舌下含化硝酸甘油，初次含硝酸甘油的患者以先含 0.5 mg 为宜。对于已有含服经验的患者，心绞痛发作时若含 0.5 mg 无效，可在 3 分钟后追加 1 次，若连续含服硝酸甘油 1.5~2.0 mg 仍不能控制疼痛症状，需应用强镇痛药以缓解疼痛，并随即采用硝酸甘油或硝酸异山梨酯静脉滴注，硝酸甘油的剂量以 5 μg/min 开始，以后每 5~10 分钟增加 5 μg/min，直至症状缓解或收缩压降低 10 mmHg，最高剂量一般不超过 80~100 μg/min，一旦患者出现头痛或血压降低（收缩压 <90 mmHg），应迅速减少静脉滴注的剂量。维持静脉滴注的剂量以 10~30 μg/min 为宜。对于中危和高危险组的患者，硝酸甘油持续静脉滴注 24~48 小时即可，以免产生耐药性而降低疗效。

常用口服硝酸酯类药物：心绞痛缓解后可改为硝酸酯类口服药物。常用药物有硝酸异山梨酯和 5-单硝酸异山梨酯。硝酸异山梨酯作用的持续时间为 4~5 小时，故以每日 3~4 次口服为妥，对劳力性心绞痛患者应集中在白天给药。5-单硝酸异山梨酯可采用每日 2 次给药。若白天和夜间或清晨均有心绞痛发作，硝酸异山梨酯可每 6 小时给药 1 次，但宜短期治疗以避免耐药性。对于频繁发作的不稳定型心绞痛患者，口服硝酸异山梨酯短效药物的疗效常优于服用 5-单硝类长效药物。硝酸异山梨酯的使用剂量可以从每次 10 mg 开始，当症状控制不满意时可逐渐加大剂量,一般每次不超过 40 mg,只要患者心绞痛发作时口含硝酸甘油有效,即增加硝酸异山梨酯剂量的指征,若患者反复口含硝酸甘油不能缓解症状,常提示患者有极为严重的冠状动脉阻塞病变,此时即使加大硝酸异山梨酯剂量也不一定能取得良好效果。

(2)β受体阻滞剂:通过减慢心率、降低血压和抑制心肌收缩力而降低心肌耗氧量,从而缓解心绞痛症状,对改善近、远期预后有益。

除有禁忌证外,主张常规服用。首选具有心脏选择性的药物,如阿替洛尔、美托洛尔和比索洛尔等。除少数症状严重者可采用静脉推注β受体阻滞剂外,一般主张直接口服给药。剂量应个体化,根据症状、心率及血压情况调整剂量。阿替洛尔常用剂量为 12.5~25 mg,每日 2 次;美托洛尔常用剂量为 25~50 mg,每日 2~3 次;比索洛尔常用剂量为 5~10 mg,每日 1 次,不伴有劳力性心绞痛的变异性心绞痛不主张使用。

(3)钙通道阻滞剂(CCB):通过扩张外周血管和解除冠状动脉痉挛缓解心绞痛,也能改善心室舒张功能和心室顺应性。非二氢吡啶类有减慢心率和减慢房室传导的作用。常用药物有两类。①二氢吡啶类:硝苯地平对缓解冠状动脉痉挛有独到的效果,故为变异性心绞痛的首选用药,一般剂量为 10~20 mg,每 6 小时 1 次,若仍不能有效控制症状发作,还可与地尔硫䓬合用,以产生更强的解除冠状动脉痉挛的作用,当病情稳定后可改为缓释和控释制剂。对于合并高血压患者,应合用β受体阻滞剂。②非二氢吡啶类:地尔硫䓬有减慢心率、降低心肌收缩力的作用,故较硝苯地平更常用于控制心绞痛发作。一般使用剂量为 30~60 mg,每日 3~4 次。该药可与硝酸酯类合用,亦可与β受体阻滞剂合用,但与后者合用时需密切注意心率和心功能变化。

如心绞痛反复发作,静脉滴注硝酸甘油不能控制时,可试用地尔硫䓬短期静脉滴注,使用方法为 5~15 μg/(kg·min),可持续静脉滴注 24~48 小时,在静脉滴注过程中需密切观察心率、血压的变化,如静息心率低于 50 次/分,应减少剂量或停用。

CCB 可用于控制下列患者的进行性缺血或复发性缺血症状:①已经使用足量硝酸酯类和β受体阻滞药的患者;②不能耐受硝酸酯类和β受体阻滞剂的患者;③变异性心绞痛患者。因此,对于严重不稳定型心绞痛患者常需联合应用硝酸酯类、β受体阻滞药和 CCB。

2. 抗血小板治疗

阿司匹林为首选药物。急性期剂量为 150~300 mg/d,可达到快速抑制血小板聚集的作用,3 天后可改为小剂量 50~150 mg/d 维持治疗。对于存在阿司匹林禁忌证的患者,可采用氯吡格雷替代治疗,使用时应注意经常进行血常规检查,一旦出现明显白细胞或血小板计数降低应立即停药。

(1)阿司匹林:通过抑制血小板的环氧化酶,快速阻断血小板中血栓素 A_2 形成,从而达到治疗不稳定型心绞痛的目的。因小剂量阿司匹林(50~75 mg)需数日才能发挥作用,故目前主张:①尽早使用,一般应在急诊室服用第一次;②为尽快达到治疗性血药浓度,第一次应采用咀嚼法,促进药物在口腔颊部黏膜吸收;③剂量 300 mg,每日 1 次,5 日后改为100 mg,每日 1 次,很可能需终身服用。

(2)氯吡格雷:为第二代抗血小板聚集的药物。通过选择性地与血小板表面腺苷酸环化酶偶联的 ADP 受体结合而不可逆地抑制血小板聚集,且不影响阿司匹林阻滞的环氧化酶通道,与阿司匹林合用可明显增加抗凝效果,对阿司匹林过敏者可单独使用。目前对于不稳定型心绞痛患者和接受介入治疗的患者，多主张强化血小板治疗，即二联抗血小板治疗，在常规服用阿司匹林的基础上立即给予氯吡格雷治疗至少 1 个月，亦可延长至 9 个月。

（3）血小板糖蛋白（GP）Ⅱb/Ⅲa 受体拮抗药：为第三代血小板抑制药，主要通过占据血小板表面的 GPⅡb/Ⅲa 受体，抑制纤维蛋白原结合而防止血小板聚集。但其口服制剂疗效及安全性令人失望。静脉制剂主要有阿昔单抗和非抗体复合物替罗非班、拉米非班、珍米洛非班、eptifiban、lafradafiban 等，其在注射停止后数小时作用消失。目前临床常用药物有盐酸替罗非班注射液，是一种非肽类的血小板 GPⅡb/Ⅲa 受体可逆性拮抗药，能有效地阻止纤维蛋白原与血小板表面的 GPⅡb/Ⅲa 受体结合，从而阻断血小板的交联和聚集。盐酸替罗非班对血小板功能抑制的时间与药物的血浆浓度相平行，停药后血小板功能迅速恢复到基线水平。在不稳定型心绞痛患者，盐酸替罗非班静脉输注可分两步，在肝素和阿司匹林应用条件下，可先给以负荷量每分钟 0.4 μg/kg（30 分钟），而后以每分钟 0.1 μg/kg 维持静脉滴注 48 小时。对于高度血栓倾向的冠脉血管成形术患者，盐酸替罗非班两步输注方案为负荷量 10 μg/kg 于 5 分钟内静脉推注，然后以每分钟 0.15 μg/kg 维持 16~24 小时。

3. 抗凝血酶治疗

目前临床使用的抗凝药物有普通肝素、低分子量肝素和水蛭素，其他人工合成或口服的抗凝药正在研究或临床观察中。

（1）普通肝素：是常用的抗凝药，通过激活抗凝血酶而发挥抗血栓作用，静脉滴注肝素会迅速产生抗凝作用，但个体差异较大，故临床需检测部分凝血活酶时间（APTT）。一般将APTT 延长至 60~90 秒作为治疗窗口。多数学者认为，在 ST 段不抬高的急性冠脉综合征，治疗时间为 3~5 日，具体用法为 75 U/kg，静脉滴注维持，使 APTT 在正常的 1.5~2 倍。

（2）低分子量肝素：是由普通肝素裂解制成的小分子复合物，分子量在 2 500~7 000，具有以下特点：抗凝血酶作用弱于肝素，但保持了抗凝血因子Ⅹa 的作用，因而抗凝血因子Ⅹa 和凝血酶的作用更加均衡；抗凝效果可以预测，不需要检测 APTT；与血浆和组织蛋白的亲和力弱，生物利用度高；皮下注射，给药方便；促进更多的组织因子途径抑制物生成，更好地抑制凝血因子Ⅶ和组织因子复合物，从而增加抗凝效果等。许多研究均表明，低分子量肝素在不稳定型心绞痛和非 ST 段抬高心肌梗死的治疗中起作用至少等同或优于经静脉应用普通肝素。低分子量肝素因生产厂家不同而规格各异，一般推荐量按不同厂家产品以千克体重计算皮下注射，连用 1 周或更长时间。

（3）水蛭素：是从药用水蛭唾液中分离出来的第一个直接抗凝血酶制药，通过重组技术合成的是重组水蛭素。重组水蛭素理论上优点有：无须通过 AT-Ⅲ激活凝血酶；不被血浆蛋白中和；能抑制凝血块黏附的凝血酶；对某一剂量有相对稳定的 APTT，但主要经肾脏排泄，在肾功能不全者可导致不可预料的蓄积。多数试验证实，水蛭素可有效降低死亡与非致死性心肌梗死的发生率，但出血危险有所增加。

（4）抗血栓治疗的联合应用：具体如下。①阿司匹林+腺苷二磷酸（ADP）受体拮抗药。阿司匹林与 ADP 受体拮抗药的抗血小板作用机制不同，一般认为，联合应用可以提高疗效。CURE 试验表明，与单用阿司匹林相比，氯吡格雷+阿司匹林可使死亡和非致死性心肌梗死降低 20%，减少冠状动脉重建需要和心绞痛复发。②阿司匹林+肝素。RISC 试验结果表明，男性非 ST 段抬高心肌梗死患者使用阿司匹林明显降低死亡或心肌梗死的危险，单独使用肝素没有受益，阿司匹林+普通肝素联合治疗的最初 5 日事件发生率最低。目前资料显示，普通肝素或低分子量肝素与阿司匹林联合使用疗效优于单用阿司匹林；阿司匹林+低分子量肝素等同于甚至可能优于阿司匹林+普通肝素。③肝素+血小板 GP Ⅱb/Ⅲa 受体拮抗药。PUR-SUTT 试验结果显示，与单独应用血小板 GP Ⅱb/Ⅲa 受体拮抗药相比，未联合使用肝素的患者事件发生率较高。目前多主张联合应用肝素与血小板 GP Ⅱb/Ⅲa 受体拮抗药。由于两者联用可延长 APTT，肝素剂量应小于推荐剂量。④阿司匹林+肝素+血小板 GP Ⅱb/Ⅲa 受体拮抗药。目前，合并急性缺血的非 ST 段抬高心肌梗死的高危患者，主张三联抗血栓治疗，是目前最有效的抗血栓治疗方案。持续性或伴有其他高危特征的胸痛患者及准备做早期介入治疗的患者，应给予该方案。

4. 调脂治疗

血脂水平升高的干预治疗除调整饮食、控制体重、体育锻炼、控制精神紧张、戒烟、控制糖尿病等非药物干预手段外，调脂药物治疗是最重要的环节。近代治疗急性冠脉综合征的最大进展之一就是 3-羟基-3 甲基戊二酰辅酶 A（HMG-CoA）还原酶抑制药（他汀类）的开发和应用，该类药物除可降低总胆固醇（TC）、低密度脂蛋白胆固醇（LDL-C）、三酰甘油（TG）和升高高密度脂蛋白胆固醇（HDL-C）外，还有缩小斑块内脂质核、加固斑块纤维帽、改善内皮细胞功能、减少斑块炎症细胞数、防止斑块破裂等作用，从而减少冠脉事件。另外，还能通过改善内皮功能减弱凝血倾向，防止血栓形成，防止脂蛋白氧化，起到了抗动脉粥样硬化和抗血栓的作用。随着长期的大样本试验结果出现，已经显示他汀类强化降脂治疗和 PTCA 加常规治疗可同样安全有效地减少缺血事件。所有他汀类药物均有相同的不良反应，即胃肠道功能紊乱、肌痛及肝损害，儿童、孕妇及哺乳期妇女不宜应用。常见他汀类药物见表 2-4。

表 2-4　临床常见他汀类药物剂量

药物	常用剂量（mg）	用法
阿托伐他汀	10~80	每日 1 次，口服
辛伐他汀	10~80	每日 1 次，口服
洛伐他汀	20~80	每日 1 次，口服
普伐他汀	20~40	每日 1 次，口服
氟伐他汀	40~80	每日 1 次，口服

5. 溶血栓治疗

国际多中心大样本的临床试验（TIMI ⅢB）已证明，采用 AMI 的溶栓方法治疗不稳定型心绞痛反而有增加 AMI 发生率的倾向，故已不主张采用。至于小剂量尿激酶与充分抗血小板和抗凝血酶治疗相结合是否对不稳定型心绞痛有益，仍有待临床进一步研究。

6. 不稳定型心绞痛出院后的治疗

不稳定型心绞痛患者出院后仍需定期门诊随诊。低危险组的患者1~2 个月随访 1 次，中、高危险组的患者无论是否行介入性治疗都应 1 个月随访 1 次，如果病情无变化，随访半年即可。

UA 患者出院后仍需继续服阿司匹林、β 受体阻滞剂。阿司匹林宜采用小剂量，每日 50~150 mg 即可，β 受体阻滞剂宜逐渐增量至最大可耐受剂量。在冠心病的二级预防中，阿司匹林和降胆固醇治疗是最重要的。降低胆固醇的治疗应参照国内降血脂治疗的建议，即血清胆固醇>4.68 mmol/L（180 mg/dL）或低密度脂蛋白胆固醇>2.60 mmol/L（100 mg/dL）均应服他汀类降胆固醇药物，并达到有效治疗的目标。血浆>2.26 mmol/L（200 mg/dL）的冠心病患者一般也需要服降低三酰甘油的药物。其他二级预防的措施包括向患者宣教戒烟、治疗高血压和糖尿病、控制危险因素、改变不良的生活方式、合理安排膳食、适度增加活动量、减少体重等。

八、影响不稳定型心绞痛预后的因素

1. 左心室功能

左心室功能为最强的独立危险因素，左心室功能越差，预后也越差，因为这些患者的心脏很难耐受进一步的缺血或梗死。

2. 冠状动脉病变的部位和范围

左主干病变和右冠开口病变最具危险性，三支冠脉病变的危险性大于双支或单支者，前降支病变危险大于右冠或回旋支病变，近段病变危险性大于远端病变。

3. 年龄

年龄是一个独立的危险因素，主要与老年人的心脏储备功能下降和其他重要器官功能降低有关。

4. 合并其他器质性疾病或危险因素

不稳定型心绞痛患者如合并肾衰竭、慢性阻塞性肺疾病、糖尿病、高血压、高血脂、脑血管病及恶性肿瘤等，均可影响不稳定型心绞痛患者的预后。其中肾状态还明显与 PCI 术预后有关。

（李　晶）

第三节　严重心律失常

心律失常临床极为常见，其临床意义依其发生原因、伴随临床情况、有无器质性心脏病和血流动力学障碍等因素而异。严重心律失常通常指可引起严重血流动力学障碍、短暂意识丧失或猝死等危急状态的心律失常。因此，如何早期识别和及时处理则有十分重要的临床意义。

标准 12 导联心电图及持续心电监测是诊断心律失常最重要的方法。通过确定有无 P 波，分析 P 波和 QRS 波的形态、频率、节律、振幅，以及 PR 间期或 RP 间期与 P 波、QRS 波的互相关系作出相应诊断。

梯形图是表示心脏除极与传导顺序的模式图，可以显示起搏点的位置和传导情况，临床常用来检验和解释复杂心律失常的诊断是否正确、合理。其表示方法是在心电图的下方以横线分隔成 3~5 区以代表窦房结、心房、房室交界区和心室，以直线和斜线代表各种心脏结构中发生的电活动，始于 P 波和 QRS 波的直线分别表示心房与心室的除极，斜线表示传导，连接 A、V 的斜线代表房室传导时间，斜线的角度代表传导的速度，与斜线垂直的短线表示传导阻滞（图 2-1），其中窦房结除极和窦房传导时间以及房室交界区或心室起搏点逆行传导的时间仅仅是假设。

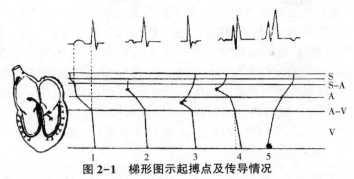

图 2-1　梯形图示起搏点及传导情况

注：S：窦房结；S-A：窦房传导；A：心房除极；A-V：房室传导；V：心室除极。1—正常心电图；2—房性期前收缩；3—交界性早搏；4—房性早搏伴室内差异性传导；5—室性期前收缩。

一、快速型心律失常

快速型心律失常按其起源可分为室上性和室性两类，前者包括室上性期前收缩、室上性心动过速、心房扑动、心房纤颤，后者包括室性期前收缩、室性心动过速、心室扑动和心室纤颤。

（一）阵发性室上性心动过速

阵发性室上性心动过速（PSVT）简称室上速，是指希氏束分叉以上的心脏组织参与和由不同机制引起的一组心动过速。通常包括窦房结折返性心动过速（SNRT）、房内折返性心动过速（IART）、房室结折返性心动过速（AVNRT）、房室折返性心动过速（AVRT）、自律性房性心动过速（AAT）、紊乱性房性心动过速（CAT）及房内折返性心动过速。其中房室结折返性心动过速和房室折返性心动过速占全部室上速的90%以上。

1. 临床表现

器质性心脏病和全身性疾病均可发生室上速，但大多数室上速患者无肯定的器质性心脏病。表现为心动过速突然发作、突然终止，持续时间长短不一，短则数秒，长则数小时，甚至数日。发作时患者有心悸、焦虑、恐惧、乏力、眩晕，甚至晕厥，并可诱发心绞痛、心功能不全或休克等。症状的轻重与发作时患者的心室率、持续时间和是否有器质性心脏病等有关。

2. 心电图特点

（1）连续3个以上快速 QRS 波，频率150~250 次/分，节律规则。

（2）QRS 波形态和时限正常，当伴室内差异性传导时，QRS 波增宽。

（3）若可见 P′波，P′波呈逆传型（Ⅱ、Ⅲ、aVF 导联倒置），可位于 QRS 波前，QRS波中或 QRS 波后，P′波与 QRS 波有恒定关系。AVNRT 时 RP′间期<70 毫秒，AVRT 时RP′间期>110 毫秒。由于心室率极快，P′波常重叠于 QRS-T 波群中而不易被识别。

（4）ST-T 有继发性改变。心电生理检查证实有房室结双径路或房室旁路，心房、心室程序刺激可诱发或终止心动过速。

3. 治疗

（1）迷走神经刺激法：适用于无明显血流动力学障碍的年轻患者，可作为室上速急诊治疗的第一步，常用的方法有颈动脉窦按摩（患者仰卧位，先按摩右侧，无效时再按摩左侧，切忌双侧同时按摩）、Valsalva 动作（深吸气后屏息，再用力做呼气动作）、刺激咽喉部诱导恶心等，刺激过程中应监测心音或脉搏，一旦心动过速终止即停止刺激。

（2）药物治疗：减慢房室结和旁路传导及延长不应期的药物因能阻断折返激动通常都能终止室上速。其中洋地黄类、钙通道阻滞剂、β 受体阻滞剂和腺苷主要抑制房室结慢通道的前向传导，而ⅠA 和ⅠC 类药物可抑制快通道的逆向传导（表 2-5）。

表 2-5　减慢房室结和旁路传导及延长其不应期的药物

影响部位	药物
旁路	ⅠA 类（普鲁卡因胺）
房室结	Ⅱ类（艾司洛尔，普萘洛尔）
	Ⅳ类（维拉帕米，地尔硫䓬）
	腺苷类
	洋地黄类
旁路和房室结	ⅠC 类（普罗帕酮）
	Ⅲ类（胺碘酮）

维拉帕米适用于无严重血流动力学障碍和无窦房结功能不全者，对正常 QRS 波型室上速效果较好。首剂 5 mg，稀释后缓慢静脉注射，15 分钟后仍未转复者可重复 5 mg。静脉注射剂量过大或速度过快时可引起血压骤降、心搏骤停等严重后果。

腺苷三磷酸（ATP）为强迷走神经激动剂，对窦房结、房室结均有明显的抑制作用，起效快，半衰期短。首剂 10~20 mg，在 3~5 秒内快速静脉注射，3~5 分钟后未能转复者可重复 20~30 mg。注射时，患者一般都有一过性胸闷、面红、头晕等反应，偶可有较长时间的窦性停搏、房室传导阻滞、室性心律失常等。故应在心电图监视下用药，并保留静脉通道。禁用于冠心病、病窦综合征、传导系统病变、支气管哮喘或老年患者。

普罗帕酮可抑制房室结及房室旁路的传导，故对室上速有较好的转复作用。首剂70 mg，缓慢（5~10 分钟）静脉推注，如无效，30 分钟后再给 35~70 mg。心功能不全和室内传导障碍者相对禁忌或慎用。

西地兰仅用于房室结折返性心动过速合并心功能不全者，首剂 0.4~0.8 mg，稀释后静脉注射，无效者 2~4 小时可再给 0.2~0.4 mg，24 小时总量可达 1.2~1.4 mg。但起效慢，转复有效率仅 50% 左右。

逆向型房室折返性心动过速其折返环路经旁路顺传，经房室结逆传，故呈宽 QRS 波型心动过速，部分患者易演变为经旁路前传的房颤。洋地黄、维拉帕米因缩短房室旁路不应期、加快旁路前传而加快心室率，从而导致严重血流动力学障碍和诱发致命性心律失常，故应禁用。而宜选用延长旁路不应期的药物如普罗帕酮、普鲁卡因胺或胺碘酮等。

（3）电复律：药物治疗无效或有严重血流动力学障碍（合并心绞痛、低血压、心力衰竭）表现者应立即电复律治疗，能量 50~100 J。由洋地黄中毒引起的室上速或已用洋地黄者，则不宜电复律治疗。可选用经食管心房调搏或体外无创起搏或经静脉心腔起搏。

（4）经导管射频消融（RFCA）：对反复发作或药物难以奏效或不能长期服药的房室结折返性心动过速或房室折返性心动过速宜行射频消融术，以期根治。

（二）房性心动过速

房性心动过速简称房速。按发生机制分为自律性房速（AAT）、房内折返性心动过速（IART）和紊乱性房性心动过速（CAT）3 种。

1. 临床表现

常发生于有明显器质性心脏病的患者，如冠心病（伴或不伴心肌梗死）、心肌病、慢性阻塞性肺疾病、心脏瓣膜性病变、急性感染、饮酒过度、低钾血症、低氧血症及洋地黄中毒。主要症状是心悸和相应的心脏病症状，可呈阵发性或持续性发作。无休止发作者可致心动过速性心肌病。

2. 心电图特点

（1）自律性房性心动过速：①P′波电轴和形态与窦性 P 波不同；②P′波频率 100～180 次/分，发作起始时 P′波频率逐渐加速（温醒现象）；③P′R 间期受心动过速频率的影响，发生房室传导阻滞时不能终止发作；④心动过速不能被房性期前刺激诱发或终止。

（2）房内折返性心动过速：①P′波电轴和形态与窦性 P 波不同；②P′波频率 100～240 次/分，节律匀齐；③P′R 间期受心动过速频率的影响，发生房室传导阻滞时不能终止发作；④心动过速能被房性期前刺激诱发或终止。

（3）紊乱性房性心动过速：①3 种或 3 种以上不同形态的 P 波，P′P′间期和 P′R 间期不规则；②P′波频率 100～130 次/分；③P′-P′之间有等电位线，大部分 P′波能下传心室，部分 P′波有下传受阻。

3. 治疗

房性心动过速的治疗主要是针对基础疾病和诱发因素的治疗，短阵房速通常不引起严重血流动力学障碍，如患者有不能耐受的症状时则需治疗。正在接受洋地黄治疗的患者如发生房性心动过速，首先应排除洋地黄中毒。非洋地黄引起者，则可选用洋地黄、β 受体阻滞剂、维拉帕米、胺碘酮、普罗帕酮等治疗。

（三）心房扑动

心房扑动简称房扑，是一种快速而规则的心房电活动引起快而协调的心房收缩，并以不同比例传入心室。阵发性房扑可发生于无器质性心脏病者，持续性房扑几乎均发生于器质性心脏病者。

1. 临床表现

症状与患者的基础心脏病和心室率有关，心室率不快者可无症状，伴极快心室率时可有黑矇、晕厥、低血压并可诱发心绞痛或充血性心力衰竭。体格检查可见快速的颈静脉扑动，心尖搏动规则或不规则，第一心音强度随房室传导比例不同而改变。

2. 心电图特点

以房扑的房率和扑动波方向分为两型。Ⅰ型较常见，约占 95%。

（1）Ⅰ型房扑：①P 波消失，代之以 250～350 次/分波形和振幅相同、间隔匀齐的锯齿样心房扑动波（F 波），F 波间无等电位线；②F 波在Ⅱ、Ⅲ、aVF 导联呈负向，V_1 导联呈正向；③房室传导比例（2～4）：1，以 2：1 传导最常见，心室率 150 次/分左右；④QRS 波形态与窦性相同，如发生室内差异性传导时，QRS 波增宽。

（2）Ⅱ型房扑：①F 波频率 340～430 次/分，F 波间无等电位线；②Ⅱ、Ⅲ、aVF 导联

F 波正向，V_1 导联 F 波负向；③QRS 波呈室上性。

3. 治疗

房扑的急诊治疗包括减慢心室率和复律治疗，Ⅱ型房扑的治疗同心房纤颤。房扑伴血流动力学障碍者宜选择低电能（10~50 J）同步电复律或快速心房起搏。药物治疗用于血流动力学尚稳定的患者。钙通道阻滞剂和 β 受体阻滞剂可有效减慢心室率，洋地黄制剂则用于心功能不全者，但房扑患者对洋地黄的耐量较大，可能需要较大剂量才能达到减慢心室率的目的。

ⅠA 类、ⅠC 类和Ⅲ类抗心律失常药物有恢复窦性心律和预防复发的作用。但需在洋地黄、β 受体阻滞剂、钙通道阻滞剂减慢心室率的基础上应用。因Ⅰ类药物能减慢房扑波的频率，使房室传导加快，可造成扑动波 1：1 下传心室的严重后果。

（四）心房纤颤

心房纤颤简称房颤，是临床常见的心律失常。阵发性房颤可见于正常人，持续性房颤多见于器质性心脏病患者。

1. 临床表现

房颤的主要危害是：①引起心悸；②引起或加重心功能不全；③血栓栓塞。房颤初始，患者恐惧不安、心悸不适，心室率极快时可出现心绞痛、晕厥或心功能不全的表现。慢性持续性房颤的症状因心室率、有无器质性心脏病和血栓栓塞并发症而异，心音强弱不等，心律极不规则和脉搏短绌是房颤的主要体征。

2. 心电图特点

①P 波消失，代之以形态、振幅、间距不规则的房颤波（f 波），频率 350~600 次/分；②QRS 波形态与窦性相同，RR 间期绝对不匀齐，心室率一般为 100~160 次/分。房颤合并有房室旁路前传、束支阻滞、室内差异性传导时 QRS 波增宽，应与室性心动过速鉴别。

3. 治疗

房颤的急诊治疗包括治疗基础心脏病和纠正诱发因素、控制心室率、恢复窦性心律和预防血栓栓塞。各类房颤的治疗选择略有不同（表2-6）。

表 2-6 心房纤颤的分类和治疗

类型	临床特点	治疗
阵发性房颤	持续通常<48 小时（2~7 日）能自行转回窦性心律>2 日，不能自行转回	应用ⅠC 类或Ⅲ类抗心律失常药转复和（或）在发作期采用控制心室率的方法
持续性房颤	窦性心律，药物或其他复律术能转回窦性心律	抗心律失常药+电复律术+华法林
永久性房颤	不能转复为窦性心律	控制心室率+华法林或阿司匹林

阵发性房颤发作时常有心室率过快而致血流动力学不稳定，需紧急处理，因房颤持续时间越长，越容易导致心房电重构而致不易转复为窦性节律。如房颤伴快速心室率引起低血压、心功能不全、心绞痛或预激综合征经旁路前传的房颤，宜紧急施行电复律。

药物转复常用ⅠA、ⅠC 及Ⅲ类抗心律失常药，有器质性心脏病、心功能不全的患者首选胺碘酮，无器质性心脏病者可首选Ⅰ类抗心律失常药。伊布利特、多非利特及阿米利特终止持续性房颤也有一定效果，必要时可供选用。

控制房颤的心室率常用洋地黄、钙通道阻滞剂及 β 受体阻滞剂静脉注射。其中洋地黄主要用于慢性房颤。具有预激综合征的房颤患者则禁用洋地黄和钙通道阻滞剂。

慢性持续性房颤有较高的栓塞并发症，故超过48小时未自行复律的持续性房颤，应使用华法林等抗凝药物，并使凝血因子时间国际标准化比值（INR）维持在2.0~3.0。不适宜用华法林或属血栓栓塞事件的极低危人群如较为年轻、无高血压、糖尿病、脑血管疾病、瓣膜病或充血性心力衰竭病史者，则选用阿司匹林。

（五）室性心动过速

室性心动过速（VT）简称室速，是指发生于希氏束分叉以下的快速连续性室性异位激动。可由自律性异常、折返激动或触发活动等不同机制引起。按心动过速持续时间，分为持续性（>30秒）和非持续性（30秒内自行终止）。按心电图表现，分为单形性、多形性、双向性、并行心律性、分支阻滞性、自主性和尖端扭转性室速等，其中以单形性室速最为常见。

90%以上室性心动过速患者有器质性心脏病或明确诱因。主要见于冠心病、心肌病，其他原因包括电解质紊乱、二尖瓣脱垂、药物中毒、QT间期延长。少数室速无器质性心脏病证据，称为特发性室性心动过速。

1. 临床表现

室性心动过速因发作时心脏基础病变、心功能状态、室速的频率和持续时间不同，其临床表现和预后迥异。非持续性室速患者症状轻微，持续性室速患者常有血流动力学障碍的表现，常见的有心悸、胸闷、气促、眩晕和低血压等，严重者可出现昏厥、休克、急性左心衰竭或心室纤颤而猝死。

室性心动过速时由于房室分离，第一心音强弱不等，有时可闻及大炮音，颈静脉搏动强弱不一，间歇出现较强的颈静脉搏动波——α波。

2. 心电图特点

（1）连续出现3个或3个以上宽大畸形QRS波，频率≥100次/分，节律基本规则，T波与QRS主波方向相反（图2-2）。

（2）P波与宽大畸形的QRS波无固定关系，形成房室分离，房率小于室率。但因P波常融于畸形的QRS波中，故难以辨认。

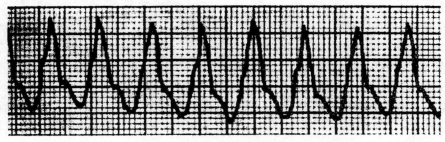

图2-2 室性心动过速

（3）完全或部分心室夺获：室性心动过速时，有时窦性激动可下传完全夺获心脏，表现为窄QRS波，其前有P波，PR间期>0.12秒。窦性激动与异位激动同时兴奋心肌时表现为部分夺获，图形介于窦性和室性之间，称为室性融合波。室性心动过速与室上性心动过速伴室内差异性传导的心电图表现十分相似，两者的临床意义和处理完全不同，故需注意鉴别（表2-7）。

表 2-7　室速和室上速伴室内差异性传导的心电图鉴别

鉴别要点	室速	室上速伴室内差异性传导
发作时有提前的 P 波	−	+
心室夺获	+	
室性融合波	+	−
房室分离	+	
QRS 波时限	>140 毫秒	<140 毫秒
QRS 波电轴	左偏（RBBB 型右偏）	正常
胸前导联主波同一性	+（正向同向性更有意义）	不定
QRS 波形态		
RBBB 型		
V_1 导联：三相波（r<R′）	−	+
三相波（R>r′）	+	
单相 R 波	+	
双相 qR 波	+	
V_6 导联：R<S 型	+	
R 或 Rs 型	−	
LBBB 型		
V_1 或 V_2 导联：r 波>30 毫秒	+	
S 波顿挫或切迹	+	
R 波至 S 波谷时间>60 毫秒（+）	+	
V_6 导联：qR 或 QR	+	
单相 R 波	−	+
迷走刺激可减慢或终止心动过速	−	+
长—短周期顺序现象	−	+

3. 治疗

大多数室性心动过速发作时症状较重，持续性室性心动过速，特别是心室率极快的无脉性室速，临床表现凶险，常可转为心室纤颤而发生猝死，故必须及时有效地终止。室性心动过速的急诊治疗包括立即中止室速发作，寻找和消除诱发因素，积极治疗原发病，预防室速复发和心源性猝死。

直流电复律是终止室性心动过速安全和有效的治疗措施。持续性室速伴严重的血流动力学障碍而出现低血压、休克、心绞痛、心力衰竭及脑血流灌注不足等症状时，电复律可作为首选的治疗措施。复律电能 50~100 J。洋地黄中毒引起的室性心动过速则不宜电复律。

室性心动过速如无显著血流动力学障碍或伴有晕厥的非持续性室性心动过速可选药物治疗。常用利多卡因、普罗帕酮、普罗卡因胺，无效可选用胺碘酮。

利多卡因首剂 50~100 mg，静脉注射，必要时 5~10 分钟后可重复静注50~100 mg，但 1 小时总量不超过 300 mg，有效后可用 1~3 mg/min 静脉滴注维持。

普罗帕酮一般用 1.0~1.5 mg/kg（多用 35~70 mg），稀释后缓慢静脉注射，无效时可在

10~20 分钟后重复一次；必要时以 0.5~1.0 mg/min 静滴维持，总量不超过 280 mg。

普鲁卡因胺稀释后静脉滴注，每 5 分钟静注 100 mg，直至有效或总量达 1 000 mg。有效后继以 1~4 mg/min 静脉维持。

胺碘酮负荷量 2.5~5.0 mg/kg，常用 150 mg 稀释于 5% 葡萄糖注射液 100 mL 中缓慢静脉注射 10 分钟，或以 15 mg/min 由输液泵注入，有效后 0.5~1 mg/min 静脉滴注维持 24 小时，总量不宜超过 1 000 mg。

对各种抗心律失常治疗无效的持续性单形性室性心动过速，可采用导管射频消融治疗或植入心律复律除颤器（ICD）。

（六）心室扑动和心室颤动

心室扑动简称室扑，心室颤动简称室颤。室扑时，心室率极快但收缩无效；室颤时，心室律更快且不规则。因此，室扑、室颤时，心脏已丧失了射血功能，体内血液循环已中断。各种严重器质性心脏病及其他全身性疾病的晚期都可以出现室扑和室颤，也可见于心脏手术、麻醉、触电、雷击及药物中毒时。

1. 临床表现

室扑和室颤时，患者意识丧失、抽搐、呼吸缓慢不规则或停止，心音和大血管搏动消失、血压无法测出，以及瞳孔散大、对光反射消失。如不及时抢救，迅即死亡。

2. 心电图特点

（1）心室扑动：P 波消失，出现连续宽大和比较规则的正弦波状的心室扑动波，QRS 波与 T 波难以分辨；心室扑动波频率 150~300 次/分，通常为 200 次/分。

（2）心室纤颤：P-QRS-T 波消失，代之以形态、振幅和间隔完全不规则的小波、波幅常小于 0.2 m；纤颤波频率 250~500 次/分。

3. 治疗

室扑和室颤的诊断一旦确立，应立即按心肺脑复苏的原则建立有效呼吸和人工循环，并尽快非同步直流电除颤，必要时可连续 3 次，依次电能为 200 J、300 J、360 J。无效者可在持续胸外按压和人工通气的同时静脉推注肾上腺素 1 mg，每 3~5 分钟 1 次，每次给药后 30~60 秒内再次电除颤（360 J），必要时辅以利多卡因或溴苄胺等。

二、缓慢型心律失常

缓慢性心律失常主要发生部位是窦房结、房室结和心室内。发生于窦房结的缓慢型心律失常包括窦性心动过缓、窦性停搏和窦房传导阻滞。发生于房室结者则为房室传导阻滞；室内传导阻滞包括右束支、左束支、左前分支和左后分支阻滞。

（一）窦性心动过缓

窦性心动过缓简称窦缓。常见于健康人睡眠状态或训练有素的运动员。病理性见于病态窦房结综合征、颅内压增高、阻塞性黄疸、甲状腺功能减退及药物影响，如 β 受体阻滞剂、钙通道阻滞剂、洋地黄、胺碘酮、奎尼丁、利血平等。显著窦缓者有头晕、乏力，严重者可有晕厥、低血压、心绞痛和心功能不全等。

1. 心电图特点

（1）窦性 P 波，频率<60 次/分。

（2）P 波与 QRS 波关系恒定，PR 间期为 0.12~0.20 秒。

（3）常有窦性心律不齐。

2. 治疗

无症状者不需治疗，病理状态发生的窦缓主要针对病因治疗，必要时适当应用阿托品、麻黄碱等，严重而持久的窦性心动过缓则需要起搏治疗。

（二）窦性停搏

窦房结在一段时间内不发放冲动称为窦性停搏，又称窦性静止。

1. 临床表现

窦性停搏可见于迷走神经张力突然升高，如按摩颈动脉窦、按压眼球、刺激咽喉引起呕吐时，但多数系由病态窦房结综合征、冠心病及抗心律失常药（如奎尼丁、胺碘酮）等引起。停搏时间较长者可致眩晕、黑矇或短暂意识丧失，严重者甚至抽搐。

2. 心电图特点

（1）在正常窦性心律，突然出现显著的长间歇。

（2）长间歇中无 P-QRS-T 波。

（3）长间歇与基本的 PP 间期无倍数关系。

（4）长间歇中可见房室交界性或室性逸搏。

3. 治疗

有症状的窦性停搏，治疗主要针对病因，如纠正高钾血症、停用可能引起窦性停搏相关药物。症状明显者在病因治疗的同时可短时应用阿托品、异丙肾上腺素等药物治疗。有晕厥发作者，则应予心脏起搏治疗。

（三）窦房传导阻滞

窦房传导阻滞指窦房结的冲动向心房传导时发生延缓或阻滞。

1. 临床表现

正常人迷走神经张力过高或颈动脉窦过敏者，可发生窦房传导阻滞，但多为累及窦房结或窦房结周围组织的病变所致，如冠心病、心肌病、心肌炎及退行性病变等，高钾血症和药物影响如奎尼丁、洋地黄等亦可导致窦房传导阻滞。临床症状依窦房传导阻滞程度而异，轻者有心悸、停搏感，若有长间歇者，可出现头晕、黑矇或晕厥等症状。

2. 心电图特点

（1）一度窦房传导阻滞：由于常规心电图无法记录到窦房结的电活动，常规心电图难以诊断。

（2）二度 I 型窦房传导阻滞：①PP 间期逐渐缩短，直至 P 波"脱落"，出现长 PP 间期；②P 波脱落前的 PP 间期最短；③P 波脱落后的 PP 间期大于脱落前的 PP 间期；④有 P 波脱落的长 PP 间期小于基本 PP 间期的两倍。

（3）二度 II 型窦房传导阻滞：①PP 间期规则；②突然出现长 PP 间期；③长 PP 间期是基本 PP 周期的倍数；④长 PP 间期内无 P-QRS-T 波。

（4）三度窦房传导阻滞很难与窦性停搏鉴别。

3. 治疗

由短暂的迷走神经张力增高引起的窦房传导阻滞，通常不需处理。由心脏病变引起者，则应针对原发病治疗，阿托品和异丙肾上腺素可短期改善症状。若为病态窦房结综合征患者，则应考虑心脏起搏治疗。

（四）房室传导阻滞

房室传导阻滞（AVB）是指激动从心房传至心室过程中发生传导延迟或阻断。按阻滞程度，可分为一度、二度和三度房室传导阻滞。

1. 临床表现

房室传导阻滞多由器质性心脏病引起，如冠心病、心肌病、心肌炎、结缔组织病和原发性传导束纤维化或退行性变等，也可由风湿热、电解质紊乱和药物中毒引起。一度或二度Ⅰ型房室传导阻滞偶见于迷走神经张力增高的健康人。临床症状和严重度因房室传导阻滞的程度和原发病而异。一度房室传导阻滞常无症状；二度房室传导阻滞常有心悸、疲乏；二度Ⅱ型、三度房室传导阻滞心室率缓慢者常有眩晕、黑矇、晕厥、心绞痛，甚至发生阿—斯综合征或猝死。第一心音减弱常是一度房室传导阻滞的体征；二度房室传导阻滞则有间歇性心搏脱漏；三度房室传导阻滞时，第一心音强弱不等，可闻及"大炮音"，并见颈静脉间歇性巨大搏动波。

2. 心电图特点

（1）一度房室传导阻滞：PR间期>0.20秒，无QRS波脱落。

（2）二度Ⅰ型房室传导阻滞：又称莫氏Ⅰ型或文氏型房室传导阻滞。①PR间期逐渐延长，直至P波后脱落QRS波。②RR间期逐渐缩短，直至P波受阻。③包含受阻P波在内的长RR间期不大于正常窦性PP间期的2倍。

（3）二度Ⅱ型房室传导阻滞：又称莫氏Ⅱ型房室阻滞。①PR间期恒定（可正常也可延长）。②间断或周期性出现P波后QRS波脱落，可呈2：1、3：1脱落。③含未下传P波的长RR间期是短RR间期的2倍。④发生在希氏束内的Ⅱ型阻滞QRS波大多正常，发生于希氏束远端和束支的Ⅱ型阻滞QRS波宽大、畸形，呈束支传导阻滞型。

（4）三度房室传导阻滞：又称完全性房室传导阻滞，即心房的激动完全不能下传至心室，心室由阻滞部位以下的逸搏点控制。①房室分离，PP间期和RR间期有各自规律，P波与QRS波无关。②P波频率>QRS波频率。③QRS波缓慢，若阻滞水平高，心室起搏点位于希氏束分叉以上，QRS波不增宽，频率40~60次/分；若心室起搏点位于希氏束分叉以下，则QRS波宽大，频率<40次/分。

3. 治疗

（1）病因治疗：急性发生的房室传导阻滞，常见于急性心肌梗死、心肌炎、药物（β受体阻滞剂、钙通道阻滞剂、洋地黄和抗心律失常药）、电解质紊乱（高钾血症和高钙血症）等，应针对原发病作相应治疗。

（2）增快心室律，促进房室传导：一度房室传导阻滞和二度Ⅰ型房室传导阻滞心室率不太慢和无症状者，通常无须应用抗心律失常药物，必要时可选用阿托品口服或肌内注射。二度Ⅱ型以上房室传导阻滞心室率缓慢，可选用异丙肾上腺素1~2 mg加入5%葡萄糖注射液500 mL中缓慢静脉滴注，或1~2 μg/min由输液泵注入，依治疗反应调整剂量，以使心室率提高至50~60次/分，剂量过大可诱发室性心动过速，甚至室颤。

阿托品适用于阻滞部位在房室结的房室传导阻滞，能增加高部位心室起搏点的自律性，从而增加心室传导阻滞的心室率，常用0.5~2.0 mg静脉注射，若能终止传导阻滞或将心室率提高至 50 次/分，可继续给药，但不宜超过 48 小时，以免发生阿托品毒性反应。二度 II 型房室传导阻滞伴 QRS 波增宽者，则不宜用阿托品。

肾上腺皮质激素通过减轻传导系统的炎症和水肿常用于治疗手术、急性心肌炎和其他感染所引起的急性三度房室传导阻滞，临床常用氢化可的松 100～200 mg 或地塞米松 10～20 mg 加入葡萄糖注射液中短期静脉滴注。

（3）心脏起搏：三度房室传导阻滞或二度 II 型房室传导阻滞药物治疗无效或有血流动力障碍及晕厥者，应立即进行临时性或永久性心脏起搏治疗。

（姜　媛）

第三章

消化系统疾病

第一节　胃炎

胃炎指各种病因引起的胃黏膜炎症，是常见的消化道疾病之一。胃镜检查对胃炎的诊断和鉴别诊断具有决定性意义。通常按临床发病的缓急和病程的长短，将胃炎分为急性胃炎和慢性胃炎。

一、急性胃炎

急性胃炎是由多种病因引起的胃黏膜急性炎症，以中性粒细胞浸润为主。按照病理改变的不同，急性胃炎通常又分为急性单纯性胃炎、急性糜烂出血性胃炎、特殊病因引起的急性胃炎（如急性腐蚀性胃炎、急性化脓性胃炎等）。

（一）急性单纯性胃炎

急性单纯性胃炎又称急性非特异性胃炎。

1. 病因

（1）理化因素：过冷、过热、过于粗糙的食物可损伤黏膜，引起炎症。其机制可能是 H^+ 向黏膜内弥散，损伤黏膜内及黏膜下毛细血管，导致血管充血渗出，并可使胃酸分泌增加。非甾体抗炎药（NSAID）如阿司匹林、吲哚美辛等，可直接刺激胃黏膜，并抑制环氧化酶的活性，从而抑制前列腺素（PG）的合成，破坏黏膜屏障，造成胃黏膜损伤和炎症。NSAID 抑制胃黏液合成和碳酸氢钠的分泌，破坏黏液—碳酸氢盐屏障。洋地黄类药物、利血平及某些抗癌药均可以刺激胃黏膜，损伤胃黏膜屏障。误食毒蕈、灭虫及杀鼠等化学毒物，也可以刺激胃黏膜引起炎症。

（2）生物因素：包括细菌及毒素。常见的致病菌为沙门菌、嗜盐菌、致病性大肠埃希菌等。常见毒素为金黄色葡萄球菌及肉毒杆菌毒素，尤其是前者较为常见。进食污染细菌和毒素的不洁食物数小时后即可发生胃炎，常同时并发肠炎，此即急性胃肠炎。葡萄球菌及其毒素摄入后发病更快。近年来，因病毒感染而引起本病者也不在少数。

（3）其他：胃内异物或胃石、胃区域放射性治疗均可作为外源性刺激，导致本病。情绪波动、应激状态及体内各种因素引起的变态反应也可作为内源性刺激因素而致病。某些全身性疾病，如肝硬化、尿毒症、呼吸衰竭和晚期肺癌均可引起胃黏膜急性炎症。

2. 病理

病变可为弥漫性，或仅限于胃窦部黏膜。大体表现为黏膜充血水肿，表面有渗出物或黏液覆盖，可有散在点状出血和轻度糜烂。光镜下表现为黏膜固有层炎症细胞浸润，以中性粒细胞为主，可伴有淋巴细胞、浆细胞及少数嗜酸性粒细胞浸润。黏膜水肿、充血及局限性出血点、小糜烂坏死灶在显微镜下清晰可见。腺体细胞，尤其是腺颈部细胞呈现不同程度的变性和坏死。

3. 临床表现

多数急性起病，症状轻重不一。主要表现为上腹部饱胀、隐痛、食欲减退、嗳气、恶心及呕吐。由沙门菌或金黄色葡萄球菌及其毒素致病者，常于进不洁饮食数小时后或 24 小时内发病，多伴有腹泻、发热，严重者有脱水、酸中毒及休克等。实验室检查见周围血白细胞增多，中性粒细胞增多。胃镜检查见胃黏膜充血、水肿、渗出，可有点状出血或小糜烂灶等。

4. 诊断和鉴别诊断

依据病史、临床表现，诊断不难。应注意与早期急性阑尾炎、急性胆囊炎、急性胰腺炎等鉴别。胃镜结合病理检查有助于诊断。通过临床观察、B 超检查、血液生化检查等可排除其他疾病。

5. 治疗

去除病因，卧床休息，清淡流质饮食，必要时禁食 1~2 餐。呕吐、腹泻剧烈者注意补充水与电解质，保持酸碱平衡；对症处理，可给予黏膜保护剂，细菌感染所致者应给予抗菌药物，腹痛明显可给阿托品或山莨菪碱。

6. 预后

本病是一种自限性病理过程，病程短，去除致病因素后可以自愈，一般预后良好。

（二）急性糜烂出血性胃炎

急性糜烂出血性胃炎又称急性胃黏膜病变，通常由 NSAID 或急性应激引起，临床上可轻到无症状或重到消化道大出血，病理改变以胃黏膜糜烂、出血为主要表现。需要积极治疗。

1. 病因

本病的病因和发病机制尚未完全阐明。一般认为可能由各种外源性或内源性致病因素引起胃黏膜血流减少或正常胃黏膜的防御机制受到破坏，加上胃酸和胃蛋白酶对胃黏膜的损伤作用所致。

（1）药物：常见 NSAID，如阿司匹林、吲哚美辛，某些抗肿瘤药、肾上腺皮质类固醇、口服氯化钾或铁剂等。这些药物直接损伤胃黏膜上皮层，导致黏膜通透性增加，胃液的氢离子反弥散入胃黏膜，引起胃黏膜糜烂出血。其中，NSAID 还通过抑制环氧合酶的作用而抑制胃黏膜生理性 PG 的产生，削弱胃黏膜屏障功能。某些抗肿瘤药，如氟尿嘧啶对快速分裂的细胞（如胃肠道黏膜细胞）产生明显的细胞毒作用。

（2）应激：严重创伤、大手术、大面积烧伤、颅内病变、败血症及其他严重脏器病变或多器官功能衰竭等均可引起胃黏膜糜烂出血，严重者发生急性溃疡并大量出血，如烧伤所致者称柯林（Curling）溃疡、中枢神经系统病变所致者称库欣（Cushing）溃疡。虽然急性应激引起急性糜烂出血性胃炎的确切机制尚未完全明确，但一般认为应激状态可兴奋交感神经及迷走神经，前者使肾上腺素及去甲肾上腺素增加，胃黏膜血管痉挛收缩，血流量减少，后者则使黏膜下动静脉短路开放，黏膜缺血缺氧加重，使细胞线粒体功能受损，影响氧化磷酸化进程，导致胃黏膜上皮糜烂和出血病变。严重休克可致 5-羟色胺及组胺释放，前者刺激胃壁细胞释放溶酶体，直接损害胃黏膜，后者则增加胃蛋白酶及胃酸的分泌而损害胃黏膜屏障。

（3）乙醇：乙醇具有亲脂性和溶脂能力，高浓度乙醇可直接破坏胃黏膜屏障。乙醇促进胃黏膜 H^+-K^+-ATP 酶表达，使胃酸和胃蛋白酶分泌增多，这是损伤胃黏膜的重要因素之一。过量饮酒可显著减少胃黏液层厚度及凝胶层氨基己糖含量，降低胃黏膜防御能力。乙醇通过抑制 PG 产生、减少黏液和 HCO_3^- 产生，对胃黏膜造成诸如溃疡等强烈的损伤，并减弱其修复能力。乙醇可抑制 NO 和 PGE_2 的合成与分泌，减少黏膜血流；并通过组胺的大量释放，使小动脉扩张，毛细血管通透性增加，造成黏膜微循环障碍。乙醇代谢过程中，中性粒细胞通过释放氧自由基，导致血管内皮损伤，微循环障碍，抑制胃溃疡愈合。

黏膜屏障的正常保护功能是维持胃腔与胃黏膜内氢离子高梯度状态的重要保证，当上述因素导致胃黏膜屏障破坏时，胃腔内的氢离子便会反弥散进入胃黏膜内，从而进一步加重胃黏膜损害，最终导致胃黏膜糜烂出血。上述各种因素亦可增加十二指肠液反流入胃腔，其中的胆汁和各种胰酶也参与胃黏膜屏障的破坏。

2. 病理

本病典型的损害是多发性糜烂和浅表性溃疡，常有出血病灶，可遍布全胃或仅累及胃的一部分。显微镜下可见胃黏膜上皮失去正常柱状形态，呈立方形或四方形，并有脱落。黏膜层多发局灶性出血坏死，以腺颈部的毛细血管丰富区为明显，甚至固有层也有出血。中性粒细胞可聚集于腺颈周围形成小脓肿，也可见毛细血管及血栓形成。

3. 临床表现

临床表现轻重不一，症状可被原发病症状掩盖，也可表现为腹胀、腹痛、恶心等非特异性消化不良症状。严重者起病急骤，在原发病的病程中突发上消化道出血，表现为呕血及黑便。出血常为间歇性。大量出血可引起晕厥和休克。

4. 诊断

有近期服用 NSAID 史、严重疾病状态或大量饮酒患者，如发生呕血和（或）黑便，应考虑急性糜烂出血性胃炎的可能，确诊有赖于急诊胃镜检查。胃镜可见以弥散分布的多发性糜烂、出血灶和浅表溃疡为特征的急性胃黏膜病变。一般应激所致的胃黏膜病变以胃体、胃底为主，而 NSAID 或乙醇所致者则以胃窦为主。胃镜检查应在出血发生后 24~48 小时内进行，因胃内病变（特别是 NSAID 或乙醇引起者）可在短期内消失，延迟胃镜检查可能无法确定出血病因。

5. 治疗和预防

应针对原发病和病因采取防治措施。短期治疗药物包括胃黏膜保护剂及抑酸剂。对于一般轻症患者，给予胃黏膜保护剂如硫糖铝、铝碳酸镁、瑞巴派特等；对于疼痛明显，胃镜下糜烂、出血病灶广泛的患者，可同时给予抑酸药剂物，如 H_2 受体拮抗剂或质子泵抑制剂；对于处于急性应激状态的上述严重疾病患者，除积极治疗原发病外，应常规给予 H_2 受体拮抗剂或质子泵抑制剂预防病变复发及由此导致的上消化道出血；对于 NSAID 服用者，应给予 H_2 受体拮抗剂、质子泵抑制剂或米索前列醇预防。对于已发生上消化道大出血者，按上消化道出血治疗原则采取综合措施进行治疗，质子泵抑制剂或 H_2 受体拮抗剂静脉给药可促进病变愈合和有助于止血。

（三）急性腐蚀性胃炎

1. 病因

急性腐蚀性胃炎是由吞服强酸、强碱或其他腐蚀剂引起的胃炎。硝酸、盐酸、硫酸、氢氧化钾或氢氧化钠、氯化汞等均可引起腐蚀性胃炎。

2. 病理

病理变化的轻重取决于腐蚀剂的性质、浓度、剂量、当时胃内的情况、有无呕吐，以及是否得到及时救治等因素。

强酸类和强碱类腐蚀剂引起损伤的性质和部位不同，前者常产生胃灼伤，尤其是胃窦和小弯侧。浓酸使蛋白质和角质溶解和凝固，组织呈界限明显的灼伤或凝固性坏死伴焦痂。坏死块可限制腐蚀剂穿透至更深的组织，但受损组织收缩变脆，故可产生大块坏死组织脱落造成继发性胃穿孔、腹膜炎及纵隔炎。若吞服酸量很少或浓度低，可能只产生轻度炎症，而无后遗症。中等程度损害可使胃壁产生凝固性坏死，几周或几个月后可形成瘢痕或狭窄。狭窄主要见于食管损伤。

主要的病理变化为胃黏膜充血、水肿和黏液增多。严重者可发生糜烂、溃疡、坏死，甚至穿孔。食管和胃贲门处损害一般较为严重。强碱与组织接触后，迅速吸收组织内的水分，并与组织蛋白质结合成为胶冻样的碱性蛋白盐，与脂肪酸结合成为皂盐，造成严重的组织坏死，其可透入组织，常产生全层烧伤。此种坏死组织易液化而遗留较深的溃疡甚至穿孔，晚期可引起消化道狭窄。

3. 临床表现

吞服腐蚀剂后，最早出现的症状为口腔、咽喉、胸骨后及中上腹部剧烈疼痛，常伴吞咽疼痛、咽下困难、频繁的恶心呕吐，严重者可呕血、休克。严重病例可出现食管或胃穿孔症状。唇、口腔及咽喉黏膜与腐蚀剂接触后，可发生颜色不同的灼痂。与硫酸接触后呈黑色痂，与盐酸接触后呈灰棕色痂，与硝酸接触后呈深黄色痂，与醋酸和草酸接触后呈白色痂，强碱使黏膜透明水肿。因此，要特别注意口腔黏膜的色泽变化，有助于各种腐蚀剂中毒的鉴别。腐蚀剂吸收后可引起全身中毒症状，如甲酚皂液吸收后可引起肾小管损害，导致肾衰竭；酸类吸收可致酸中毒引起呼吸困难。在疾病后期，可逐渐形成食管、贲门或幽门瘢痕性狭窄。

4. 诊断

各种腐蚀剂损伤的处理不同，鉴别诊断特别重要。首先要问清病史，着重询问腐蚀剂的种类、吞服量与吞服时间；检查唇与口腔黏膜的色泽，呕吐物的色、味及酸碱反应；收集剩下的腐蚀剂做化学分析，对于鉴定其性质最为可靠。在急性期内，禁忌 X 线钡餐及胃镜检查，以避免食管、胃穿孔。

5. 治疗

急性腐蚀性胃炎是一种严重的急性中毒，必须积极抢救。吞服强酸、强碱者可服牛奶、蛋清或植物油，也可以液态黏膜保护剂，但不宜用碳酸氢钠中和强酸，以免产生二氧化碳导致腹胀，甚至胃穿孔。休克时应首先抢救休克。剧痛时可用吗啡、哌替啶镇痛。吞服强酸、强碱者严禁洗胃。若有继发感染，应选用抗菌药物。抑酸药物治疗应静脉给予，剂量要足够，并维持到口服治疗开始，以减少胃酸对破损胃黏膜病灶的损伤。

病情好转后可行 X 线稀钡检查，了解食管损伤的程度和范围，内镜检查了解胃黏膜病变情况。对于局限性狭窄，可行内镜下治疗，如食管球囊扩张术等。

（四）急性化脓性胃炎

1. 病因

急性化脓性胃炎又称急性蜂窝织炎胃炎，属感染性疾病范畴，是败血症的并发症之一，其病情严重，临床上十分少见，多由化脓菌通过血液循环或淋巴播散至胃壁所致。致病菌以溶血性链球菌最为多见，其次为金黄色葡萄球菌、大肠埃希菌和产气荚膜杆菌。

2. 病理

严重化脓性炎症时，黏膜下层大量中性粒细胞浸润，黏膜坏死，血栓形成和坏死。胃壁可呈弥散脓性蜂窝织炎或形成局限性胃壁脓肿，并可发展至胃壁坏死和穿孔。

3. 临床表现

以全身败血症和急性腹膜炎为其主要临床表现，常有上腹部剧痛、寒战、高热、上腹部肌紧张和明显压痛，可并发胃穿孔、腹膜炎、血栓性门静脉炎及肝脓肿。实验室检查见周围血白细胞增多，以中性粒细胞为主，粪潜血阳性。

4. 治疗

应及早积极治疗，大剂量敏感抗菌药物控制感染，纠正休克、水与电解质紊乱等。如病变局限而形成脓肿者，药物治疗无效，当患者全身情况许可时，宜行胃部分切除术。

二、慢性胃炎

慢性胃炎是各种病因引起的胃黏膜慢性炎症或萎缩性病变，以慢性炎症细胞（单个核细胞，主要是淋巴细胞、浆细胞）浸润为主。临床十分常见，占接受胃镜检查患者的 80%～90%。随着年龄增长，胃萎缩性病变的发病率增加。

1. 分类

慢性胃炎的分类方法很多。根据病理组织学改变和病变在胃内的分布，结合可能的病因，慢性胃炎可分成慢性非萎缩性胃炎和慢性萎缩性胃炎两大类。慢性非萎缩性胃炎不伴有胃黏膜萎缩性改变，胃黏膜层可见以淋巴细胞和浆细胞为主的慢性炎症细胞浸润。根据病变分布，慢性胃炎可分为胃窦为主胃炎、胃体为主胃炎和全胃炎三大类。

2. 病因

（1）幽门螺杆菌感染：幽门螺杆菌感染引起的慢性胃炎流行情况因国家、地区幽门螺杆菌感染的流行情况而异。幽门螺杆菌感染呈世界范围分布，发展中国家高于发达国家，且随年龄增加而升高，男女差异不大。我国属幽门螺杆菌高感染率国家，人群幽门螺杆菌感染率为 40%～70%。人是目前唯一被确认的幽门螺杆菌传染源。口—口或粪—口传播是幽门螺杆菌感染的主要传播途径。流行病学研究资料显示，经济落后、居住环境差及不良卫生习惯与幽门螺杆菌感染率呈正相关。幽门螺杆菌感染几乎无例外地引起胃黏膜炎症，感染后机体一般难以自行清除而变成慢性感染，因此，人群中幽门螺杆菌感染引起的慢性胃炎患病率与该人群中幽门螺杆菌的感染率平行。

幽门螺杆菌菌体呈螺旋性，具有鞭毛，能在胃内穿过黏液层移向胃黏膜，定植于胃黏膜上皮细胞表面和黏液层底部。幽门螺杆菌以胃窦部居多，亦可栖息于发生胃上皮化生的十二指肠黏膜，其所分泌的黏附素能使其贴紧上皮细胞，其中最具特征性的是 BaloA Lewis[b] 血型抗原、磷脂酰乙醇胺和 GM3 神经节苷脂。幽门螺杆菌的致病机制与下列因素有关。①其释放多种酶，如尿素酶，可分解尿素产生氨，除具有对幽门螺杆菌的保护作用外，还可直接和间接造成黏膜屏障损害。黏液酶可以降解黏液，促进 H^+ 反弥散。磷脂酶 A 和脂酶降解脂质和磷脂，破坏细胞膜完整性，对黏膜有破坏作用。②其分泌的空泡细胞毒素 A（VacA）进入靶细胞可诱发细胞溶酶体及内质网损伤，造成细胞空泡变性；还可直接损伤胃黏膜，抑制上皮细胞的损伤修复，干扰细胞信号转导，引起细胞凋亡，促使肥大细胞释放大量炎性因子，如 IL-8、IL-6、TNF 等，促使宿主细胞产生炎症反应，影响 H^+-K^+-ATP 酶，影响壁细胞的泌酸功能；其细胞毒素相关蛋白（CagA）可引起强烈的炎症反应，影响微丝导致细胞骨架结构重排，干扰细胞紧密连接，细胞基底膜降解，诱导细胞生长增殖失控；脂多糖可抑制宿主层黏连蛋白和受体结合，造成胃上皮发生渗漏，导致黏膜损害。③其菌体胞壁还可作为抗原诱导免疫反应。这些因素的长期存在导致胃黏膜发生慢性炎症。人群中幽门螺杆菌的感染率很高，但感染造成的结局不一，多数感染者并无症状，部分感染者发展为症状性胃炎，10%~20%的感染者发生消化性溃疡，极少部分感染者最终可发生胃癌及低度恶性黏膜相关淋巴组织（MALT）淋巴瘤。导致幽门螺杆菌感染后不同结局的原因与幽门螺杆菌菌株致病性的差异、感染后宿主反应的差异及环境因素的不同有关。

已经证实，幽门螺杆菌是慢性胃炎最主要的病因，这基于以下证据：80%~95%慢性活动性胃炎患者胃黏膜中有幽门螺杆菌感染，5%~20%的幽门螺杆菌阴性率反映慢性胃炎病因的多样性；幽门螺杆菌相关性胃炎患者幽门螺杆菌在胃内的分布与炎症程度的分布一致；根除幽门螺杆菌可使胃黏膜炎症消退，一般中性粒细胞消退较快，淋巴细胞、浆细胞消退需较长时间；志愿者和动物模型已证实幽门螺杆菌感染可引起慢性胃炎。

幽门螺杆菌相关性慢性胃炎有两种常见的类型：全胃炎胃窦为主胃炎和全胃炎胃体为主胃炎。前者胃酸分泌增加，发生十二指肠溃疡的危险性增加；后者胃酸分泌减少，发生胃癌的危险性增加。宿主白介素-1β 等细胞因子、基因多态性、环境（吸烟、高盐饮食等）和幽门螺杆菌因素（毒力基因）的协同作用决定了其类型，以及萎缩和肠上皮化生的发生和发展。

（2）饮食和环境因素：长期浓茶、烈酒、咖啡，过热、过冷、过于粗糙的食物，可导致胃黏膜反复损伤。

（3）自身免疫：自身免疫性胃炎以富含壁细胞的胃体黏膜萎缩为主；患者血液中存在自身抗体如壁细胞抗体（PCA），伴恶性贫血者还可检出内因子抗体（IFA）。患者还可伴随其他自身免疫性疾病，如桥本甲状腺炎、白癜风等。上述自身抗体攻击壁细胞，使壁细胞总数减少，导致胃酸分泌减少或丧失；内因子抗体与内因子结合，阻碍维生素 B_{12} 吸收不良，导致恶性贫血。

（4）其他因素：幽门括约肌功能不全时，含胆汁和胰液的十二指肠液反流入胃，可削弱胃黏膜屏障功能。其他外源性因素，如酗酒、服用 NSAID 等药物、进食某些刺激性食物等均可反复损伤胃黏膜。乙醇饮料可使胃黏膜产生红斑和糜烂损伤。动物实验表明，当胃内乙醇浓度超过 14%即可破坏胃黏膜屏障，黏膜损伤的程度与乙醇的浓度及接触时间有关。乙醇不仅增加 H^+ 反弥散，破坏黏膜内和黏膜下的正常组织结构，亦可损伤正常的能量代谢，从而破坏细胞功能。此外，乙醇亦可刺激胃酸分泌加重胃黏膜损伤。但也有学者认为，低浓度的乙醇对胃黏膜不但无害，还有保护作用。其机制系低浓度乙醇可提高胃黏膜的 PG 的水平，从而对胃黏膜产生保护作用。

3. 病理

慢性胃炎的过程是胃黏膜损伤与修复的慢性过程，主要病理学特征是炎症、萎缩、肠化生及不典型增生。炎症表现为黏膜层以淋巴细胞和浆细胞为主的慢性炎症细胞浸润，固有层常见有水肿、充血，甚至灶性出血。表面上皮变扁平，其排列常不规则。幽门螺杆菌引起的慢性胃炎常见淋巴滤泡形成。当有中性粒细胞浸润时，显示有活动性炎症，称为慢性活动性胃炎，多提示存在幽门螺杆菌感染。

慢性炎症过程中出现胃黏膜萎缩，主要表现为胃黏膜固有腺体（幽门腺或泌酸腺）数量减少甚至消失。萎缩程度以胃固有腺体减少程度来计算。轻度：固有腺体数减少不超过原有腺体的 1/3，大部分腺体保留；中度：固有腺体数目减少超过 1/3，但不超过 2/3，残存腺体不规则分布；重度：固有腺体数减少超过 2/3，仅残存少数腺体，甚至完全消失。

肠化生是指胃黏膜固有腺体被肠化生或假幽门腺化生所替代。萎缩常伴有肠化生，表现为胃固有腺体被肠腺样腺体所代替（ABPAS 和 HID 黏液染色可将肠化生分成小肠型和大肠型，完全型和不完全型）。根据细胞形态和分泌的黏液类型，用组织化学和酶学方法将其分为 4 型。Ⅰ 型：为小肠型完全肠化生，占肠化生的多数；由小肠上皮吸收细胞、杯状细胞及帕内特细胞组成，与正常小肠上皮相似；吸收细胞游离缘有清楚的刷状缘，杯状细胞含氮乙酰化唾液酸黏液。Ⅱ 型：为小肠型不完全肠化生，由黏液柱状细胞和杯状细胞组成，无成熟的吸收细胞及帕内特细胞，柱状细胞无刷状缘，细胞分泌中性黏液及少量氮乙酰化唾液酸黏液。Ⅲ 型：为大肠型完全肠化生，由大肠吸收细胞及杯状细胞组成，无帕内特细胞；吸收细胞呈柱状，刷状缘不明显，杯状细胞含氮乙酰化唾液酸黏液，少数含硫酸黏液。Ⅳ 型：为大肠型不完全肠化生，由柱状细胞和杯状细胞组成，无成熟的帕内特细胞和吸收细胞，柱状细胞分泌硫酸黏液，杯状细胞含有硫酸黏液及氮乙酰化唾液酸黏液。小肠型肠化生在正常胃内出现，无重要临床意义。大肠型肠化生，尤其是 Ⅳ 型肠化生与胃癌密切相关，被认为是胃癌的癌前期病变。此外，肠化生累及的范围越广，胃癌发生的风险越高。胃底腺黏膜内出现幽门腺结构称为假幽门腺化生。假幽门腺化生是胃黏膜萎缩的标志。肠化生部分占腺体和表面上皮总面积 1/3 以下为轻度，1/3~2/3 为中度，2/3 以上为重度。

慢性胃炎进一步发展，部分胃上皮或化生的肠上皮在再生过程中发生发育异常，可形成异型增生，表现为细胞异型性和腺体结构紊乱，可发生在胃小凹上皮和肠化生处。细胞核多形性，核染色过深，核质比例过大，胞质嗜碱性，细胞极性消失。黏液细胞、主细胞和壁细胞之间差别消失。胃上皮分泌产物改变或消失，腺体结构不规则。异型增生是胃癌的癌前病变。

不同类型的胃炎上述病理改变在胃内的分布不同。幽门螺杆菌引起的慢性胃炎，炎症弥漫性分布，以胃窦为重。多灶萎缩性胃炎，萎缩和肠化生呈多灶性分布，多起始于胃角小弯侧，逐渐波及胃窦，继而胃体，灶性病变亦逐渐融合。自身免疫性胃炎，萎缩和肠化生主要局限在胃体。

为了区分慢性胃炎的类型并了解其严重程度，应明确病变所累及的部位，并对主要的形态学变化按无、轻、中、重进行分级。有异型增生时要注明，按轻度和重度分级。慢性胃炎在显微镜下的观察内容包括 5 项组织学变化和 4 个严重程度分级。5 项组织学变化包括幽门螺杆菌感染、慢性炎症（单个核细胞浸润）、活动性（中性粒细胞浸润）、萎缩（固有腺体减少）、肠化生（肠上皮化生）。4级包括0提示无，+提示轻度，++提示中度，+++提示重度（图3-1）。

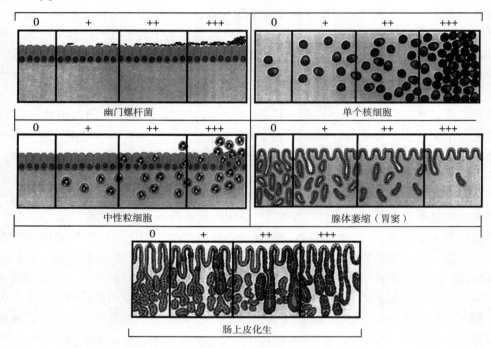

图3-1　慢性胃炎的病理诊断标准（直观模拟评分法）

4. 临床表现

慢性胃炎缺乏特异性症状。有症状者表现为上腹痛或不适、上腹胀、早饱、嗳气、恶心等非特异性消化不良症状，这些症状一般无节律性，进食后症状可加重或减轻。此外，还可以有食欲减退、嗳气、反酸等症状。这些症状的有无及严重程度与慢性胃炎的内镜所见及组织病理学改变无肯定的相关性。自身免疫性胃炎患者可伴有贫血，严重萎缩性胃炎可有贫血、消瘦、舌炎及腹泻等。在典型恶性贫血时，除贫血外，还可伴维生素 B_{12} 缺乏的其他临床表现。

5. 实验室检查和其他检查

（1）胃镜及活组织检查：胃镜检查并同时取胃黏膜活组织作病理组织学检查是诊断慢性胃炎的最可靠方法。内镜下非萎缩性胃炎可见红斑（点、片状或条状）、黏膜粗糙不平、出血点/斑、黏膜水肿、反光强，有肿胀感；黏液分泌较多，附着在黏膜上呈白色或灰色黏液斑，不易剥落；可有出血点或浅小糜烂等基本表现。内镜下萎缩性胃炎有两种类型，即单纯萎缩性胃炎和萎缩性胃炎伴增生。前者主要表现为黏膜红白相间/白相为主、血管显露、色泽灰暗、皱襞变平甚至消失；后者主要表现为黏膜呈颗粒状或结节状。内镜下非萎缩性胃炎和萎缩性胃炎皆可见伴糜烂（平坦或隆起）、出血、胆汁反流。放大内镜结合染色可清楚地显示胃黏膜微小结构，对胃炎的诊断和鉴别诊断及早期发现上皮内瘤变和肠化生具有参考价值。胃黏膜活组织病理学检查所见如上述。由于内镜所见与活组织检查的病理表现不尽一致，诊断时应两者结合，在充分活检基础上以组织病理学诊断为准。

（2）幽门螺杆菌感染的检测：幽门螺杆菌感染的检测按是否需要经胃镜钳取胃黏膜标本分为侵入性和非侵入性两类。侵入性检测方法包括快速尿素酶试验（RUT）、胃黏膜组织切片染色（如 HE 染色、Warthin-Starry 银染、改良吉姆萨染色、甲苯胺蓝染色、免疫组化染色等）镜检、细菌培养、基因检测等。非侵入性检测方法包括^{13}C 或^{14}C 尿素呼气试验（UBT）、粪便幽门螺杆菌抗原检测（HpSA）和血清幽门螺杆菌抗体检测等。快速尿素酶试验是侵入性检查的首选方法，操作简便、费用低。组织学检查可直接观察幽门螺杆菌，与快速尿素酶试验结合，可提高诊断准确率。细菌培养用于幽门螺杆菌对抗生素耐药性的检测。^{13}C 或^{14}C 尿素呼气试验检测幽门螺杆菌的敏感性及特异性高，且无须胃镜检查，可作为根除治疗后复查的首选方法。血清幽门螺杆菌抗体检测多用于人群感染的流行病学调查。

严重萎缩性胃炎时，基于尿素酶的检测可呈假阴性，应于不同时间、采用多种方法检测，或选用不依赖尿素酶的检测方法。病理显示存在活动性炎症时高度提示幽门螺杆菌感染，如果检测呈阴性，应高度怀疑假阴性。应用抗生素、铋剂和某些有抗菌作用中药者，应在停药 4 周后进行检测，应用抑酸剂者应在停药 2 周后进行检测。治疗后复查，应在停药 4 周后检测。

（3）胃肠 X 线钡餐检查：气钡双重造影显示胃黏膜超微结构时，萎缩性胃炎可出现胃黏膜皱襞相对平坦、减少。胃窦胃炎 X 线表现为胃窦黏膜呈钝锯齿状及胃窦部痉挛，或幽门前段持续性向心性狭窄、黏膜粗乱等。疣状胃炎 X 线钡餐检查特征性表现为胃窦部有结节状粗大皱襞，某些皱襞结节中央有钡斑。X 线钡餐检查诊断慢性胃炎常不准确也不全面，但在排除某些恶性病灶如浸润性胃癌（皮革胃）、了解胃肠动力方面具有胃镜无法取代的优势。

（4）自身免疫性胃炎的相关检查：疑为自身免疫性胃炎者应检测血 PCA 和 IFA，如为该病，PCA 多呈阳性，伴恶性贫血时 IFA 多呈阳性。血清维生素 B_{12} 浓度测定及维生素 B_{12} 吸收试验有助于恶性贫血的诊断。

（5）血清促胃液素 G17、胃蛋白酶原I和II测定：血清学指标的测定属于无创性检查，有助于判断萎缩是否存在及其分布的部位和程度。胃体萎缩性胃炎者血清促胃液素 G17 水平显著升高、胃蛋白酶原I和（或）胃蛋白酶原I/II比值下降；胃窦萎缩性胃炎者血清促胃液素 G17 水平下降、胃蛋白酶原I和胃蛋白酶原I/II比值正常；全胃萎缩者则两者均低。

6. 诊断

本病的诊断有赖于胃镜检查和直视下胃黏膜活组织病理学检查。慢性胃炎的确诊及其程度的判断主要依靠病理学检查。因此，胃镜检查及活组织检查十分必要。由于慢性胃炎的病变呈局灶性分布，为保证诊断的准确性及对慢性胃炎进行分类，活组织检查宜在多部位取材且达到黏膜肌层，取材的多少视病变情况和需要，一般 2~5 块，胃窦小弯、大弯、胃角及胃体下部小弯是常用的取材部位。幽门螺杆菌检测有助于病因诊断。怀疑自身免疫性胃炎，应检测相关自身抗体。

通过胃镜检查能明确慢性胃炎的诊断，同时对胃癌、消化性溃疡等疾病也可以排除。需要注意的是，消化不良症状并不一定由慢性胃炎引起。当按慢性胃炎处理后症状缓解不明显时，需要考虑其他疾病引起。

7. 治疗

慢性胃炎的治疗包括病因治疗、对症治疗，无症状的慢性非萎缩性胃炎可不做任何处理。慢性胃炎需要根据不同的临床症状和内镜及病理改变情况选择不同的治疗。

慢性胃炎的诊治流程见图 3-2。

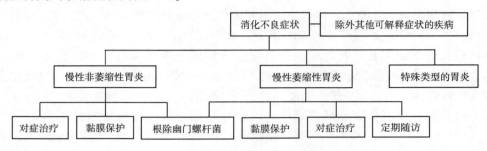

图 3-2 慢性胃炎的诊治流程

（1）饮食：宜进食易消化，无刺激的食物，少摄入过酸过甜食物及饮料，忌烟酒、浓茶、咖啡，尽量避免服用对胃黏膜有明显损伤的药物，进食应细嚼慢咽等。

（2）根除幽门螺杆菌：对于幽门螺杆菌感染引起的慢性胃炎是否应常规根除幽门螺杆菌尚缺乏统一意见。成功根除幽门螺杆菌可改善胃黏膜组织学，预防消化性溃疡及可能降低胃癌发生的危险性，少部分患者消化不良症状也可获得长期改善。慢性萎缩性胃炎根除幽门螺杆菌后，胃黏膜萎缩可以得到一定程度的逆转，但肠化生一般难以逆转。

《第五次全国幽门螺杆菌感染处理共识》中，建议对于下述情况的慢性胃炎患者应给予幽门螺杆菌根除治疗：①伴有胃黏膜糜烂、萎缩及肠化生、异型增生者；②有消化不良症状者；③有胃癌家族史者。

临床上常用于幽门螺杆菌根除治疗的抗生素包括阿莫西林、克拉霉素、甲硝唑或替硝唑、左氧氟沙星或莫西沙星、四环素和呋喃唑酮等。质子泵抑制剂可通过抑制胃内的酸度提高抗生素的杀菌作用，并对幽门螺杆菌有直接的抑制作用。传统的幽门螺杆菌根除一线治疗方案是以质子泵抑制剂+克拉霉素+阿莫西林或甲硝唑的标准三联方案；对于一线治疗失败者，可采用质子泵抑制剂+铋剂+四环素+甲硝唑的二线方案，疗程 7~10 日。随着幽门螺杆菌对抗生素耐药性的逐年提高，传统的三联疗法根除率在绝大多数地区已不能达到临床要求（根除率<80%），近年国外学者提出用左氧氟沙星或莫西沙星替代克拉霉素、序贯方案（首先采用质子泵抑制剂+阿莫西林，而后采用质子泵抑制剂+克拉霉素+甲硝唑或替硝唑）、不含铋剂的抗生素伴同方案（质子泵抑制剂+阿莫西林+克拉霉素+甲硝唑或替硝唑），以及基于序贯和伴同方案的抗生素混合方案（首先采用质子泵抑制剂+阿莫西林，而后采用质子泵抑制剂+阿莫西林+克拉霉素+甲硝唑或替硝唑），并将疗程延长至 10~14 日，取得了较满意的根除疗效。然而在我国序贯方案及含左氧氟沙星的方案与标准三联方案比较缺乏优势；不含铋剂的抗生素伴同方案及混合方案疗效缺乏依据。因此，目前我国推荐根除幽门螺杆菌的方案为铋剂+质子泵抑制剂+2 种抗菌药物的四联疗法，剂量及用法见表 3-1，抗菌药物的组成方案有 4 种：①阿莫西林+克拉霉素；②阿莫西林+左氧氟沙星；③阿莫西林+呋喃唑酮；④四环素+甲硝唑或呋喃唑酮。对铋剂有禁忌者或证实幽门螺杆菌耐药率仍较低时，可选用标准三联方案、序贯疗法和不含铋剂的抗生素四联疗法。在推荐的四联方案中，质子泵抑制剂为标准剂量每日 2 次，铋剂为标准剂量每日 2 次，均餐前服用；抗菌药物餐后服用，疗程10~14 日。同时，需注意对患者的个体化治疗。在根除幽门螺杆菌常用的抗菌药物中，阿

莫西林、呋喃唑酮和四环素的耐药率仍很低，且治疗失败后不易产生耐药，可重复使用；而克拉霉素、甲硝唑和喹诺酮类药物的耐药率高，治疗失败后易产生耐药，原则上不可重复使用；根除治疗前应停服质子泵抑制剂不少于2周，停服抗菌药物、铋剂等不少于4周。初次治疗和补救治疗应间隔2~3个月。如果反复治疗根除失败，应进行细菌培养，依据抗生素的敏感试验结果选择抗生素。

表3-1 根除幽门螺杆菌常用抗生素的剂量及用法

方案	抗生素1	抗生素2
1a	四环素750 mg或1 000 mg，每日2次	甲硝唑400 mg，每日2次或每日3次
1b	四环素750 mg或1 000 mg，每日2次	呋喃唑酮100 mg，每日2次
2	阿莫西林1 000 mg，每日2次	呋喃唑酮100 mg，每日2次
3	阿莫西林1 000 mg，每日2次	克拉霉素500 mg，每日2次
4	阿莫西林1 000 mg，每日2次	左氧氟沙星500 mg，每日1次；或200 mg，每日2次

根除幽门螺杆菌治疗后应常规复查幽门螺杆菌是否已被根除，复查应在治疗结束至少4周后进行，且在检查前停用PPI或铋剂2周，否则会出现假阴性。可采用非侵入性的^{13}C或^{14}C尿素呼气试验。

（3）对症治疗：有胃黏膜糜烂和（或）以反酸、上腹痛等症状为主者，可根据病情或症状严重程度选用抑酸剂、H_2受体拮抗剂或质子泵抑制剂。以腹胀和早饱为主要表现者，可使用促动力药物如甲氧氯普胺、多潘立酮、莫沙必利等治疗有助于改善症状。有胆汁反流者除给予促动力药物外，可给予中和胆汁的黏膜保护剂如铝碳酸镁等治疗。这些药物除对症治疗作用外，对胃黏膜上皮的修复及炎症也可能有一定作用。具有明显的进食相关的腹胀、食欲减退等消化不良症状者，在排除胃排空迟缓引起的饱胀、胃出口梗阻、胃黏膜屏障减弱或胃酸过多导致的胃黏膜损伤（如并发有消化性溃疡和较重糜烂）情况下，可考虑应用消化酶制剂。中医中药也可用于慢性胃炎的治疗。

（4）自身免疫性胃炎的治疗：目前尚无特异性治疗，有恶性贫血时注射维生素 B_{12} 后贫血可获纠正。

（5）萎缩和异型增生的处理：中至重度萎缩性胃炎伴肠化生应每年内镜随访1次；不伴肠化生或上皮内瘤变可酌情内镜随访。异型增生是胃癌癌前病变，应予高度重视。轻度异型增生并证明此标本并非来自癌旁者，可每6~12个月内镜随访1次；对肯定的重度异型增生则予预防性手术，目前多采用内镜下胃黏膜切除术或手术治疗。

8. 预后

慢性胃炎预后良好。多数慢性非萎缩性胃炎病情稳定，特别是不伴幽门螺杆菌持续感染者。萎缩性胃炎伴重度肠化生、不典型增生者有发生癌变的可能，故应定期随访胃镜及病理组织学检查。

三、特殊类型胃炎

1. 疣状胃炎

疣状胃炎又称痘疹样胃炎或慢性糜烂性胃炎，常和消化性溃疡、浅表性或萎缩性胃炎等伴发，亦可单独发生。主要表现为胃黏膜出现弥漫性、多个疣状、膨大皱襞状或丘疹样隆起，直径 5~10 mm，顶端可见黏膜缺损或脐样凹陷，中心有糜烂，隆起周围多无红晕，但常伴有大小相仿的红斑，以胃窦部多见，可分为持续型及消失型。

病因尚不明确，可能与免疫因素、淋巴细胞浸润有关，有的学者认为隆起系黏膜糜烂修复过程中组织再生过度所致。由于本病患者胃酸显著增多，也有学者认为其发生与高胃酸有关。

疣状胃炎好发于 30~60 岁，男性多见，男女之比为（3~6）：1。患者多以上腹部不适、胃痛、反酸和嗳气为主要症状，但亦可无任何不适。症状可反复出现和消失，但症状的加重和缓解与胃黏膜的糜烂程度无明显相关。

诊断主要依靠内镜检查及胃黏膜活检。病变具有特征性的顶部有脐样凹陷糜烂的隆起性病变，多呈圆形或类圆形，直径为 0.5~1.5 cm，好发于胃窦部，其次是胃体，胃底部少见。根据病变的内镜下形态特征，分为两型。①未成熟型：隆起性病变主要由组织炎性水肿引起，可在 3 个月内消失。内镜下形态为隆起的起始部逐渐增加，高度较小，顶部的脐样凹陷呈大而浅，多发于胃窦部黏膜皱襞上。②成熟型：隆起性病变主要为组织增生所致，不易消失。内镜下形态特征为隆起的起始部较陡，隆起较高，顶部脐样凹陷小而深，或脐样凹陷消失而成息肉样。

疣状胃炎的治疗原则与普通慢性胃炎治疗相似，主要为抑酸、保护胃黏膜及加强胃动力。由于多数患者胃酸较多，有明显上腹部不适的表现，抑酸治疗尤为主要。经过治疗可以使未成熟型病变消失，也可使成熟型病变的糜烂面愈合，但隆起的组织增生常持续存在。患者自然病程长短不一。

2. 胃黏膜肥厚症

胃黏膜肥厚症又称 Menetrier 病，病因不明。常见于 50 岁以上男性。临床表现有上腹痛、体重减轻、水肿、腹泻。无特异性体征，可有上腹部压痛、水肿及贫血。粪便隐血可呈阳性。内镜可见胃底、胃体部黏膜皱襞巨大，曲折迂回呈脑回状，有的呈结节状或融合为息肉样隆起，大弯侧明显，皱襞嵴上可有多发性糜烂或溃疡。组织学显示胃小凹增生、延长，伴有明显囊性扩张，炎症细胞浸润不明显，胃底腺主细胞和壁细胞相对减少，代之以黏液细胞化生，造成低胃酸分泌。由于血浆蛋白经增生的胃黏膜漏入胃腔，可有低蛋白血症。超声胃镜显示黏膜第二层明显增厚改变，呈低回声间以无回声改变，广泛黏膜皱襞增厚时，在超声内镜下可显示轮状改变，黏膜第一层、黏膜下层显示清晰。

3. 嗜酸性粒细胞性胃炎

嗜酸性粒细胞性胃炎由 Kaijser 在 1937 年报道。主要特点为末梢血中嗜酸性粒细胞增多，胃壁各层有嗜酸性粒细胞浸润。本病的病因尚未阐明，部分患者可能与过敏反应有关。病变常侵及胃窦部，可同时累及近侧小肠，称为嗜酸性粒细胞性胃肠炎。按嗜酸性粒细胞浸润程度，分为黏膜病变、肌层病变、浆膜下病变。胃黏膜浸润引起黏膜散在浅表溃疡、黏膜皱襞粗大及增厚；肌层受累时可引起胃壁增厚僵硬，胃排空延缓；浆膜层受累可引起腹膜炎与腹水；若同时有胃黏膜、肌层及浆膜层受累，病情常较严重，可引起组织坏死及肉芽组织增生，内有大量嗜酸性粒细胞浸润，引起严重梗阻及广泛粘连。

本病多发于 20~50 岁，临床症状因病变部位、范围及受累层次的不同而异，可表现为自发性发作与缓解交替。当黏膜受累时常可出现上腹痛、恶心、呕吐和因溃疡出血所致的贫血症状；肌层受累时可出现幽门梗阻症状；浆膜层受累出现腹水。X 线检查可见皱襞增厚、不规则隆起、溃疡及窦腔狭窄、蠕动减弱。内镜下可见正常黏膜外观或充血、水肿、糜烂，胃皱襞增厚，结节增生、溃疡。胃黏膜活检发现大量嗜酸性粒细胞浸润，结合外周血嗜酸性粒细胞计数升高和近侧小肠受累等对本病诊断有帮助，但应与嗜酸性肉芽肿及伴嗜酸性粒细胞增多的其他胃肠道病变进行鉴别。

本病常为自限性疾病，但部分患者症状可持续存在。激素治疗常有效。每日服用 30 mg 泼尼松 1 周后即有效，仅少数患者需长期激素治疗。也可试用色甘酸钠，但疗效尚不确切。内科治疗无效或有梗阻者可行外科手术治疗。

4. 慢性淋巴细胞性胃炎

慢性淋巴细胞性胃炎又称胃假性淋巴瘤或胃良性淋巴样增生，系胃黏膜局限性或弥漫性淋巴细胞增生的良性疾病，由 Smith 及 Helwing 在 1958 年报道。本病的发病机制尚未阐明，因 83% 的患者伴有溃疡存在，多数患者被认为其淋巴组织是对于溃疡的反应性增生或良性肿瘤样增生。有报道认为，可能与宿主对幽门螺杆菌的免疫反应有关，在根除幽门螺杆菌后淋巴细胞增生可以消退，临床症状可以改善。也有报道认为，此病与乳糜样腹泻有关，有证据表明乳糜样腹泻时淋巴细胞浸润可以影响胃黏膜，给予无麦胶饮食 2 年，淋巴细胞性胃炎将消退。

本病的主要病理变化是胃黏膜固有层大量淋巴细胞浸润，并有生发中心，可混有巨噬细胞、浆细胞、多形核细胞等浸润，但常限于黏膜层与黏膜下层，与正常组织边界清楚，细胞异型性不明显，有时可见胃壁全层有淋巴滤泡高度增生。在病损间常有明显纤维化，伴胃黏膜腺体退变。受累的表层上皮可发生溃疡。胃液中可见大量大小、形状不一的淋巴细胞，全身淋巴结不受侵犯。

本病临床分为局限性和弥漫性，前者病变主要在胃底腺区或移行区，皱襞肥厚呈脑回状、结节状，多数中心伴有溃疡，与恶性淋巴瘤相似；后者病变主要在胃窦，黏膜糜烂或浅表溃疡，类似于ⅡC型早期胃癌。本病临床表现无特异，常见表现有上腹痛、恶心、呕吐、食欲减退及体重减轻，部分患者可出现上消化道出血，出现呕血及黑便。本病的病程较长，反复发作，可与消化道溃疡类似。内镜及 X 线检查可见黏膜皱襞粗大，病变以肿块伴溃疡多见，有时为多发性溃疡，但溃疡边缘常较光整，附近黏膜无明显浸润征象。有时见慢性胃炎样黏膜。本病的内镜或 X 线表现常可误诊为恶性淋巴瘤和ⅡC型早期胃癌，其鉴别有赖于多点活检、深部活检或大圈套活检，通常术前诊断困难，部分患者因误诊为恶性肿瘤而行手术治疗。亦有部分患者组织学上难与低度恶性的淋巴瘤鉴别。由于本病可伴有恶性淋巴瘤，随病程进展的部分患者亦可发展为恶性淋巴瘤，本病诊断后如不做外科手术切除应定期内镜随访，一旦发现恶变可疑应及早手术治疗。

（赵文江）

第二节　消化性溃疡

一、概述

消化性溃疡主要指发生在胃和十二指肠的慢性溃疡，即胃溃疡（GU）和十二指肠溃疡（DU），因溃疡的形成与胃酸和胃蛋白酶的消化作用有关而得名。溃疡的深度可达到或超过黏膜肌层，直径多大于 5 mm。消化性溃疡亦可见于食管下段、胃大部切除术后的胃空肠吻合口、空肠 Meckel 憩室等。

消化性溃疡是全球性常见病，发病率为 10%~12%。西方国家资料显示，消化性溃疡近年的发病率呈下降趋势。我国的临床统计资料提示，消化性溃疡发病率近十多年来亦开始呈下降趋势。本病可发生于任何年龄，中年最为常见，DU 多见于青壮年，而 GU 多见于中老年，GU 发病高峰比 DU 约迟 10 年。男性患病率比女性高，男女之比在十二指肠溃疡为（4.4~6.8）：1，胃溃疡为（3.6~4.7）：1。此外，消化性溃疡与遗传及血型亦有一定关系。患者家族中发病率高于一般人群，O 型血者特别是血型物质非分泌者 DU 发病率较高。临床上 DU 比 GU 多见，两者之比为（2~3）：1，但有地区差异，在胃癌高发区 GU 所占的比例有所增加。我国南方患病率高于北方，且秋冬和冬春之交是高发季节。

二、病因

在正常生理情况下，胃、十二指肠黏膜经常接触有强侵蚀力的胃酸和能水解蛋白质的胃蛋白酶，此外，还经常受摄入的各种有害物质的侵袭，但却能抵御这些侵袭因素的损害，维持黏膜的完整性，这是因为胃、十二指肠黏膜具有一系列的防御和修复机制。消化性溃疡的发生认为是攻击因子与防御因子之间的失衡，攻击因子包括胃酸、胃蛋白酶、幽门螺杆菌、非甾体消抗药（NSAID）、乙醇、吸烟、胆汁反流及炎性介质等；防御因子包括胃黏膜—黏液屏障、重碳酸盐、磷脂、黏膜血流、细胞更新、前列腺素和表皮生长因子等。在攻击因子中胃酸起主导作用，Schwartz 提出"无酸，无溃疡"，这是对消化性溃疡病因认识的起点，也是消化性溃疡治疗的理论基础之一。Marshall 和 Warren 从人体胃黏膜活检标本中分离出幽门螺杆菌，从此，人们对消化性溃疡的病因发生了新的认识。一般而言，只有当某些因素损害了胃十二指肠黏膜的防御和修复机制，才可能发生胃酸和胃蛋白酶对胃黏膜的侵蚀作用，从而导致溃疡形成。近年的研究已经明确，幽门螺杆菌和 NSAID 是损害胃和十二指肠黏膜屏障，导致消化性溃疡的最常见病因。当过度胃酸分泌远远超过黏膜的防御和修复作用也可能导致消化性溃疡的发生，但属于少见的特殊情况。消化性溃疡的病因及其发生机制可能与下列因素有关。

1. 幽门螺杆菌感染

幽门螺杆菌是消化性溃疡的重要病因，依据如下。①消化性溃疡患者幽门螺杆菌检出率显著高于对照人群，幽门螺杆菌在 DU 的检出率为 95%~100%、GU 为 70%~85%。幽门螺杆菌感染者发生消化性溃疡的危险性显著增加。前瞻性调查研究显示，幽门螺杆菌感染者消化性溃疡发病率为 13%~23%。②根除幽门螺杆菌促进溃疡愈合，降低溃疡复发率。大量临床研究已经证实，成功根除幽门螺杆菌后溃疡复发率明显下降。常规抑酸治疗后愈合的溃疡年复发率为 50%~70%，而根除幽门螺杆菌可使溃疡复发率降为 5% 以下，若患者无幽门螺杆菌再感染，在 5 年或更长的时期中，溃疡可不复发，表明去除病因后消化性溃疡可获得治愈。

幽门螺杆菌对胃黏膜的损伤因素主要包括幽门螺杆菌在胃黏膜内定植的因子和诱发组织损害的因子。在诸多致病因子中，尿素酶在幽门螺杆菌感染的致病中起重要作用。幽门螺杆菌能水解尿素释放氨，氨可直接损伤胃黏膜，同时幽门螺杆菌在"氨云"的包绕中可免受胃酸和胃蛋白酶的侵袭，使其在很低的 pH 环境中得以生存。幽门螺杆菌的空泡细胞毒素 A

（VacA）和细胞毒素相关蛋白（CagA）是幽门螺杆菌的重要致病因子。$VacA^+/CagA^+$ 菌株感染者的胃窦黏膜中有大量中性粒细胞浸润，与感染后胃黏膜上皮分细胞泌 IL-8 有关。幽门螺杆菌毒素与幽门螺杆菌的其他致病因子，如脂多糖、蛋白酶、脂酶、磷脂酶 A_2 等共同作用，导致胃黏膜局部的炎症反应和免疫反应，使胃黏膜遭受炎症和免疫损伤，而受损的胃黏膜则更容易遭受胃酸、胃蛋白酶的侵袭。

幽门螺杆菌感染导致消化性溃疡发病的确切机制尚未阐明。目前认为，幽门螺杆菌、宿主和环境三个因素在 DU 发病中都发挥一定作用。胆酸对幽门螺杆菌生长具有强烈的抑制作用，正常情况下，幽门螺杆菌无法在十二指肠生存。十二指肠球部酸负荷增加是 DU 发病的重要环节，酸可使结合胆酸沉淀，从而有利于幽门螺杆菌在十二指肠球部生长。幽门螺杆菌只能在胃上皮组织定植，在十二指肠球部存活的幽门螺杆菌只有当十二指肠球部发生胃上皮化生才能定植下来，而十二指肠球部的胃上皮化生是十二指肠对酸负荷的一种代偿反应。幽门螺杆菌感染引起的慢性胃窦炎直接或间接作用于胃窦 D、G 细胞，削弱了胃酸分泌的负反馈调节，从而导致餐后胃酸分泌增加；此外，吸烟、应激和遗传等因素均与胃酸分泌增加有关。定植在十二指肠球部的幽门螺杆菌引起十二指肠炎症，炎症削弱了十二指肠黏膜的防御和修复功能，在胃酸和胃蛋白酶的侵蚀下最终导致 DU 发生。十二指肠炎症同时导致十二指肠黏膜分泌碳酸氢盐减少，间接增加十二指肠的酸负荷，进一步促进 DU 的发生和发展过程。

对幽门螺杆菌引起 GU 的发病机制研究较少。一般认为是幽门螺杆菌感染引起的胃黏膜炎症削弱了胃黏膜的屏障功能，胃溃疡好发于非泌酸区与泌酸区交界处的非泌酸区侧，反映胃酸对屏障受损的胃黏膜的侵蚀作用。

2. 非甾体消炎药

NSAID 是引起消化性溃疡的另一个常见病因。大量研究资料显示，服用 NSAID 患者发生消化性溃疡及其并发症的危险性显著高于普通人群。临床研究报道，10%～25% 的长期服用 NSAID 的患者可发现胃或十二指肠溃疡，有 1%～4% 患者发生出血、穿孔等溃疡并发症。NSAID 引起的溃疡 GU 较 DU 多见。溃疡形成及其并发症发生的危险性与服用 NSAID 种类、剂量、疗程有关；此外，高龄、并发幽门螺杆菌感染、同时服用抗凝血药物、糖皮质激素等也是 NSAID 相关性溃疡及其并发症发生的危险因素。

NSAID 通过削弱黏膜的防御和修复功能而导致消化性溃疡发病，其损害作用包括局部作用和系统作用两方面。系统作用是导致消化性溃疡的主要机制，NSAID 通过抑制环氧合酶（COX）的活性，导致内源性前列腺素的合成减少，削弱胃黏膜的保护屏障。COX 是花生四烯酸合成前列腺素的关键限速酶，COX 有两种异构体，即结构型 COX-1 和诱导型 COX-2。COX-1 在组织细胞中恒量表达，催化生理性前列腺素合成，参与机体生理功能调节；COX-2 主要在病理情况下由炎症刺激诱导产生，促进炎症部位前列腺素的合成。传统的 NSAID 如阿司匹林、吲哚美辛等抑制 COX-2 而减轻炎症反应，但特异性较差，同时抑制 COX-1，导致胃肠黏膜生理性前列腺素 E 合成不足。后者通过增加黏液和碳酸氢盐分泌、促进黏膜血流增加、细胞保护等作用在维持黏膜防御和修复功能中起重要作用。NSAID 可以减少胃和十二指肠黏膜血流，抑制溃疡边缘的细胞增生，阻碍黏膜修复与溃疡愈合。

3. 胃酸和胃蛋白酶

消化性溃疡的最终形成是胃酸与胃蛋白酶对黏膜的自身消化所致。盐酸是胃液的主要成分，由胃壁细胞分泌。胃体和胃底部的主细胞分泌胃蛋白酶原经盐酸激活转化成胃蛋白酶。胃蛋白酶活性是 pH 依赖性的，当 pH 在 1~3 时，胃蛋白酶最活跃，能水解食物蛋白、胃黏液中的糖蛋白，甚至自身组织蛋白，对黏膜有侵袭作用，在 pH>4 时活性迅速下降。因此，在探讨消化性溃疡发病机制和治疗措施时主要考虑胃酸。无酸情况下罕有溃疡发生，抑制胃酸分泌能促进溃疡愈合，胃酸在溃疡形成过程中的决定性作用是溃疡形成的直接原因，而胃酸的这种损害作用一般只在正常黏膜的防御和修复功能遭受破坏时才发生。

DU 患者的平均基础酸排量（BAO）和五肽促胃液素刺激的最大酸排量（MAO）增高，MAO 低于 10 mmol/h 者较少发生 DU。GU 患者 BAO 及 MAO 多属正常或偏低，可能的解释是 GU 患者多伴多灶萎缩性胃炎，胃体壁细胞的泌酸功能已受影响，而 DU 患者多为慢性胃窦炎，胃体黏膜未受损或受损轻微，因而仍能保持旺盛的泌酸能力。胃酸分泌增多的因素主要有壁细胞数量的增多、壁细胞对刺激物质的敏感性增强、胃酸分泌的正常反馈抑制机制缺陷及迷走神经张力增高。其他少见的特殊情况如促胃液素瘤患者，极度增加的胃酸分泌的攻击作用远远超过黏膜的防御作用，而成为溃疡形成的起始因素。近年来，非幽门螺杆菌、非 NSAID 相关性消化性溃疡有所增加，这类患者病因未明，是否与高酸分泌有关尚有待研究。

4. 胃、十二指肠运动功能异常

正常情况下，胃排空速度随十二指肠内 pH 下降而减慢。研究发现，部分 DU 患者胃排空增快，这可使十二指肠球部酸负荷增大；部分 GU 患者有胃排空延迟，这可增加十二指肠液反流入胃，引起胃黏膜慢性炎症，加重胃黏膜屏障损害，受损的胃黏膜更易遭受酸和胃蛋白酶的破坏。但目前认为，胃肠运动障碍不大可能是原发病因，但可加重幽门螺杆菌或 NSAID 对黏膜的损害。

5. 其他因素

下列因素与消化性溃疡发病有不同程度的关系。①吸烟：吸烟者消化性溃疡发病率比不吸烟者高，吸烟影响溃疡愈合和促进溃疡复发。吸烟影响溃疡形成和愈合的确切机制未明，可能与吸烟增加胃酸分泌，减少十二指肠及胰腺碳酸氢盐分泌，影响胃十二指肠协调运动，黏膜损害性氧自由基增加等因素有关。②遗传：遗传因素曾一度被认为是消化性溃疡发病的重要因素，但随着幽门螺杆菌在消化性溃疡发病中的重要作用得到认识，遗传因素的重要性受到挑战。例如，消化性溃疡家族史可能是幽门螺杆菌感染的"家庭聚集"现象，O 型血者胃上皮细胞表面表达更多黏附受体而有利于幽门螺杆菌定植。因此，遗传因素的作用尚有待进一步研究。③急性应激可引起应激性溃疡已是共识。但在慢性溃疡患者，情绪应激和心理障碍的致病作用却无定论。临床观察发现长期精神紧张、过劳确实易使溃疡发作或加重，但这多在慢性溃疡已经存在时发生，因此，情绪应激可能主要起诱因作用，可通过神经内分泌途径影响胃十二指肠的分泌、运动和黏膜血流的调节。

总之，消化性溃疡是一种多因素疾病，其中幽门螺杆菌感染和服用 NSAID 是已知的主要病因，溃疡发生是黏膜侵袭因素和防御因素失平衡的结果，胃酸在溃疡形成中起关键作用。

三、病理

（一）溃疡的形态特征

1. 部位

DU 多发生在球部，前壁比较常见，约 5% 发生在球部以下部位，称为球后溃疡；GU 多发生在胃角和胃窦小弯。组织学上，GU 大多发生在胃窦幽门腺和胃体胃底腺移行交界处的幽门腺区一侧。幽门腺区黏膜可随年龄增长而扩大（假幽门腺化生或肠化生），使其与泌酸腺区之交界线上移，故老年患者 GU 的部位多较高。

2. 数目

消化性溃疡绝大多数是单个发生，也可多个，称为多发性溃疡。

3. 大小

DU 直径多小于 1 cm，GU 要比 DU 稍大，一般小于 2.5 cm，亦可见到直径大于 2.5cm 的巨大溃疡。

4. 形态和深度

典型的溃疡呈圆形或椭圆形，边缘常有增厚或充血水肿，称为"环堤"，溃疡边缘光整、底部洁净，由肉芽组织构成，上面覆盖有灰白色或灰黄色纤维渗出物。活动性溃疡周围黏膜常有炎症水肿。溃疡浅者累及黏膜肌层，深者达肌层甚至浆膜层，溃破至血管时引起出血，穿破浆膜层时引起穿孔。溃疡愈合时周围黏膜炎症、水肿消退，边缘上皮细胞增生覆盖溃疡面，其下的肉芽组织纤维转化，变为瘢痕，瘢痕收缩使周围黏膜皱襞向其集中。

（二）组织病理变化

溃疡活动期，在溃疡的底部，由表面向深部依次分为 4 层：急性炎性渗出层、中性粒细胞为主的非特异性细胞浸润层、肉芽组织层、纤维样或瘢痕组织层。溃疡边缘的黏膜有明显的上皮细胞再生和炎症性变化，并常见腺体肠化生。在瘢痕区域内的血管壁变厚，偶有血栓形成。

四、临床表现

消化性溃疡呈慢性过程，病史可达数年至数十年。

（一）症状

上腹痛是消化性溃疡的主要症状，但部分患者可无症状或症状较轻而以出血、穿孔等并发症为首发症状。上腹痛的性质多为灼痛，亦可为钝痛、胀痛、剧痛或饥饿样不适感。DU 疼痛多位于中上腹，或在脐上方，或脐上方偏右处；胃溃疡疼痛多位于中上腹稍偏高处，或在剑突下和剑突下偏左处。穿透性溃疡可放射至背部。一般为轻至中度持续性痛。疼痛常有典型的节律性，DU 表现为空腹痛即餐后 2~4 小时和（或）午夜痛，进食或服用抗酸药后缓解。胃溃疡疼痛较不规则，常在餐后 1 小时内发生，经 1~2 小时后缓解，直至下餐进食后再出现上述节律。部分患者无上述典型的腹痛表现，而仅表现为无规律的上腹隐痛或不适。此外，患者可伴有反酸、胃灼热、反胃、嗳气、上腹胀、恶心、呕吐等其他非特异性消化不良症状。

消化性溃疡腹痛的发作常呈周期性，发作与自发缓解相交替，发作期可数周或数月，缓解期亦长短不一，短者数周，长者数年；发作常有季节性，多在秋冬或冬春之交发病，可因精神情绪不良或过劳而诱发。

（二）体征

溃疡活动时上腹部可有局限性轻压痛，缓解期无明显体征。少数患者可有贫血和营养不良的体征。

（三）特殊类型的消化性溃疡

1. 复合性溃疡

复合性溃疡指胃和十二指肠同时发生的溃疡。DU 往往先于 GU 出现。幽门梗阻发生率较高。

2. 幽门管溃疡

幽门管位于胃远端，与十二指肠交界，长约 2 cm。幽门管溃疡与 DU 相似，胃酸分泌一般较多。幽门管溃疡上腹痛的节律性不明显，对药物治疗反应较差，呕吐较多见，较易发生幽门梗阻、出血和穿孔等并发症。

3. 球后溃疡

DU 大多发生在十二指肠球部，发生在球部以远的十二指肠溃疡称为球后溃疡。多位于十二指肠乳头的近端。具 DU 的临床特点，但午夜痛及背部放射痛多见，对药物治疗反应较差，较易并发出血。

4. 巨大溃疡

巨大溃疡指直径大于 2.5 cm 的溃疡。对药物治疗反应较差、愈合时间较慢，易发生慢性穿透或穿孔。胃的巨大溃疡需注意与恶性溃疡鉴别。

5. 老年人消化性溃疡

近年老年人消化性溃疡的报道增多。临床表现多不典型，GU 多位于胃体上部甚至胃底部，溃疡常较大，易误诊为胃癌。

6. 无症状性溃疡

约 15% 消化性溃疡患者可无症状，而以出血、穿孔等并发症为首发症状。可见于任何年龄，以老年人较多见；NSAID 引起的溃疡近半数无症状。

（四）并发症

1. 出血

溃疡侵蚀周围血管可引起出血。出血是消化性溃疡最常见的并发症，其发生率为 20%~25%，也是上消化道大出血最常见的病因（约占所有病因的 50%），DU 多于 GU。对临床表现不典型而诊断困难者，应争取在出血后 24~48 小时内进行急诊内镜检查，其确诊率可达 90% 以上，从而使患者达到及时诊断和治疗。

2. 穿孔

溃疡病灶向深部发展穿透浆膜层则并发穿孔。溃疡穿孔临床上分为急性、亚急性和慢性 3 种类型，以第一种常见。急性穿孔的溃疡常位于十二指肠前壁或胃前壁，发生穿孔后胃肠的内容物漏入腹腔而引起急性腹膜炎。十二指肠或胃后壁的溃疡深至浆膜层时已与邻近的组织或器官发生粘连，穿孔时胃肠内容物不流入腹腔，称为慢性穿孔，又称穿透性溃疡。这种穿透性溃疡改变了腹痛的规律，患者上腹痛变得顽固而持续，疼痛常放射至背部。邻近后壁的穿孔或游离穿孔较小，只引起局限性腹膜炎时称亚急性穿孔，症状较急性穿孔轻而体征较局限，且易漏诊。

3. 幽门梗阻

主要由 DU 或幽门管溃疡引起。溃疡急性发作时可因炎症水肿和幽门部痉挛而引起暂时性梗阻，可随炎症好转而缓解；慢性梗阻主要由于瘢痕收缩而呈持久性。幽门梗阻临床表现为餐后上腹饱胀、上腹疼痛加重，伴有恶心、呕吐，大量呕吐后症状可以改善，呕吐物含发酵酸性宿食。严重呕吐可致失水和低氯低钾性碱中毒。可发生营养不良和体重减轻。体检可见胃型和胃蠕动波，清晨空腹时检查胃内有振水声。进一步做胃镜或 X 线钡剂造影检查可确诊。

4. 癌变

少数 GU 可发生癌变。GU 癌变发生于溃疡边缘，据报道癌变率在 1% 左右。长期慢性GU 病史、年龄在 45 岁以上、溃疡顽固不愈者应提高警惕。对可疑癌变者，在胃镜下取多点活检进行病理检查；在积极治疗后复查胃镜，直到溃疡完全愈合；必要时定期随访复查。

五、辅助检查

（一）胃镜检查

胃镜检查是确诊消化性溃疡的首选检查方法。胃镜检查不仅可以对胃、十二指肠黏膜进行直接观察、摄像，还可在直视下取黏膜活组织进行病理学检查及幽门螺杆菌检测，因此，胃镜检查对消化性溃疡的诊断及胃良、恶性溃疡鉴别诊断的准确性高于 X 线钡餐检查。胃良、恶性溃疡的鉴别必须由活组织病理检查确定。

内镜下消化性溃疡多呈圆形或椭圆形，也有呈线形，边缘光整，底部覆有灰黄色或灰白色渗出物，周围黏膜可有充血、水肿，可见皱襞向溃疡集中。内镜下溃疡可分为 3 期。①活动期（A）：以厚苔为主要特征，伴周边黏膜肿胀。②愈合期（H）：以薄苔为主要特征，溃疡四周出现较明显的红晕及黏膜皱襞集中。③瘢痕期（S）：白苔消失。

消化性溃疡（良性）的内镜分期诊断（畸田隆夫分期法），具体如下。

1. 活动期（A 期）

（1）活动 I 期（A_1 期）：溃疡底部有较厚白苔，也可有血凝块，周围黏膜肿胀但无黏膜皱襞集中，尚无新生上皮。并发活动性出血的溃疡一般应列为 A_1 期溃疡。

（2）活动 II 期（A_2 期）：溃疡底部白苔已经平坦清洁，周边反应性炎症性水肿减轻，周围黏膜皱襞开始集中，开始出现红色点状新生上皮。

2. 愈合期（H 期）

（1）愈合 I 期（H_1 期）：溃疡底部白苔变薄，面积明显缩小，并有黏膜皱襞向溃疡集中，四周有上皮再生形成的红晕。

（2）愈合 II 期（H_2 期）：溃疡底部仅有少量白苔，周边黏膜皱襞向溃疡集中明显，再生上皮进一步加宽 H_1 期与 H_2 期的区别在于后者溃疡已接近完全愈合，但仍有少许薄白苔残留。

3. 瘢痕期（S 期）

（1）红色瘢痕期（S_1 期）：白苔基本消失，缺损黏膜已完全被再生上皮覆盖，再生上皮发红，呈星栅状放射样排列，中心可见白色纤维素生成的瘢痕。

（2）白色瘢痕期（S_2 期）：黏膜基本修复愈合平坦，或虽有黏膜皱襞集中但已不充血，可见线状或星状白色纤维素生成的瘢痕。

（二）X 线钡餐检查

X 线钡餐检查适用于对胃镜检查有禁忌或不愿接受胃镜检查者。溃疡的 X 线征象有直接和间接两种：龛影是直接征象，对溃疡有确诊价值；局部压痛、十二指肠球部激惹和球部畸形、胃大弯侧痉挛性切迹均为间接征象，提示可能存在溃疡。在溃疡较小或较浅时钡餐检查有可能漏诊。活动性上消化道出血是钡餐检查的禁忌证。

（三）幽门螺杆菌检测

由于是否并发幽门螺杆菌感染决定着治疗方案的选择，对消化性溃疡患者应常规检测幽门螺杆菌。检测方法分为侵入性和非侵入性两大类。前者需通过胃镜检查取胃黏膜活组织进行检测，主要包括快速尿素酶试验、组织学检查和幽门螺杆菌培养；后者主要有 ^{13}C 或 ^{14}C 尿素呼气试验、粪便幽门螺杆菌抗原检测及血清学抗幽门螺杆菌抗体检测。近期应用抗生素、质子泵抑制剂、铋剂等药物，上述检查（血清学方法除外）可呈假阴性。

（四）胃液分析和血清促胃液素测定

GU 患者的胃酸分泌正常或低于正常，DU 者则胃酸分泌过高，以基础酸排出量和夜间最大酸排出量为明显。一般仅在疑有促胃液素瘤时作鉴别诊断之用。

六、诊断和鉴别诊断

（一）诊断

当患者有慢性病程、周期性发作的节律性上腹疼痛，且上腹痛可为进食或抗酸药所缓解的症状时，应疑诊消化性溃疡，确诊需要胃镜诊断。明确溃疡诊断后，应注意搜寻溃疡的病因。

（二）鉴别诊断

本病主要与肝、胆、胰、肠疾病和胃的其他疾病相鉴别。功能性消化不良临床常见，且临床表现与消化性溃疡相似，应注意鉴别。胃镜检查如见胃、十二指肠溃疡，应注意与引起胃、十二指肠溃疡的少见特殊病因或以溃疡为主要表现的胃、十二指肠肿瘤鉴别。

1. 胃癌

内镜或 X 线检查发现胃溃疡，必须进行良、恶性溃疡的鉴别。早期胃癌单凭内镜所见与良性溃疡鉴别有困难，放大内镜和染色内镜对鉴别有帮助，但最终必须依靠内镜下进行活组织病理学检查鉴别。恶性溃疡的内镜特点为：①溃疡形状不规则，一般较大；②底凹凸不平，苔污秽；③边缘呈结节状隆起；④周围皱襞中断；⑤胃壁僵硬，蠕动减弱（X 线钡餐检查亦可见上述相应的 X 线征）。活组织病理学检查可以确诊，但必须强调，对于怀疑胃癌而一次活检阴性者，必须在短期内复查胃镜再次活检；即使内镜下诊断为良性溃疡且活检阴性，仍有漏诊胃癌的可能，因此，对于初诊为胃溃疡者，必须在完成正规治疗的疗程后复查胃镜，溃疡缩小或愈合不是鉴别良、恶性溃疡的最终依据，必须重复活检加以证实。

2. 促胃液素瘤

又称 Zollinger-Ellison 综合征，是胰腺非 β 细胞瘤分泌大量促胃液素所致。肿瘤往往很小（<1 cm），生长缓慢，半数为恶性。大量促胃液素可刺激壁细胞增生，分泌大量胃酸，使上消化道经常处于高酸环境，导致胃、十二指肠球部和不典型部位（十二指肠降段、横段，甚或空肠近端）发生多发性溃疡。促胃液素瘤与普通消化性溃疡的鉴别要点是该病溃疡发生于不典型部位，具有难治性特点，有过高胃酸分泌（BAO 和 MAO 均明显升高，且 BAO/MAO>60%）及高空腹血清促胃液素（>200 pg/mL，常>500 pg/mL）。

3. 功能性消化不良

患者常表现为上腹疼痛、反酸、嗳气、胃灼热、上腹饱胀、恶心、呕吐、食欲减退等，部分患者症状与消化性溃疡极为相似，易混淆。内镜检查则示胃黏膜无明显病变。

4. 慢性胆囊炎和胆石症

疼痛与进食油腻食物有关，位于右上腹，放射至背部，伴发热、黄疸的典型病例，不难鉴别。对不典型的患者，鉴别需借助腹部超声或内镜下逆行胆管造影检查。

七、治疗

消化性溃疡治疗的目的是消除病因、缓解症状、愈合溃疡、防止复发和防治并发症。针对病因的治疗如根除幽门螺杆菌，有可能彻底治愈溃疡病，是近年消化性溃疡治疗的一大进展。

消化性溃疡的处理流程见图 3-3。

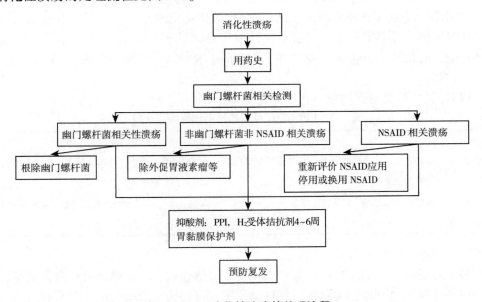

图 3-3　消化性溃疡的处理流程

（一）一般治疗

注意生活饮食规律，定时进餐，避免辛辣、过咸食物，避免过度劳累和精神紧张。戒烟、酒。慎用或不用 NSAID、激素等药物。

（二）药物治疗

目前用于治疗消化性溃疡的药物主要分为抑制胃酸分泌的药物和保护胃黏膜的药物两大类，旨在缓解症状和促进溃疡愈合，常与根除幽门螺杆菌治疗配合使用。

1. 抑制胃酸分泌的药物

胃酸是消化性溃疡产生的基础，抑酸治疗的目的是缓解疼痛症状，促进溃疡愈合。

（1）质子泵抑制剂（PPI）：PPI 对胃壁细胞泌酸小管中的 H^+-K^+-ATP 酶具有直接作用，而 H^+-K^+-ATP 酶是酸分泌的最后共同通路，因此，PPI 已成为消化性溃疡等胃酸相关性疾病的首选药物，其疗效远高于 H_2 受体拮抗剂。与 H_2 受体拮抗剂相比，PPI 促进溃疡愈合的速度较快，溃疡愈合率较高，特别适用于难治性溃疡或 NSAID 相关溃疡患者不能停用 NSAID 时的治疗。同时，由于 PPI 的强大抑酸作用及对幽门螺杆菌的直接抑制作用，它还是根除幽门螺杆菌治疗方案中的基础药物。使用推荐剂量的各种 PPI，对消化性溃疡的疗效相仿，不良反应均较少。

PPI 治疗消化性溃疡的常用药物及其剂量：奥美拉唑 20 mg/d，兰索拉唑 30 mg/d，泮托拉唑 40 mg/d，雷贝拉唑 10 mg/d，埃索美拉唑 20 mg/d。治疗 DU 疗程一般为 2~4 周，治疗 GU 疗程为 4~6 周。

（2）H_2 受体拮抗剂：H_2 受体拮抗剂可抑制基础及刺激的胃酸分泌，几乎完全抑制夜间胃酸分泌。使用推荐剂量各种 H_2 受体拮抗剂溃疡愈合率相近，不良反应发生率均低。西咪替丁可通过血—脑脊液屏障，偶有精神异常不良反应；与雄性激素受体结合而影响性功能；经肝细胞色素 P450 代谢而延长华法林、苯妥英钠、茶碱等药物的肝内代谢。雷尼替丁、法莫替丁和尼扎替丁上述不良反应较少。已证明 H_2 受体拮抗剂全日剂量于睡前顿服的疗效与 1 日 2 次分服相仿。现多主张每晚睡前一次性服用西咪替丁 800 mg 或雷尼替丁 300 mg、法莫替丁 40 mg、尼扎替丁 300 mg、罗沙替丁 150 mg。治疗 DU 疗程一般为 4~6 周，治疗 GU 疗程为 6~8 周。

PPI 和 H_2 受体拮抗剂作用特点比较见表 3-2。

表 3-2　PPI 和 H_2 受体拮抗剂作用特点比较

项目		H_2 受体拮抗剂
作用强度	作用强大，完全阻止各种刺激引起的胃酸分泌	对组胺及夜间胃酸分泌抑制强，其他作用弱
耐受性	持续用药无耐受性	迅速产生耐受性
作用时间	作用持久、递增，3 日后达稳态	用药 12 小时后作用减弱、增加剂量不能克服
对胃内 pH 影响	胃内 pH 维持平稳	胃内 pH 波动较大

2. 保护胃黏膜药物

在抑酸治疗的同时，加用胃黏膜保护剂不仅能缓解症状，还能提高溃疡愈合质量，防止复发。枸橼酸铋钾因兼有较强抑制幽门螺杆菌作用，可作为根除幽门螺杆菌联合治疗方案的组分，但此药过量蓄积可引起神经毒性，需注意不能长期服用。硫糖铝是一种八硫酸蔗糖的氢氧化铝盐，在酸性环境下，有些分子的氢氧化铝根可离子化而与硫酸蔗糖复合离子分离，后者可聚合成不溶性带负电的胶体，能与溃疡面带正电的蛋白质渗出物相结合，形成一层保护膜覆盖胃黏膜面，吸附胆汁酸和胃蛋白酶的作用，增加胃黏液的分泌。吉法酯可增加黏膜上皮内前列腺素含量，促进溃疡愈合。替普瑞酮对胃黏膜具有直接保护作用，促进黏膜表面上皮细胞再生。铝碳酸镁是兼具抗酸和抗胆汁作用的新型胃黏膜保护剂。米索前列醇具有抑制胃酸分泌，增加胃、十二指肠黏膜的黏液及碳酸氢盐分泌和增加黏膜血流等作用，主要用于 NSAID 相关溃疡的预防，腹泻是其常见的不良反应，因会引起子宫收缩，故孕妇忌服。

3. 胃肠动力药物

消化性溃疡部分患者可出现恶心、呕吐和腹胀等症状，提示有胃潴留、排空迟缓、胆汁反流或胃食管反流者，可同时给予促进胃动力药物，如甲氧氯普胺、多潘立酮及枸橼酸莫沙必利等。

（三）幽门螺杆菌相关性溃疡的治疗

对幽门螺杆菌感染引起的消化性溃疡，根除幽门螺杆菌不但可促进溃疡愈合，而且可预防溃疡复发，从而彻底治愈溃疡。因此，凡有幽门螺杆菌感染的消化性溃疡，无论初发或复发、活动或静止、有无并发症，均应予以根除幽门螺杆菌治疗。

1. 根除幽门螺杆菌治疗方案

见慢性胃炎相关内容。

2. 根除幽门螺杆菌治疗结束后的抗溃疡治疗

在根除幽门螺杆菌疗程结束后，继续给予常规疗程的抗溃疡治疗，如 DU 患者予 PPI 常规剂量，每日 1 次，总疗程 2~4 周，或 H_2 受体拮抗剂常规剂量，疗程 4~6 周；GU 患者 PPI 常规剂量每日 1 次，总疗程 4~6 周，或 H_2 受体拮抗剂常规剂量，疗程 6~8 周。这在有并发症或溃疡面积大的患者尤为必要，但对无并发症的浅小溃疡，如根除治疗结束时症状已得到完全缓解，也可考虑停药。

3. 根除幽门螺杆菌治疗后的复查

治疗后应常规复查幽门螺杆菌是否已被根除，复查应在根除幽门螺杆菌治疗结束至少 4 周后进行，且在检查前应停用 PPI 2 周、停用铋剂 4 周，否则会出现假阴性。可采用非侵入性的 ^{13}C 或 ^{14}C 尿素呼气试验复查；对于胃溃疡患者，也可在复查胃镜检查溃疡是否愈合的同时，通过胃镜钳取胃黏膜活组织进行尿素酶和（或）组织学检查。

（四）NSAID 相关溃疡的防治

对服用 NSAID 后出现的溃疡，如情况允许应立即停用 NSAID，如病情不允许可换用对黏膜损伤少的 NSAID，如特异性 COX-2 抑制剂（如塞来昔布）。对停用 NSAID 者，可给予常规剂量、常规疗程的 H_2 受体拮抗剂或 PPI 治疗；对不能停用 NSAID 者，应选用 PPI 治疗。因为幽门螺杆菌和 NSAID 是引起溃疡的两个独立因素，所以应同时检测幽门螺杆菌，如并发幽门螺杆菌感染，应同时根除幽门螺杆菌。溃疡愈合后，如不能停用 NSAID，无论幽门螺杆菌是否阳性，都应继续服用 PPI 长期维持治疗，以预防溃疡复发。对于发生 NSAID 相关溃疡并发症的高危患者，如既往有溃疡病史、高龄、同时应用抗凝血药（包括低剂量的阿司匹林）或糖皮质激素者，应常规给予抗溃疡药物预防。目前认为 PPI 具有较好的预防溃疡及溃疡并发症的效果。

（五）外科治疗

由于内科治疗的进展，大多数消化性溃疡通过药物可以治愈，目前外科手术主要适用于出现并发症的患者，由于胃溃疡有癌变可能，外科处理相对积极。总体来说，外科治疗的消化性溃疡的适应证是：①内科治疗无效或停药后很快再复发的溃疡；②上消化道大出血；③急性穿孔；④瘢痕性幽门梗阻；⑤溃疡癌变。

1. 主要手术方式

外科治疗消化性溃疡的主要手术方式有穿孔缝合术、胃大部切除术和迷走神经切断术。

（1）穿孔缝合术：适用于胃、十二指肠溃疡急性穿孔。手术方法是在穿孔处沿胃、十二指肠纵轴进针，贯穿全层缝合，从穿孔一侧进针，再从另一侧出针，外加大网膜敷贴予以加强，缝合针数根据穿孔的大小决定，一般3针左右。如果溃疡较大，边缘水肿重，可将大网膜填塞于穿孔内，再间断全层缝合穿孔。术中应注意对于怀疑溃疡穿孔处有恶变者要取穿孔处组织做术中快速冰冻病理检查。

（2）胃大部切除术：适用于消化性溃疡内科治疗无效时或并发出血、穿孔、幽门梗阻、癌变者。胃大部切除术在20世纪40年代已成为外科治疗消化性溃疡的标准手术，胃、十二指肠溃疡的主要术式是远端胃大部切除，即通常所称的胃大部切除术，主要包括胃组织切除和重建胃肠道连续性，胃大部切除术的手术范围是切除远端2/3~3/4的胃组织，包括整个胃窦部、幽门和十二指肠球部（图3-4）。其治疗溃疡的理论依据是手术切除整个胃窦部，即切除产生促胃液素的G细胞，降低胃酸分泌；切除含有大量壁细胞和主细胞的远端胃体，减少胃酸和胃蛋白酶的分泌；切除溃疡病灶和溃疡的好发部位。

胃大部切除术依据重建胃肠道方法的不同可选择Billroth I（毕I）式和Billroth II（毕II）式，也可采用胃空肠Roux-en-Y术式。毕I式（图3-5）是胃和十二指肠吻合，由于该术式比较符合原来的胃肠道生理状况，消化性溃疡外科治疗的首选重建方式，但术中应注意吻合口不能有张力。如果吻合前判断有张力，可选择毕II式或胃空肠Roux-en-Y术式进行消化道重建。毕II式（图3-6）是将十二指肠断端缝闭，将胃和空肠吻合，分为结肠前和结肠后吻合方式，结肠前方式是将空肠襻直接从横结肠前方上提到胃断端做吻合，结肠后方式是在横结肠系膜打孔，将空肠襻经此孔从横结肠后方上提到胃断端做吻合。胃空肠吻合时，近端空肠置于胃小弯侧或胃大弯侧均可，依据术中情况和习惯决定，但均应高于远端空肠，便于排空。胃空肠Roux-en-Y术式（图3-7）是胃大部切除术后，十二指肠断端缝闭，将距Treitz韧带10~15 cm空肠横断，远断端同残胃吻合，近断端与距胃肠吻合口45~60 cm的远断端空肠行端侧吻合，该术式可防止胆胰液流入残胃导致反流性胃炎。

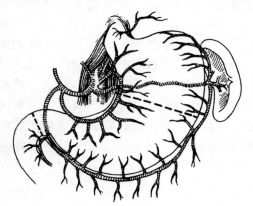

图3-4　胃大部切除范围

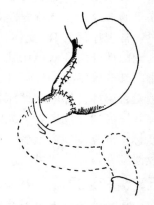

图3-5　毕I式胃大部切除术

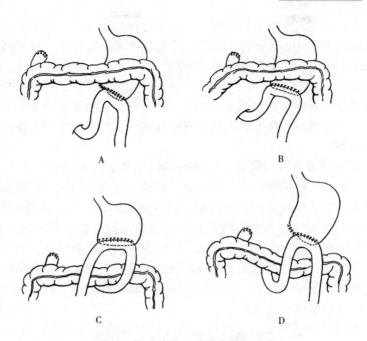

图 3-6 常见的毕Ⅱ式胃大部切除术

注 A. 霍氏 (Hoffmeister) 法：结肠后，部分胃断端与空肠吻合，输入段对小弯侧。B. 波氏 (Polya) 法：结肠后，全部胃断端与空肠吻合，输入段对小弯侧。C. 莫氏 (Moynihan) 法：结肠前，全部胃断端与空肠吻合，输入段对大弯侧。D. 艾氏 (v. Eiselsberg) 法：结肠前，部分胃断端与空肠吻合，输入段对小弯侧。

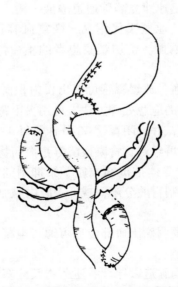

图 3-7 胃空肠 Roux-en-Y 式吻合

（3）迷走神经切断术：该方法治疗消化性溃疡的主要机制是消除神经性胃酸分泌；消除迷走神经兴奋引起的促胃液素分泌；降低分泌胃酸的腺体对促胃液素和组胺的反应。具体术式可归纳为：①迷走神经干切断合并引流术；②选择性迷走神经切断术合并引流术；③高选择性迷走神经切断术；④迷走神经干切断加胃窦切除术。近年来，由于药物治疗消化性溃疡取得很好的效果，迷走神经切断术已很少应用。

2. 胃、十二指肠溃疡出血

出血是消化性溃疡最常见的并发症，15%~25%的消化性溃疡患者可出现明显的出血，男性较女性多见。十二指肠溃疡并发出血较胃溃疡多见，其中十二指肠球部后壁溃疡及球后溃疡更容易发生出血。

（1）病因：溃疡并发出血主要由炎症腐蚀到溃疡基底部或其周围血管，引起血管破裂所致。另外，饮食失调、精神紧张、过度劳累、吸烟、饮酒、服用对胃肠道黏膜有损害的药物（如糖皮质激素、非甾体抗炎药、抗凝剂）或伴随疾病恶化均可使溃疡活动而引起出血。

（2）临床表现：出血前常因溃疡活动导致上腹痛加剧，临床表现与出血量及出血速度有关，呕血和排柏油样便是出血的主要症状。出血量少的可仅有黑便；出血量大且速度快者可出现呕血，且色泽红；出血量越大，全身症状越明显，表现为血容量不足，甚至出现休克症状。肠腔内出血刺激肠蠕动增加，可导致肠鸣音增强。红细胞计数、血红蛋白值和血细胞比容连续检测可评估出血量和速度。

（3）诊断和鉴别诊断：根据消化性溃疡病史和出血的临床表现，诊断溃疡并发出血一般并不困难。但需要与胃底食管静脉曲张破裂、应激性溃疡和胃癌引起的出血相鉴别。胃底食管静脉曲张破裂出血患者常有肝硬化病史和门静脉高压症临床表现，应激性溃疡患者多有严重创伤、重度感染、使用非甾体抗炎药等引起应激的病因，胃癌患者可有恶性肿瘤的临床表现。胃镜检查可明确出血的部位和原因，选择性动脉造影也可用于明确出血部位。

（4）治疗：具体如下。

1）补充血容量、抗休克：迅速建立静脉通道输液，输入生理盐水、平衡液、葡萄糖盐水和羟乙基淀粉、右旋糖酐或其他血浆代用品，恢复血容量，改善微循环，晶胶比例以3：1为宜；同时进行快速配型输血。密切观察患者的生命体征，包括心率、血压、尿量、周围循环等的变化。

2）放置胃管及局部用药止血：放置胃管可引出胃内积血，并可冲洗胃腔，观察后续出血情况。局部用药止血是最常用的应急处理方法，可用去甲肾上腺素 8 mg 加入 200 mL 冰生理盐水中，经口服或经胃管注入，并夹闭胃管 30 分钟，每 4~6 小时可重复 1 次，使胃血管暂时性收缩，达到止血目的。也可经胃管将凝血酶等止血药物注入胃腔内进行局部止血。

3）全身药物治疗：使用 H_2 受体拮抗剂或质子泵抑制剂抑制胃酸分泌，提高胃内 pH，有利于止血；使用生长抑素可抑制胃酸分泌，减低腹腔内脏血流；使用促凝血药和抗纤溶药物，也对止血有一定帮助。

4）胃镜治疗：在胃镜下观察明确出血部位后可通过电凝、局部喷洒止血药物、采用血管夹等措施进行止血。

5）介入治疗：通过选择性动脉造影导管灌注药物及栓塞治疗进行止血，对于急性大出血的年老体弱不能耐受手术的患者，介入治疗可帮助患者度过危险期，避免手术或待病情稳定后再择期手术。

6）手术治疗：消化性溃疡出血的手术指征如下。①经积极非手术治疗无效者。②出血速度快，情况危急，短期内出现休克症状者。③高龄患者伴血管硬化，估计难以止血者。

④经非手术治疗出血停止，但短期内可能再次出血者。⑤同时有溃疡穿孔或胃出口梗阻者。手术方式可采用出血部位贯穿缝扎术或胃大部切除术，对于采用溃疡旷置的胃大部切除术，必须贯穿缝扎溃疡和处理周围血管。

3. 胃、十二指肠急性穿孔

5%~10%的消化性溃疡患者可发生穿孔，临床上急性穿孔多见，其次是亚急性穿孔。十二指肠溃疡急性穿孔较胃溃疡急性穿孔多见，穿孔可出现于任何年龄，但以30~60岁多见。溃疡急性穿孔是消化性溃疡最严重的并发症，起病急，变化快，病情重，需要紧急处理。溃疡穿孔后胃肠内容物流入腹腔，引起化学性腹膜炎。腹膜受到消化液的刺激产生腹痛和渗出，随着消化道细菌在腹腔繁殖，逐渐形成化脓性腹膜炎。

（1）病因：消化性溃疡急性穿孔的主要原因是溃疡基底部受到侵蚀，胃肠壁变薄坏死，穿透浆膜层，导致胃、十二指肠腔与腹腔相通。主要诱因有：①进食过饱、咳嗽或剧烈呕吐导致腹内压骤然增高；②精神紧张和过度劳累；③吸烟和饮酒；④激素、非甾体抗炎药和免疫抑制剂的使用。

（2）临床表现：突然出现剧烈腹痛，疼痛为持续性，呈"刀割样"，常起始于右上腹或中上腹，然后迅速波及全腹。常伴恶心、呕吐等消化道症状，严重时可伴血压下降等感染性休克表现。患者呈痛苦表情、屈曲体位；腹式呼吸减弱或消失，全腹压痛，以穿孔处最重；腹肌紧张呈"板状腹"，反跳痛明显；肠鸣音减弱或消失。叩诊肝浊音界缩小或消失，移动性浊音阳性。血常规检查白细胞计数升高，立位腹部X线检查可见膈下呈新月状的游离气体。

（3）诊断和鉴别诊断：依据既往有溃疡病史，突发上腹部疼痛，腹肌紧张呈"板状腹"，立位腹平片可见膈下游离气体即可确诊。但部分高龄、体弱及空腹小穿孔患者临床表现和腹部体征往往不典型，应详细询问病史和进行仔细体格检查，警惕误诊、漏诊。消化性溃疡穿孔主要需与以下疾病相鉴别。①急性阑尾炎：溃疡穿孔后消化液可以沿右结肠旁沟流到右下腹，引起右下腹疼痛和腹膜炎体征，易与急性阑尾炎相混，但溃疡穿孔一般起病急剧，开始既有腹膜炎体征，甚至出现休克；而阑尾炎一般病情逐渐加重，上腹部肌紧张和压痛较轻，体征局限于右下腹，X线检查无膈下游离气体。②急性胆囊炎：主要表现为右上腹绞痛，疼痛常向右肩背部放射，腹部体征主要集中在右上腹，可触及肿大的胆囊，墨菲征阳性。胆囊坏疽穿孔时可出现弥漫性腹膜炎，超声提示胆囊炎或胆囊结石。③急性胰腺炎：腹痛主要位于上腹部偏左并向背部放射，血、尿淀粉酶水平升高，X线检查膈下无游离气体，影像学检查发现胰腺肿胀，周围有渗出。

（4）治疗：消化性溃疡穿孔一经确诊原则上应尽快进行手术治疗，对于临床症状和体征不重的空腹穿孔可以尝试保守治疗，但需要密切观察病情变化，如病情加重立即进行手术治疗。

1）一般治疗：包括禁食禁水、留置胃管行胃肠减压、静脉补液、应用广谱抗菌药物和抑制胃酸分泌药物。

2）手术治疗：消化性溃疡穿孔以穿孔缝合术为主要手术方式，对于溃疡较大缝合困难或合并幽门梗阻时可选择胃大部切除术，有条件的单位可选择腹腔镜下穿孔修补术。术后患者仍需要正规抗溃疡药物治疗。

4. 胃、十二指肠溃疡瘢痕性幽门梗阻

由于内科药物治疗消化性溃疡疗效满意，溃疡性幽门梗阻发生率显著减少。胃、十二指肠溃疡瘢痕性幽门梗阻见于胃幽门、幽门管或十二指肠球部溃疡反复发作，形成瘢痕狭窄。

（1）病因：溃疡引起幽门梗阻的原因有 3 个。①幽门括约肌痉挛。②幽门附近溃疡导致炎性水肿。③幽门附近溃疡愈合过程中瘢痕形成。通常情况下三者同时存在。

（2）临床表现：主要症状为腹痛、腹胀和反复呕吐。初期患者主要表现为上腹胀和阵发性腹痛，同时伴嗳气、恶心。随着病情加重，出现呕吐，呕吐后自觉腹胀好转，呕吐物为馊食，不含胆汁，有腐败酸臭味。患者可因反复呕吐引起全身症状，包括口渴、皮肤干燥、尿少、乏力等，严重者可出现严重脱水、电解质紊乱和代谢性碱中毒。体格检查在上腹部可见胃型，晃动上腹部可闻及"振水音"。X 线检查可见胃排空障碍及胃扩张。

（3）诊断和鉴别诊断：根据患者长期溃疡病史和典型的临床表现，多能确定诊断。但需要区分是水肿性幽门梗阻、瘢痕性幽门梗阻还是肿瘤性幽门梗阻。水肿性幽门梗阻经保守治疗待水肿消退后通过正规消化性溃疡药物治疗，可避免手术。可通过行胃肠减压、高渗盐水洗胃、使用抑制胃酸分泌药物、静脉营养支持等保守措施，观察症状是否缓解以与水肿性幽门梗阻鉴别。通过内镜、CT、血清肿瘤标志物检查与肿瘤性幽门梗阻进行鉴别。进行消化道造影检查时注意不选用钡剂，宜选用泛影葡胺等水性对比剂。

（4）治疗：胃、十二指肠溃疡瘢痕性幽门梗阻不必急于进行手术，一般先行非手术治疗，留置胃管进行胃肠减压，高渗盐水洗胃以减轻胃壁水肿，同时补充液体、电解质，维持酸碱平衡和营养。如非手术治疗症状未能缓解，说明梗阻持续存在，必须采取手术治疗。部分患者经非手术治疗后梗阻症状缓解，但其后梗阻症状又出现，对这部分患者可在缓解期进行手术治疗。手术以解除梗阻、去除病因为目的，首选胃大部切除术。

5. 术后并发症

临床上分为术后早期并发症和术后远期并发症两类。

（1）术后早期并发症：多与术前准备不完善和术中操作不当有关。

1）术后胃腔内出血：胃、十二指肠溃疡术后出血最常发生的部位是吻合口，其次是胃或十二指肠残端。术后 24 小时从鼻胃管引出少量血性液体，多属于正常现象。如果持续不断地引出大量血液，则表明有活动性出血。发生在术后 24 小时内出血多由术中止血不彻底造成，术后 4~6 日出血常因吻合口黏膜坏死脱落造成。胃肠腔内出血可通过内镜检查明确出血部位，通过局部使用止血药物、上血管夹等保守措施止血，如果出血无明显缓解应积极手术治疗。

2）胃排空障碍：胃切除术后功能性胃排空障碍又称胃瘫，通常出现于手术后最初 2 周内，也可延迟发生。临床症状常在由流食改为半流食时发生，患者出血腹部饱胀、恶心、呕吐，呕吐物为含胆汁的胃内容物。选用水溶性对比剂进行上消化道造影检查可见胃内有大量潴留物，胃无蠕动，对比剂不进入或缓慢少量进入小肠腔内。胃瘫的处理以保守治疗为主，包括禁食禁水，放置胃管进行引流减压，同时静脉营养补液、抑酸治疗，也可放置胃肠营养管到上段空肠内进行肠内营养，其间注意维持水电解质和酸碱平衡。治疗药物包括甲氧氯普胺、多潘立酮、红霉素等，针灸治疗也有一定效果。经过上述处理，多数患者 3~4 周可以恢复。

3）十二指肠残端破裂：是毕 II 式术后早期的严重并发症之一，通常发生于术后 2~5

日，常见于十二指肠残端处理不当或毕Ⅱ式吻合术后输入袢梗阻。临床表现为突发上腹剧痛、发热、腹膜刺激征，血白细胞增多，腹腔穿刺出含有胆汁样液体，CT 或超声发现膈下积液。一旦确诊应立即手术，术中尽量关闭十二指肠残端，并行十二指肠造瘘和腹腔引流，如有输入袢梗阻，应术中一并处理。

4）胃壁缺血坏死、吻合口破裂或瘘：胃壁缺血坏死常见于手术中过多切断胃小弯侧血管和大弯侧胃短血管。十二指肠残端或空肠袢的血运不足也会引起肠壁缺血坏死，造成吻合口破裂或瘘。发现胃肠壁坏死应立即禁食禁水，放置胃管进行胃肠减压并严密观察。一旦发生坏死穿孔或吻合口破裂，出现腹膜炎体征应立即手术探查并进行相应处理。

5）术后肠梗阻：主要有以下 3 种。①吻合口梗阻：常见原因是吻合口过小或吻合时内翻过多，加上术后吻合口水肿。临床表现为腹胀、恶心、呕吐，检查可发现残胃扩张、食物或液体潴留。经过胃肠减压、静脉补液、纠正低蛋白血症等治疗后大多数患者可以缓解，如果非手术治疗失败，梗阻时间长且经胃镜或消化道造影检查证实不能通过吻合口，则需要再次手术探查。②急性输入袢梗阻：一般由于胃空肠吻合时空肠袢过长所致，粘连、扭转、内疝、胃肠吻合口扭结成角也可导致梗阻。因为梗阻近端为十二指肠残端，所以属于闭袢性梗阻，易发生肠绞窄，常导致十二指肠残端破裂。临床表现为上腹部剧烈疼痛伴呕吐，呕吐物不含胆汁，上腹部常可打及肿块，CT 扫描有助于诊断。确诊后应立即手术治疗。③输出袢梗阻：多见于术后肠粘连或行结肠后吻合方式系膜压迫肠管所致。临床表现为上腹部饱胀不适、腹痛，严重时出现呕吐，呕吐物含有胆汁。如内科保守治疗失败，可进行手术探查。

（2）术后远期并发症：多与手术导致解剖、生理改变对机体的扰乱有关。

1）倾倒综合征：胃大部切除术后控制胃排空的幽门括约肌等结构不存在，导致胃排空过速，产生的一系列临床症状，称为倾倒综合征。多见于毕Ⅱ吻合，依据进食后出现临床症状的时间分为早期和晚期两种类型。①早期倾倒综合征：发生在餐后半小时内，出现心悸、心动过速、出汗、无力、面色苍白等血容量不足表现，同时伴有恶心、呕吐、腹部绞痛等消化道症状。病理机制可能和过甜的高渗食物直接进入小肠导致肠道内分泌细胞分泌大量的肠源性血管活性物质和渗透作用使细胞外液进入肠腔有关。治疗为调整饮食、少食多餐，避免高渗食物摄入，降低摄入液体的渗透压。症状不缓解可用生长抑素治疗。②晚期倾倒综合征：发生在进食后 2~4 小时，出现头晕、面色苍白、出冷汗、脉搏细数甚至晕厥等临床表现。发生机制为食物快速进入小肠后刺激胰岛素大量分泌，导致反应性低血糖，又称低血糖综合征。治疗为调整饮食，如食物中添加果胶延缓糖的吸收。严重者可皮下注射生长抑素。大多数倾倒综合征患者在术后半年内症状逐渐改善，对于术后半年后症状持续，严重影响工作和生活者可采用手术治疗，手术方法可采用将毕Ⅱ式胃空肠吻合改为胃十二指肠吻合或胃空肠 Roux-en-Y 吻合。

2）碱性反流性胃炎：由于碱性肠液反流到残胃，引起胃黏膜充血、水肿和糜烂。常发生于毕Ⅱ式吻合术后，临床表现为剑突下持续烧灼痛、胆汁性呕吐和体重减轻。胃镜检查发现残胃内有胆汁，组织活检有黏膜验证证据且排除输入袢扩张或梗阻即可确诊。治疗可采用胃黏膜保护剂、抑酸、胃动力药物治疗。如内科治疗效果不好可采用手术治疗，手术目的是消除反流原因，可将毕Ⅱ式吻合改为胃空肠 Roux-en-Y 吻合。

3）溃疡复发：多发生在吻合口边缘或其远端，常见原因是第一次手术未能切除足够的胃组织或迷走神经切断不全。绝大多数通过正规的内科疗法能够治愈。

4）营养性并发症：主要原因是胃大部切除术后胃容量减小，饱胀感使摄入不足，消化吸收功能降低。临床表现为营养不足、贫血、代谢性骨病等表现。治疗上采用调节饮食，少食多餐，选用高蛋白、低脂肪饮食，注意补充维生素、铁剂和微量元素。

5）残胃癌：因良性疾病行胃大部切除术后 5 年以上，残胃出现原发癌。残胃癌发病率为 2% 左右，发生原因可能与残胃黏膜萎缩、肠上皮化生等有关。临床表现为腹部饱胀不适，常伴有贫血和体重下降，胃镜活检可以确诊。

八、预后

由于抗溃疡药物，如 PPI、H_2 受体拮抗剂和胃黏膜保护剂的应用，消化性溃疡的治愈率大为提高，幽门螺杆菌根除治疗使溃疡的复发率大幅降低，消化性溃疡的预后远较过去为佳，病死率显著下降。死亡主要见于高龄患者，死亡的主要原因是并发症，特别是大出血和急性穿孔。

（王志超）

第三节 真菌性肠炎

真菌性肠炎是由深部真菌感染引起的肠道炎症，易迁延及反复发作。病原菌主要有念珠菌、毛霉菌、曲霉菌等，其中以由白念珠菌最为常见。主要见于免疫功能受损患者及 2 岁以下婴幼儿。起病可急可缓，临床症状较轻微，往往易漏诊。常见症状包括大便次数增多、腹泻、大便中带有黏液或果冻样便，严重的可为脓便或脓血便，可有低热、呕吐、腹胀及腹痛。

一、病原和流行病学特点

真菌性肠炎以往认为临床较少发生。近年来，随着医学的快速发展，激素、免疫抑制剂、广谱抗生素的应用越来越广泛，致机体免疫力下降，微生态平衡紊乱，菌群失调增多，深部真菌感染的发病率有日趋上升的趋势，大大增加了临床原发疾病的治疗难度，甚至危及患者生命。研究表明，国内死亡患者生前被确诊的真菌感染不足 50%。

念珠菌属于酵母菌，引起人和动物感染的有 10 余种，以白念珠菌最为常见。念珠菌广泛存在于人体和环境之中，是肠道正常菌群之一，是侵袭性真菌病中最常见的机会性真菌。在 ICU 患者、实体器官移植和造血干细胞移植受者的侵袭性真菌病中，念珠菌属占 42%，在医院获得血流感染中，念珠菌属占病原菌的 9%。

曲霉菌是一种腐生丝状真菌，广泛存在于自然环境中，易在土壤、水、食物、植物和空气中生存。致病性曲霉菌至少有 30 种，临床菌株主要为烟曲霉、土曲霉等，以烟曲霉最为常见。曲霉菌最适生长温度为 25~30 ℃，而烟曲霉菌耐热性更高，在 40~50 ℃ 也能生长。多数致病性曲霉菌繁殖能力强，在培养基中均形成丝状菌落。曲霉菌在组织内常见为无色分隔的菌丝，典型者呈 45°分支。近年来，曲霉菌病的发病率已逐渐升高。侵袭性曲霉菌病的第二好发部位是胃肠道，小肠是最易受影响的器官。

毛霉目真菌包括根霉属、毛霉属和犁头霉属，其中以根霉属最为常见。毛霉菌广泛存在于自然界中。在 37 ℃ 下，毛霉菌可以形成白色、灰色、褐色伴有绒毛结构的菌落，并很快布满整个培养皿。显微镜下可见毛霉菌的特殊结构宽大菌丝（10~50 μm），不分隔或极少分隔，伴有直角形的分支，菌丝分支角度为45°~90°。真菌感染中，毛霉菌居假丝酵母菌和曲霉菌后，位居第三位。文献报道，免疫能力下降的患者胃肠道毛霉菌病的发病数有所增加，1948~2017年，文献中有200例胃肠道毛霉菌病，大多数病例（50.6%）来自亚洲。成人与儿童发病数量几乎相同。成人病死率为60.5%，儿童病死率为67.5%。据报道，胃肠道毛霉菌病的发病率为所有毛霉菌病的5%~13%。真实的发病率无法估计，因为这些病例大多是在手术或死之后诊断的。

荚膜组织胞浆菌为双相型真菌，当环境温度低于35 ℃时，以真菌形式（菌丝相）存在，形成球形小分生孢子（2~6 μm）；在组织内温度为35~37 ℃时，则形成酵母型（组织相），为2~4 μm的卵圆形小酵母，通过出芽繁殖，常寄生于巨噬细胞内，也可在单核细胞、中性粒细胞内或细胞外。消化道组织胞浆菌病在组织胞浆菌病中发病率约为1/5 000，且经常被误诊为其他感染，如分枝杆菌和肠内变形虫等。具有地方流行性，主要集中在北美洲和中美洲国家。我国近十年来陆续有病例报告。

副球孢子菌肠炎致病菌为巴西副球孢子菌。与吸入孢子有关。此菌流行于中南美洲，发病年龄多在30~50岁，男性多见。

二、发病机制和病理

真菌性肠炎的致病菌可为念珠菌、曲霉菌、毛霉菌，多数为念珠菌感染所致。真菌性肠炎本质上是条件性致病菌所致，感染的发生与病原体、宿主及环境等因素相关。病原体的数量、毒力的变化，宿主的皮肤黏膜屏障是否完好，长期使用广谱抗生素、肾上腺皮质激素、化学抗癌药物、免疫抑制剂和放疗所致的菌群失调，都可以使真菌大量繁殖引起肠炎。恶性肿瘤、白血病、器官移植等所引起的机体免疫功能下降也会增加患者对真菌的易感性。当机体患严重肝肾疾病、糖尿病、锌缺乏，都有利于真菌侵袭组织而易引起肠道真菌病。此外，真菌性肠炎还可继发于消化道某些疾病，如痢疾、肠梗阻、食管脓肿等。

1. 念珠菌肠炎

最常见，常发生在应用多种广谱抗生素或免疫抑制剂后，导致肠道菌群失调或机体免疫功能下降，或发生在早产儿、营养不良、久泻不愈的弱体儿，尤其是营养不良或严重衰竭的婴儿。内源性感染是主要的感染途径，组织病理不具特征性，一般呈急性化脓或坏死，可有多个脓肿或微小脓肿，内含大量中性粒细胞、假菌丝和孢子。

2. 曲霉菌肠炎

常继发于免疫低下的患者，常见的原因有中性粒细胞减少症和糖皮质激素的使用，偶有发生在免疫正常的患者。曲霉菌累及胃肠道的报道多为肺部原发性播散性感染的一部分，很少作为孤立的器官感染，多为烟曲菌所致。胃肠道曲霉病的病理特点包括肠系膜动脉侵犯、血管内侵犯、血栓形成和随后的组织缺血，导致梗死甚至肠穿孔。此外，小肠的病变有典型的肉眼可见的增厚和岛状坏死组织。

3. 毛霉菌肠炎

常见于免疫功能不全的成人患者与婴幼儿，因摄入被真菌孢子污染的食物所致，好发于营养不良的儿童或有胃肠道慢性疾病的成人患者。胃肠道毛霉菌病病变的大体表现为化脓性炎症、坏死、坏疽或溃疡，可有穿孔。坏死组织中有菌丝。

4. 组织胞质菌肠炎

通常继发于感染、外伤或免疫缺陷。病原体在免疫缺陷患者中可随血液播散至全身单核巨噬系统。随炎症反应增强可形成肉芽肿样坏死，常为干酪样，较难与结核病变区别。陈旧损害中大多有组织胞浆菌球或钙化结节，内有少量病原菌，周围多有纤维化。绝大多数病情具有自限性，愈合方式有钙化和纤维化。

5. 副球孢子菌肠炎

继发于肺部感染灶或经血行播散而感染。研究表明，肠道感染率为 10%～30%。回盲部最易受累。肠管水肿、扩张、淤血，黏膜皱褶消失，黏膜溃疡、坏死，黏膜下层可见含有副球孢子菌的肉芽肿形成。真菌肉芽肿形成和黏膜坏死形态和溃疡性结肠炎、结肠癌类似。病原菌可通过淋巴播散至局部淋巴结、肝、脾。

三、临床表现

1. 念珠菌肠炎

主要表现为腹泻，大便每日 10～20 次，有发酵气味，泡沫较多或带黏液，有时可见豆腐渣样细块，偶见血便。可伴有腹胀、低热，甚至呕吐，但腹痛少见。

2. 曲霉菌肠炎

侵袭性胃肠曲霉菌病的表现最常见的是腹痛和胃肠痛，可引起消化道大出血，侵袭性胃肠曲霉菌病的诊断尸检前很少发生。侵犯血管后易发展为播散性曲菌病。偶有肠梗阻和穿孔，发展为急腹症的表现。

3. 毛霉菌肠炎

多伴有胃感染和胃溃疡，其特点是黏膜溃疡甚至穿孔的表现，腹痛、腹泻、呕血和黑便等。严重者可有肠穿孔导致腹膜炎，或侵入胃肠血管导致血行播散，病情发展快，病死率高。

4. 组织胞浆菌肠炎

临床经过酷似局限性肠炎或溃疡性结肠炎。起病缓慢，有发热、消化不良、腹泻、黑便、腹痛，有时呕吐。常伴有肺部感染灶，但以肠炎为主要表现。并发症包括出血、穿孔、阻塞，甚至腹膜炎。

5. 副球孢子菌肠炎

临床表现包括腹痛、呕吐，右下腹可触及包块，大的溃疡可导致出血及穿孔。往往由出现腹水和腹腔淋巴结肿大而易误诊为结核或肿瘤。患者常表现为腹泻与营养不良的症状，包括低蛋白血症、低钾血症、血钙过低及血清免疫球蛋白水平低。

四、辅助检查

（一）念珠菌肠炎

1. 直接镜检标本

以 10%氢氧化钾或生理盐水制片，镜下发现假菌丝或菌丝与孢子并存是念珠菌属的特征。非无菌部位临床标本直接镜检见假菌丝及孢子，提示该菌处于生长繁殖较旺盛状态，结合患者的临床表现和其他检查结果可作为考虑念珠菌病的疑似病例。

2. 真菌培养

粪便等临床标本培养阳性，结合直接镜检结果判断感染情况。

3. 免疫生化方法

包括组织胞浆菌抗原检测、半乳甘露聚糖抗原试验（GM 试验）和 β-D-葡聚糖试验（G 试验）等。国内现有的 G 试验可作为诊断念珠菌病的辅助指标。

4. 分子生物方法

念珠菌菌种鉴定可采用聚合酶链反应（PCR）法。

（二）曲霉菌肠炎

1. 直接镜检

直接镜检见 45°分支的无色有隔菌丝，有时可见曲霉菌分生孢子头。

2. 真菌培养

室温沙氏培养基上菌落生长快，毛状，有黄绿色、黑色、棕色等。镜下可见分生孢子头和足细胞等曲霉菌特征性结构。

3. 曲霉菌特异性抗体检测

主要应用于免疫功能正常者，方法有免疫双扩散实验、对流免疫电泳或乳胶凝集试验等。

4. 特异性抗原检测

包括血清曲霉菌特异性抗原 GM 试验及血清真菌特异性抗原 G 试验，可能对包括曲霉菌在内的侵袭性真菌感染作出早期诊断。

5. 分子生物学检测

实时 PCR 技术对曲霉菌特异性 DNA 片段进行检测。

6. 影像学检查

可对器质性病变进行检查，如小肠梗阻的壁增厚有助于诊断。

（三）毛霉菌肠炎

1. 直接镜检

病灶坏死组织、黏膜刮取物等加 5%~10% 氢氧化钾溶液直接镜检，可见不分隔的宽大菌丝。

2. 真菌培养

具有特征性孢子囊和孢子囊孢子，菌落生长快，长毛状。

3. PCR 技术

也可用于毛霉病的诊断，可鉴别具体菌属。

（四）组织胞浆菌肠炎

1. 直接镜检

临床标本经过碘酸-希夫（PAS）或瑞特（Wright）染色，油镜下可见直径 2~4 μm 的卵圆形出芽细胞，常群聚于吞噬细胞内。

2. 真菌培养

标本接种于沙氏培养为霉菌相，镜检见菌丝和形态特殊的齿轮状分生孢子。脑心浸膏琼脂 37 ℃培养呈酵母相，镜检见酵母样孢子。

3. 组织胞浆菌素皮肤试验

使用 1 ：（100~1 000）稀释液 0.1 mL 皮内注射，48 小时后局部红肿>5 mm 为阳性。

4. 以组织胞浆菌素作抗原的免疫扩散（ID）和补体结合（CF）试验

约 80% 患者阳性。CF 滴度至少 1 ∶ 32 或 4 倍以上升高可提示活跃感染。ID 试验较 CF 更具特异性。

5. 抗原检测

适合免疫功能低下者如艾滋病患者，血清阳性率为 85%，尿阳性率为 95%。

（五）副球孢子菌肠炎

1. 直接镜检

黏膜刮取物等加 10% 氢氧化钾溶液直接镜检，可见多芽厚壁的圆形孢子。

2. 真菌培养

诊断的"金标准"。标本接种于沙氏琼脂和血琼脂上，分别置于室温和 37 ℃，4 周后见真菌相和酵母相的菌落。

3. 血清学检测

血清学的检测对诊断疑似病例及判断疗效十分重要。琼脂凝胶免疫扩散试验具有较高的特异性，90% 以上的病例循环抗体阳性。补体结合或许可更精确地分析患者对治疗的反应。

4. 组织病理

标本用格莫瑞六亚甲基四胺银染有助于快速诊断，可见副球孢子菌病特征性的舵轮状病理变化，即被多个外围子细胞包围的母细胞。

五、诊断和鉴别诊断

（一）诊断

真菌性肠炎的诊断比较困难，临床病例多数被漏诊或误诊。一是由于临床症状一般不严重，缺乏特征性表现，少数甚至无明显腹泻，如曲霉菌肠炎；二是由于具有确诊意义的实验室检查项目不多，有些项目又难以推广应用。因此，真菌性肠炎的诊断需要运用多种方法，如病原学、病理学、免疫学等手段作综合分析。另外，评估既往史、主要症状和其他症状有利于疾病诊断，从而指导后期的治疗。

（二）鉴别诊断

1. 霍乱

大流行现已少见。患者有剧烈吐泻，吐泻物呈米泔水样或黄水样，无腹痛，不发热，常迅速出现严重脱水和微循环衰竭。吐泻物直接镜检可见大量呈鱼群样运动的弧菌。

2. 细菌性痢疾

多见于夏、秋季。主要病变是结肠的化脓性炎症。患者呕吐少，常有发热，腹泻伴腹痛、里急后重，左下腹压痛。大便混有脓血，镜检可见红细胞、脓细胞和巨噬细胞，培养有痢疾杆菌生长。

3. 阿米巴痢疾

以散发为主。患者常隐匿起病，腹泻轻重不一，毒血症少，腹痛与里急后重不明显，与真菌性肠炎颇为相似。但粪便与脓血不混合，典型者呈果酱样，腥臭，镜检以红细胞为主，可见吞噬红细胞的阿米巴滋养体和夏科—莱登结晶。

4. 伤寒与副伤寒

副伤寒丙可呈胃肠炎型发作，多在 3~5 日内恢复。伤寒与副伤寒甲、乙以高热、全身毒血症症状为主，可伴有腹痛，但腹泻少。血或骨髓培养有伤寒或副伤寒杆菌生长即可确诊。

5. 克罗恩病

通常病史漫长，有明显发作与缓解交替出现的现象。X 线钡餐检查显示病变以回肠末端为主，有边缘不全的线条状阴影，病变呈节段分布，间以扩张的肠曲，即"脱漏征"。

6. 溃疡性结肠炎

临床表现为反复发作的腹泻、脓血便，可伴有发热。病变以乙状结肠、直肠最为严重，或累及整个结肠。肠镜检查可见肠黏膜充血、水肿及溃疡形成，黏膜松脆易出血。粪便培养无致病菌生长。晚期病例 X 线钡餐检查显示结肠袋消失，肠管呈铅管样变化。

7. 难辨梭状芽孢杆菌性肠炎

常出现于应用抗生素治疗之后，难辨梭状芽孢杆菌多引起假膜性肠炎，其特征是结肠黏膜深处坏死性炎症，出现渗出性斑或形成大片假膜。

8. 其他腹泻

过敏性腹泻有进食鱼、虾或接触变应原史，药物性腹泻有服用泻药史，酶缺乏性腹泻有遗传性家族史。

六、治疗

（一）一般治疗

卧床休息，消化道隔离。给予易消化、高热量、高维生素、低脂肪饮食。限制进食牛奶以防腹胀。避免刺激性、多渣食物。可用物理降温，停用原有抗生素。忌用止泻药。可应用微生态制剂。

（二）抗真菌治疗

1. 念珠菌肠炎

（1）预防性治疗：ICU 侵袭性念珠菌感染的预防推荐氟康唑。

（2）经验治疗：对有念珠菌病高危因素和感染标志物等进行评估，及时给予经验治疗。ICU 非粒细胞缺乏疑似念珠菌病的患者首选经验治疗是棘白菌素类抗真菌。氟康唑可作为近期未使用吡咯类抗真菌药，且无氟康唑耐药菌株定植患者的备选方案。两性霉素 B 含脂制剂可用于不能耐受其他药物的患者。对于疑似病例经验治疗有改善的患者推荐疗程为2周。4~5 日无临床应答的患者及抗真菌治疗后始终无侵袭性念珠菌感染证据或具有很高阴性预测值的非培养检测结果阴性时，应考虑停止抗真菌治疗。

（3）药物治疗：首选制霉菌素口服。重症或口服有困难者选用氟康唑或两性霉素 B 合用，氟胞嘧啶静脉滴注。制霉菌素为多烯类抗真菌药，因不溶于水，口服不吸收，故不良反应较小。可与大蒜素合用。氟康唑为取代酮康唑的新一代三唑类化学制剂。此药应避免与降低胃 pH 的碱性药物同服；也应避免与降血糖药、环孢素、苯妥英钠、利福平、H_2 受体拮抗剂等合用，以免相互干扰，加速代谢而降低疗效。伊曲康唑作用与氟康唑类似，仅供口服。用法及注意事项同氟康唑。用于治疗副球孢子菌肠炎，疗程需 6~12 个月。

2. 胃肠道曲霉菌病

（1）抗真菌药物治疗：伏立康唑、伊曲康唑、两性霉素 B、卡泊芬净等。

（2）外科治疗：用于合并穿孔、阻塞、出血和梗死等并发症的治疗。

3. 毛霉菌肠炎

（1）首选两性霉素 B，每日 0.7~1.0 mg/kg。国外已选用艾沙康唑为首选药物，泊沙康唑为次选。

（2）积极治疗原发病，手术清创或切除对于清除坏死物质和更好地将抗真菌药物渗透到目标部位至关重要。

4. 副球孢子菌肠炎

（1）首选伊曲康唑，每日 200 mg，连续 6 个月，有效率达 95%。正常的进食和胃酸可使伊曲康唑的吸收率提高。

（2）酮康唑，每日 0.2~0.4 g，连续 6~18 个月，有效率为 70%。症状严重或其他疗法无效时可选用两性霉素 B，累积剂量 30 mg/kg。

（3）磺胺甲噁唑—甲氧苄胺治疗，2 片，疗程 3~5 年。艾滋病病毒阳性者可终身服用，为抑制治疗。

（赵冠南）

第四章

泌尿系统疾病

第一节　急性肾小球肾炎

一、概述

急性肾小球肾炎常简称急性肾炎。广义上是指一组病因及发病机制不一，临床表现为急性起病，以血尿、蛋白尿、水肿、高血压伴一过性氮质血症和肾功能下降为特点的肾小球疾病，也常称为急性肾炎综合征。急性肾炎常出现于感染之后。以链球菌感染最为常见。此外，偶可见于其他细菌或病原微生物感染之后，如细菌（肺炎球菌、脑膜炎球菌、淋球菌、克雷伯菌、布鲁氏菌、伤寒杆菌等）感染，病毒（水痘病毒、麻疹病毒、腮腺炎病毒、乙型肝炎病毒、EB病毒、柯萨奇病毒、巨细胞病毒等）感染，立克次体感染（斑疹伤寒），螺旋体感染（梅毒），支原体感染，真菌病（组织胞浆菌），原虫感染（疟疾）及寄生虫（旋毛虫、弓形虫）感染等。本节主要介绍链球菌感染后急性肾小球肾炎，临床上绝大多数病例属急性链球菌感染后肾小球肾炎。此外，本症是小儿时期最常见的一种肾小球疾病，发病年龄3~8岁多见，2岁以下罕见；男女比例约为2：1。链球菌感染后肾炎多为散发性，但也可呈流行性发病，于学校、团体或家庭中集体发病。近年国内外流行病学资料显示其发病有日益减少的趋势，在发达国家此种下降趋势尤为显著。

二、诊断

（一）病史采集

本病临床表现轻重悬殊，轻者可表现为"亚临床型"，即除实验室检查异常外，并无明显具体临床表现；重者并发高血压脑病、严重急性充血性心力衰竭和（或）急性肾衰竭。

1. 起病情况

患者一般起病前存在前驱感染，常为链球菌所致的上呼吸道感染，如急性化脓性扁桃体炎、咽炎、淋巴结炎、猩红热等，或是皮肤感染如脓疱病、疖肿等。由前驱感染至临床发病有一无症状间歇期，呼吸道感染起病者约10日（6~14日），皮肤感染起病者约为20日（14~28日）。

2. 主要临床表现

典型临床表现为前驱链球菌感染后，经 1~3 周无症状间歇期而急性起病，表现为水肿、血尿、高血压及程度不等的肾功能下降。

水肿是最常见的症状，主要由肾小球滤过率减低、水钠潴留引起。水肿并不十分严重，起病初期仅累及眼睑及颜面，晨起较重，部分患者仅表现为体重增加，肢体胀满感；严重水肿者可波及全身，少数伴胸腔积液、腹水。急性肾炎的水肿呈非凹陷性，与肾病综合征的凹陷性水肿不同。

半数患者有肉眼血尿，镜下血尿几乎见于所有病例。肉眼血尿时尿色可呈洗肉水样，或烟灰色、棕红色或鲜红色等。血尿颜色差异与尿酸碱度有关；酸性尿呈烟灰或棕红色，中性或碱性尿呈鲜红或洗肉水样。严重肉眼血尿时可伴排尿不适甚至排尿困难。通常肉眼血尿 1~2 周后即转为镜下血尿，少数持续 3~4 周，也可因感染、劳累而反复出现。镜下血尿持续 1~3 个月，少数延续半年以上，但绝大多数可恢复。血尿常伴程度不等蛋白尿，一般为轻至中度，少数可达肾病水平。

尿量减少并不少见，但发展至少尿或无尿者少见，只有少数患者由少尿发展成为无尿，表明肾实质病变严重，预后不良。恢复期尿量逐渐增加，肾功能恢复。

高血压见于 30%~80% 的病例，一般为轻或中度增高，为水钠潴留血容量增加所致。大多于 1 周后随水肿消退而血压恢复正常，若持续不降应考虑慢性肾炎急性发作的可能。血压急剧增高时，可出现高血压脑病，表现为剧烈头痛、恶心、呕吐、复视或一过性失明，严重者突然出现惊厥、昏迷。

部分患者由于水、钠潴留，血浆容量增加而出现循环充血及急性心力衰竭。轻者仅有呼吸、心率增快，肝大；严重者可出现呼吸困难、端坐呼吸、颈静脉怒张、咳嗽、咳粉红色泡沫痰、双肺湿啰音、心脏扩大、奔马律等急性心力衰竭表现。

除上述临床症状外，患者常有乏力、恶心、呕吐、头晕、腰痛及腹痛等。少部分患者可呈无症状的亚临床型表现。

3. 既往病史

一般无特殊。可有反复上呼吸道和皮肤黏膜感染病史，部分患者可有风湿热病史。

（二）体格检查

1. 一般情况

急性病表现，可有精神萎靡，乏力，如存在感染则可有中低度发热、血压升高或心率增快，此外需注意意识改变。

2. 皮肤黏膜

部分患者可见皮肤感染灶。水肿常见，常累及眼睑及颜面；肢体水肿常呈非凹陷性。

3. 浅表淋巴结

部分患者可有头颈部浅表淋巴结肿大，为感染和炎症性淋巴结肿大。

4. 头颈部

咽部及扁桃体可有病毒或细菌感染表现，如滤泡增生、黏膜充血、扁桃体肿大及分泌物附着等。注意颅内高压及脑水肿眼底改变。

5. 胸腔、心脏及肺部

少数严重病例可有胸腔积液，并发心力衰竭者可出现相应心脏及肺部表现。

6. 腹部

少数严重病例可有腹水，若并发全心衰竭者可有肝脾大。

（三）门诊资料

1. 尿液检查

血尿见于所有患者。急性期多为肉眼血尿，后转为镜下血尿。尿沉渣中红细胞形态多为严重变形红细胞，但应用袢利尿剂者对变形红细胞形态有一定影响。60%~80%新鲜尿可检测到红细胞管型，是急性肾炎的重要特点。病程早期尿液中还可检测到较多白细胞。尿沉渣尚见肾小管上皮细胞、大量透明和（或）颗粒管型。尿蛋白定性常为（+）~（++），尿蛋白多属非选择性。尿中纤维蛋白原降解产物增多。尿蛋白定量常为轻至中度，少数可达肾病水平。尿常规一般在4~8周内恢复正常。部分患者镜下血尿或少量蛋白尿可持续半年或更长。

2. 血常规检查

红细胞计数及血红蛋白可稍低，与血容量增大、血液稀释有关。白细胞计数可正常或升高，与原发感染灶是否继续存在有关。红细胞沉降率增快，一般2~3个月内恢复正常。

3. 血液生化及肾功能检查

肾小球滤过率呈不同程度下降，肾血浆流量正常而滤过分数常减少，肾小管重吸收及浓缩功能通常完好。部分患者有短暂的血清尿素氮、肌酐水平升高，当有肾前性氮质血症时，血尿素氮与血肌酐比值显著增大。部分患者可有高血钾、代谢性酸中毒及轻度稀释性低钠血症。血浆白蛋白一般在正常范围，可因血液稀释而轻度下降，但呈大量蛋白尿者可有低白蛋白血症，并可伴一定程度的高脂血症。

（四）继续检查项目

1. 其他血清学检查

疾病早期可有冷球蛋白血症，部分血液循环免疫复合物阳性。血浆纤维蛋白原、纤溶酶增多，尿中纤维蛋白原降解产物增多，提示急性肾炎时肾脏中存在小血管内凝血及纤溶作用，这些检查结果与病情的严重性一致。

2. 血补体测定

约90%患者病程早期血中总补体及C3、C4显著下降，其后首先C4开始恢复，继之总补体及C3也于4周后上升，6~8周时血清补体水平基本恢复正常。此规律性变化为本病的典型特征性表现。血补体下降程度与急性肾炎病情轻重无明显相关，但低补体血症持续8周以上，则应怀疑系膜毛细血管性肾炎或其他系统性疾病（如红斑狼疮、特发性冷球蛋白血症等）。

3. 病原学及血清学检查

前驱链球菌感染于肾炎起病时大多已经接受抗菌药物治疗，因此，发病后从咽部或皮肤感染灶培养出β溶血性链球菌的阳性率较低，仅约30%。链球菌感染后可产生相应抗体，临床上常根据检测血清抗体证实前驱的链球菌感染。如抗链球菌溶血素"O"抗体（ASO），其阳性率达50%~80%，通常于链球菌感染后2~3周出现，3~5周抗体水平达高峰，50%患者半年内恢复正常。判断其临床意义时应注意，抗体水平升高仅表示近期有链球菌感染，与急性肾炎病情严重性无直接相关性；早期经有效抗生素如青霉素治疗者其阳性率减低，皮肤感染患者的抗体阳性率也较低；部分链球菌致肾炎菌株不产生溶血素，故机体亦不产生链球菌溶血素"O"抗体；在患者有明显高胆固醇血症时，胆固醇可干扰检验结果而出现假阳性反应。约90%皮肤感染患者血清抗DNA酶B及抗透明质酸酶抗体滴度上升，有较高的诊断意义；此外，在本病患者早期及恢复期，部分患者血清中尚可测得抗胶原Ⅳ及层黏连蛋白抗体，以及较高而持久的抗链球菌内物质（ESS）抗体，被认为有一定的诊断意义。近年国外和国内主张采用多种抗链球菌抗体的同时检测，可更好地确定近期内是否有过链球菌感染。

4. 肾活检病理

通常典型病例不需行肾穿刺活检术，当出现下列情况时则应进行活检。①不典型表现如重度蛋白尿、显著氮质血症、少尿持续存在，且缺乏链球菌感染的血清学证据。②显著高血压和肉眼血尿并持续超过2周，或蛋白尿持续6个月以上。③持续低补体血症。光镜下典型肾脏病理改变为弥漫性毛细血管内增生性肾炎；肾小球内皮细胞及系膜细胞增生，还可见中性粒细胞浸润；增生显著时毛细血管腔显著狭窄；少数严重病例可见程度不等的新月体形成。电镜下除上述增生浸润性病变外，在肾小球基底膜上皮侧有散在圆顶状电子致密沉积物呈特征性"驼峰"样沉积，4周后大多消散。免疫荧光检查可见IgG、C3于肾小球基底膜及系膜区颗粒状沉积，偶还可见IgM和IgA。多数患者病理改变逐步消散，少数未顺利恢复者，其增生的内皮细胞和浸润的炎症细胞虽被吸收，但系膜细胞及其基质继续增生，呈系膜增生性肾炎改变并可逐步进展至局灶节段性硬化，临床上相应地呈慢性肾炎表现。

（五）诊断

起病前1~3周有咽部感染或皮肤感染史，短期内发生血尿、蛋白尿、水肿、少尿或高血压，严重时呈肺淤血或肺水肿，即可诊断为急性肾炎综合征；有关链球菌培养及血清学检查阳性、血清补体水平动态改变等，可协助本病确诊。临床表现不典型者，须多次进行尿液常规检查，根据尿液改变及血清补体典型动态改变作出诊断，必要时行肾穿刺活检病理检查。

（六）特殊临床类型

1. 亚临床型急性肾炎

大量急性肾炎患者属此型，多发生于与链球菌致肾炎菌株密切接触者，临床上并无水肿、高血压、肉眼血尿等肾炎表现，甚至尿液检查也可正常。但血清补体C3降低，6周后恢复正常；链球菌有关血清抗体效价上升。肾活检组织病理学检查有局灶增生性病变或典型弥漫性病变。

2. 肾外症状型急性肾炎

多见于小儿患者。临床上有水肿、高血压，甚至发生高血压脑病、严重心力衰竭等，但尿液检查仅轻微改变或无改变，血清补体水平存在动态变化，早期补体C3降低，6~8周后恢复正常。

3. 肾病综合征型急性肾炎

约占小儿急性肾炎中的5%，成人中更为常见。临床上患者呈大量蛋白尿、水肿、低白蛋白血症及高脂血症，其恢复过程较典型病例延缓，少数患者临床上呈慢性化倾向。

4. 重症型急性肾炎

少数患者起病后病情迅速恶化，进行性尿量减少及肾功能急骤下降，短期内（数日或数周）可发展至尿毒症。肾脏病理改变呈显著内皮及系膜细胞增生，毛细血管腔严重受压闭塞，常伴有程度不一的新月体形成。此型病例临床表现与原发性急进性肾小球肾炎（RPGN）相似，需予以鉴别。典型血清补体改变、血清免疫学指标提示有链球菌感染及典型肾脏病理改变均有别于 RPGN。此类患者虽临床病情严重，但其预后均较原发性 RPGN 为佳，经积极治疗（包括透析治疗）渡过急性期后，肾功能及尿量可逐步恢复。

5. 老年性急性肾炎

患者临床表现常不典型。前驱感染症状不明显，皮肤感染较咽部感染多见。起病后血尿、水肿、高血压虽与中青年患者相似，但发生大量蛋白尿、心血管并发症及急性肾衰竭患者较多，疾病早期死亡率较年轻患者高。自开展透析治疗以来，本病老年患者急性肾衰竭经透析治疗后，绝大部分患者仍能完全恢复。

（七）鉴别诊断

注意勿漏诊或误诊，对于以循环充血、急性心力衰竭、高血压脑病为首发症状或突出表现患者，应及时进行尿液检查并及时诊断。

1. 急性全身性感染发热疾病

见于高热时出现的一过性蛋白尿及镜下血尿，与肾血流量增加、肾小球通透性增加及肾小管上皮细胞混浊肿胀有关。尿液改变常发生于感染、高热的极期，随着发热消退，尿液检查恢复正常。通常不伴水肿、高血压等肾脏疾病的临床表现。

2. 其他病原体感染后肾小球肾炎

多种病原体感染可引发急性肾炎，临床表现为急性肾炎综合征。如细菌（葡萄球菌、肺炎球菌等）、病毒（流感病毒、EB 病毒、水痘病毒、柯萨奇病毒、腮腺炎病毒、埃可病毒、巨细胞病毒及乙型肝炎病毒等）、肺炎支原体及原虫等。细菌感染如细菌性心内膜炎时，由感染细菌与抗体引起免疫复合物介导肾小球肾炎，临床上可呈急性肾炎综合征表现，亦可有血清循环免疫复合物阳性、冷球蛋白血症及低补体血症，但有原发性心脏病及感染性细菌性心内膜炎全身表现可资鉴别，应及时给予治疗；此外，革兰阴性菌败血症、葡萄球菌败血症、梅毒、伤寒等也可引起急性肾炎综合征。病毒感染所引起的急性肾炎，临床过程常较轻，无血清补体水平的动态变化，常有自限倾向，根据病史、病原学、血清学及免疫学特点可加以鉴别。

3. 其他原发性肾小球疾病

①系膜毛细血管性肾炎：约 40% 患者呈典型急性肾炎综合征起病，但常有显著蛋白尿、血清补体 C3 持续降低，病程呈慢性过程可资鉴别，如急性肾炎病程超 2 个月仍无减轻或好转，应考虑系膜毛细血管性肾炎，并及时行肾活检以明确诊断。②急进性肾炎：起病与急性肾炎相同，但病情持续进行性恶化，肾功能急剧下降伴少尿或无尿，病死率高。急性肾炎综合征若存在上述临床表现，应及时行肾活检以进行鉴别。③IgA 肾病：多于上呼吸道感染后 1~2 日内即发生血尿，有时伴蛋白尿，通常不伴水肿和高血压。前驱感染多为非链球菌感染（链球菌培养阴性，ASO 抗体水平不升高），潜伏期短（数小时至数日），血清补体水平正常，约 30% 的患者血清 IgA 水平可升高，病程易反复发作，鉴别困难时需行肾活检。④原发性肾病综合征：肾炎急性期偶有蛋白尿严重可达肾病水平者，与肾病综合征易于混淆。病史、血清补体检测可加以区别，诊断困难时须依赖肾活检病理检查。

4. 系统性疾病引起的继发性肾损害

过敏性紫癜、系统性红斑狼疮、溶血尿毒综合征、血栓性血小板减少性紫癜等可导致继发性肾损害，临床表现与本病类似，但原发病症状明显，且伴有其他系统受累的典型临床表现和实验室检查，不难加以鉴别诊断。若临床诊断存在困难，应考虑及时进行肾活检以协助诊断。

5. 慢性肾炎急性发作

患者有既往肾脏病史，于感染后 1~2 日发病，临床症状迅速出现（多在 1 周内），缺乏间歇期，且常有较重贫血、持续高血压、肾功能损害，有时伴心脏、眼底变化，实验室检查除肾小球功能受损外，可有小管间质功能受损表现如浓缩稀释功能异常等，超声影像学检查提示双肾体积缩小；临床上控制急性症状，贫血、肾功能不能恢复正常。

三、治疗

（一）治疗原则

本病是自限性疾病。临床上主要为对症治疗，去除感染诱因、防治并发症、保护肾功能并促进肾脏功能恢复为主要环节。具体为预防和治疗水、钠潴留，控制循环血容量，减轻临床症状（水肿、高血压），必要时应用透析治疗以预防和治疗严重并发症（心力衰竭、脑病、急性肾衰竭），防止各种加重肾脏病变的因素，促进肾脏组织学及功能恢复。

（二）治疗计划

1. 休息

急性起病后建议卧床休息 2~3 周。当急性肾炎患者各种临床表现好转，如水肿消退、血压恢复正常、肉眼血尿消失时，患者可恢复适当活动如散步等，但应注意密切随诊。

2. 饮食

应给富含维生素饮食。有水肿及高血压的患者应注意适当限制钠盐的摄入，食盐每日 2~3 g；对于氮质血症患者，应给予优质蛋白饮食并限制蛋白质摄入量，在尿量增加、氮质血症消除后应尽早恢复正常蛋白质摄入；有少尿、严重水肿、循环充血的患者应严格维持出入液量平衡，必要时要适当限制水的摄入；少尿患者需同时限制钾的摄入量；饮食需保证每日的热量需要。

3. 消除感染灶

常选用青霉素，过敏者可改用红霉素、克林霉素或头孢菌素，疗程 7~10 日。应用抗生素可清除感染灶，减轻机体抗原抗体反应，有助于防止致肾炎菌株的扩散。

4. 对症治疗

（1）利尿治疗：经控制水、盐摄入后仍有明显水肿、少尿、高血压及循环充血患者，可给予利尿剂。一般可给予氢氯噻嗪，每日 2~3 mg/kg，分 2~3 次口服；必要时可予速效袢利尿剂，常用呋塞米或依他尼酸静脉注射，每次 1 mg/kg，4~8 小时可重复应用。禁用保钾利尿剂及渗透性利尿剂。

（2）降压治疗：凡经休息、限盐、利尿剂治疗血压仍高者，应给予降压药物治疗。可选用钙通道阻滞剂，如氨氯地平 5 mg，每日 1~2 次；β 受体阻滞剂，如阿替洛尔 12.5~25 mg，每日 2 次；α 受体阻滞剂，如哌唑嗪 0.5~2.0 mg，每日 3 次；血管扩张剂如肼屈嗪

10~25 mg，每日 3 次。顽固性高血压患者可选用不同类型降压药物联合应用。血管紧张素转化酶抑制剂（ACEI）、血管紧张素 Ⅱ 受体拮抗剂（ARB）需要谨慎使用，特别在肾功能不全，血肌酐>350 μmol/L 的非透析治疗患者。

（3）高钾血症的治疗：注意限制饮食中钾的摄入量，应用排钾性利尿剂均可防止高钾血症的发生。如尿量少导致严重高钾血症，在应用离子交换树脂口服，葡萄糖胰岛素、钙剂及碳酸氢钠静脉滴注基础上，及时进行腹膜透析或血液透析治疗，以避免致命性心律失常的发生。

（4）高血压脑病的治疗：应尽快将血压降至安全水平。可选用硝普钠静脉滴注，推荐以每分钟 15 μg 开始，在严密监测血压基础上调整滴速，并需同时监测血硫氰酸浓度以防止药物中毒；其他可选用的静脉应用药物包括硝酸甘油、拉贝洛尔、乌拉地尔等。高血压脑病除降压药物治疗外，通常需联合应用利尿剂以协同降压治疗并减轻水钠潴留和脑水肿；此外，还需注意止痉、止惊厥、吸氧等对症治疗。

（5）充血性心力衰竭的治疗：主要由水钠潴留、高血容量及高血压所致，故主要应给予利尿、降压、扩张血管以减轻心脏前后负荷。洋地黄类药物对于急性肾炎并发心力衰竭的治疗效果不肯定，不作常规应用，必要时可试用，药物使用剂量应参考肾功能情况进行调整。如心力衰竭经药物保守治疗无效者应及时进行透析治疗。

（6）急性肾衰竭及透析治疗：发生急性肾衰竭而有透析指征时，应及时给予透析治疗以帮助患者度过危险期。由于本病具有自愈倾向，肾功能多可逐渐恢复，一般不需要长期维持性透析治疗。

四、病程观察及处理

（一）病情观察

（1）临床症状的观察和记录应特别注意意识、血压、水肿、尿量、心脏和肺部体征及感染灶的变化。

（2）治疗期间特别注意血清补体变化、尿液常规及细胞学检查、血电解质、酸碱平衡及肾功能的变化。

（3）注意药物剂量根据肾功能进行相应调整，同时注意药物的不良反应，如抗高血压药、抗生素等。

（二）疗效评定标准

1. 痊愈

水肿消退，尿常规阴性，肾功能正常，血压正常。

2. 好转

水肿消退，血压正常，肾功能正常，尿常规仍有镜下轻度至中度血尿和（或）微量蛋白尿。

3. 无效

与入院时各项表现无明显改善。

4. 未治

患者未接受治疗。

五、预后

急性链球菌感染后肾炎大多预后良好。绝大部分患者于1~4周内出现尿量增加、水肿消退、血压下降或正常，尿液检查也常随之好转；血清免疫学异常一般28周内恢复正常，病理检查亦大部分恢复正常或仅遗留轻度细胞增生性病变；部分患者尿液检查异常可迁延半年至1年以上才恢复正常。小儿预后优于成人及老年人，老年患者可因急性肾衰竭或心力衰竭死亡。远期随访结果报道不一，多数学者认为本病预后虽好，但有6%~18%患者遗留有程度不一的尿液检查异常及高血压，少数患者转为慢性，所以应加强随访。老年、持续性高血压、大量蛋白尿或肾脏病理组织增生病变严重、伴新月体形成者预后较差。

六、随访

1. 出院带药及医嘱

痊愈患者无须带药。未愈患者仍须间歇性口服利尿剂治疗和（或）使用抗高血压药物治疗，此部分患者需要注意休息和避免剧烈运动，适当低盐饮食，并防止感染；肾功能未完全恢复患者应注意优质低蛋白饮食和（或）联合α酮酸/必需氨基酸口服治疗。

2. 检查项目与周期

对于未痊愈患者，应定期每1~2周复查血压、水肿消退及尿量情况，每2~4周进行尿常规及细胞学、血液电解质、酸碱平衡及肾功能检查，必要时可以复查血清免疫学指标及24小时尿蛋白定量。

（贾高鹏）

第二节　急进性肾小球肾炎

一、概述

急进性肾小球肾炎（简称急进性肾炎）是以急性肾炎综合征、肾功能恶化、早期出现少尿性急性肾衰竭为特征，病理呈新月体肾炎表现的一组疾病。因此，急进性肾炎又称新月体肾炎。肾活检显示新月体形成的肾小球数目占全部肾小球数目的50%以上，临床表现为血尿、蛋白尿、少尿和肾功能急剧恶化。急进性肾炎是一组由多种原因所致的疾病，主要包括3种情况：①原发性急进性肾小球肾炎；②继发于全身性疾病的急进性肾炎（如狼疮性肾炎）；③继发于原发性肾小球肾炎，即在其他类型肾小球肾炎基础上发生病理类型转变，如膜性肾病、IgA肾病等。

二、诊断

（一）病史采集

1. 起病情况

急进性肾炎可有呼吸道前驱感染，起病多较急，病情急骤进展。继发于全身性疾病或在其他原发性肾小球疾病基础上发生的急进性肾炎起病时可有原发病的表现，如继发于系统性红斑狼疮者可有发热、皮疹、关节痛等。

2. 主要临床表现

急进性肾炎主要表现为血尿、蛋白尿等肾炎综合征的表现，但突出的表现是肾功能急剧恶化和进行性少尿或无尿，并很快发展为肾衰竭。血尿是必有的，一般肉眼血尿比较常见。但蛋白尿呈轻至中度，一般不表现为肾病综合征，这是由于肾功能急骤恶化，肾小球滤过率下降，尿蛋白排泄也相应减少。继发于原发性肾小球肾炎者可在肾病综合征的基础上出现上述表现。可伴有高血压、贫血等。贫血的发生与肾衰竭时肾脏促红细胞生成素合成减少有关，也可能与基础疾病有关，如系统性红斑狼疮。肺出血肾炎综合征和继发于全身血管炎的患者可有咯血、气促和肺出血等肾外表现，肺出血严重者加重贫血，继发于全身性疾病如系统性红斑狼疮等还有原发病的表现。

肺出血可以比较轻微，但多数严重，死亡率高。肺出血多见于吸烟者，还可能与吸入碳氢化合物或上呼吸道感染有关。推测这些因素使肺毛细血管基底膜的抗原暴露，被抗肾小球基底膜（GBM）抗体识别而诱发免疫反应。

继发于全身血管炎的患者有血管炎的肾外表现，肺、上呼吸道、鼻窦、耳、眼、消化道、皮肤、周围神经、关节和中枢神经系统等可受累。即使没有特定器官受累的表现，也常有发热、乏力、食欲缺乏、肌痛和关节痛等。有时在疾病早期并没有肾外表现，疾病发展过程中才出现肾外表现，应引起注意。肺部受累时可有肺出血，肺出血可以是致命的，是决定患者生存的重要指标。

3. 既往病史

抗 GBM 肾炎可有上呼吸道前驱感染史，以及吸烟、吸入碳氢化合物等病史。继发于免疫复合物型肾炎的免疫复合物型急进性肾炎可有基础肾炎病史，如膜性肾病、IgA 肾病等。继发于全身性疾病的急进性肾炎可有原发病病史，如系统性红斑狼疮、血管炎等。

（二）体格检查

1. 一般情况

精神萎靡，急性起病面容。

2. 皮肤、黏膜

伴有贫血者呈不同程度贫血貌（面色、口唇、睑结膜、甲床等苍白）。全身皮肤黏膜可有皮损表现，如系统性红斑狼疮可见蝶形红斑、盘状红斑、网状青斑等。继发于过敏性紫癜者可见对称性紫癜。

3. 血压

血压可有不同程度升高。

4. 其他

严重少尿、高血压、肾功能减退者可伴发充血性心力衰竭、水肿、水钠潴留及酸碱平衡失调等症状和体征。对于继发于血管炎者，体检时应注意有无系统性血管炎的表现。由于血管炎变化多端，可有多器官系统的损害，体检时应注意有无相应器官受损的表现，如眼结膜充血、听力下降、肢端感觉异常等，甚至可有颅内压升高的表现。

（三）门诊资料

1. 血常规检查

伴有贫血者可有红细胞计数下降、血红蛋白下降，呈正细胞正色素性贫血。继发于血管炎的患者常伴有白细胞计数升高和中性粒细胞比例增加，血小板可有增多。

2. 尿常规检查

几乎都有血尿和蛋白尿。血尿多为肾小球源性。尿沉渣镜检可见大量畸形红细胞和红细胞管型、上皮细胞管型和颗粒管型等。尿蛋白呈轻至中度。尿比重一般不降低。

3. 血生化检查

血尿素氮及血肌酐进行性升高。有时血清钾也升高，可能伴有酸中毒，可以表现为阴离子间隙增大，血 HCO_3^- 浓度下降，CO_2 结合力下降，肾衰竭者常有低钙血症和高磷血症。

4. 胸部 X 线检查

继发于血管炎者胸部 X 线检查可见肺部片状阴影，容易误诊为肺炎，严重者可以有肺部团块状阴影，甚至可有空洞，容易误诊为肺癌或肺结核，抗 GBM 肾炎或微血管炎出现肺出血者可表现为大片的肺实变阴影，慢性血管炎可见肺间质纤维化。

5. 双肾脏 B 超

B 超常显示双肾增大，肾脏偏小常不支持急进性肾炎的诊断，提示慢性肾炎加重的可能性较大。

（四）继续检查项目

（1）血清抗中性粒细胞胞质抗体（ANCA），包括 PR3 和 MPO 抗原。

（2）血清抗 GBM 抗体滴度与疾病严重程度呈正相关。

（3）怀疑为系统性红斑狼疮者需检测抗核抗体（ANA）、抗双链 DNA（dsDNA）和血 C3。C3 降低提示继发于感染后肾小球肾炎、狼疮性肾炎、系膜毛细血管性肾炎或冷球蛋白血症的肾损害。

（4）动脉血气分析（ABG）：有急性呼吸窘迫综合征者应进行 ABG，表现为 PaO_2 和 $PaCO_2$ 降低。

（5）肾活检：需尽快进行。

1）光镜：正常肾小球囊壁层上皮细胞是单层细胞，在病理情况下，壁层上皮细胞增生使细胞增多（多于 3 层）形成新月体。急进性肾炎的病理特征是广泛新月体形成。急进性肾炎的新月体体积较大，常累及肾小球囊腔的 50% 以上，而且比较广泛，通常 50% 以上的肾小球有新月体。新月体形成是肾小球毛细血管袢严重损害的结果，故在与新月体相邻的肾小球毛细血管袢常可见有袢坏死。不同亚型急进性肾炎的新月体略有不同。

抗 GBM 肾炎的新月体比较一致，在疾病的比较早期阶段，所有新月体均为细胞性新月体；在稍晚的阶段，细胞性新月体转化为细胞纤维性新月体。本病进展相当快，起病 4 周后肾活检即可见到纤维性新月体和肾小球硬化。与新月体相邻的肾小球毛细血管袢常有纤维素样坏死，但也可见到正常或基本正常的肾小球。呈"全或无"现象，即有新月体形成的肾小球病变相当严重而没有受累的肾小球可基本正常。肾小球基底膜染色（过碘酸—希夫或六胺银染色）可见肾小球基底膜完整性破坏和肾小球囊基底膜断裂。严重者可有全球性肾小球毛细血管袢坏死、环形新月体形成和肾小球囊基底膜广泛断裂及消失。肾小管损害和肾小球疾病相一致，在肾小球损害明显处有严重的肾小管间质损害，可有小管炎；肾间质有大量炎症细胞浸润，甚至可见多核巨细胞形成。如果有动脉或小动脉坏死性炎症，则提示可能同时并发有血管炎（又称Ⅳ型急进性肾炎）。

免疫复合物型急进性肾炎的新月体数目没有抗 GBM 肾炎多，新月体体积也比较小。与新月体相邻的肾小球毛细血管袢可见有核碎裂等坏死现象，但纤维素样坏死少见，肾小球囊基底膜破坏、断裂比较少见，肾小球周围和肾小管间质损害也比较轻。与抗 GBM 肾炎不同，前者呈"全或无"现象，而免疫复合物型没有新月体的肾小球一般也有系膜增生、基底膜增厚或内皮细胞增生等病变，病变特征主要取决于基础疾病，如膜性肾病有基底膜的弥漫增厚。

非免疫复合物型急进性肾炎的光镜表现和抗 GBM 肾炎相似，肾小球毛细血管袢纤维素样坏死比较常见，伴有广泛的新月体形成，肾小球囊基底膜断裂和肾小球周围严重的肾小管间质炎症与抗 GBM 肾炎相似。未受累及的肾小球可以比较正常。肾小球和肾小管间质浸润的炎症细胞包括各种细胞成分，有中性粒细胞、嗜酸性粒细胞、淋巴细胞、单核巨噬细胞，甚至可见到多核巨细胞，呈肉芽肿样改变。本型可仅限于肾脏（称为原发性非免疫复合物型急进性肾炎），也可继发于全身性血管炎如显微型多血管炎（MPA）、韦格纳（Wegener）肉芽肿（WG）或 Churg-Strauss 综合征（CSS）。两者肾脏病变基本相同，但继发于全身性血管炎尚有肾外病变。如果在肾脏发现有小血管炎表现，常提示继发于全身性血管炎肾损害。因为血管炎的病程可呈发作—缓解交替的慢性过程，所以肾活检时可见到有新鲜的活动病变，如纤维素样坏死和细胞性新月体，也可见到慢性病变，如纤维性新月体、肾小球硬化性和肾间质纤维化。这一点和抗 GBM 肾炎不同，后者病变步调比较一致。

总体来说，免疫复合物型急进性肾炎（特别是继发于其他肾小球疾病者）的病理改变比较轻，新月体数目比较少，体积也较小，新月体中巨噬细胞和上皮细胞的比例较低；而抗 GBM 型和非免疫复合物型则病理改变较重，新月体多而大，新月体中巨噬细胞和上皮细胞的比例比较高。

2）免疫荧光：免疫病理是区别 3 种急进性肾炎的主要依据。IgG 沿肾小球毛细血管基底膜呈细线状沉积是抗 GBM 肾炎的最特征性表现。几乎所有肾小球 IgG 染色呈中度阳性到强阳性，其他免疫球蛋白一般阴性。有报道 IgA 型抗 GBM 肾炎，主要表现为 IgA 沿基底膜线状沉积。如果 λ 链也呈线状沉积，则提示重链沉积病。本型可见 C3 沿基底膜呈连续或不连续的线状或细颗粒状沉积，但 C3 只有 2/3 的患者阳性。有时可见 IgG 沿肾小管基底膜沉积。在糖尿病肾病，有时可见 IgG 沿基底膜呈线状沉积，但两者的临床表现和光镜特点容易鉴别，糖尿病肾病的 IgG 沉积是由于小血管通透性增加导致血浆蛋白（包括 IgG 和白蛋白）渗出的非特异性沉积，因而前者白蛋白染色呈阳性。

免疫复合物型急进性肾炎的免疫荧光主要表现为 IgG 和 C3 呈粗颗粒状沉积。由于该型可继发于各种免疫复合物肾炎，继发于免疫复合物肾炎的急进性肾炎同时还有原发病的免疫荧光表现，如继发于 IgA 肾病者，主要表现为系膜区 IgA 沉积；继发于感染后肾小球肾炎的急进性肾炎表现为粗大颗粒或团块状的沉积；继发于膜性肾病者可见 IgG 沿毛细血管细颗粒状沉积。膜性肾病可并发抗 GBM 肾炎，这时 IgG 沿毛细血管基底膜呈细线状沉积在细颗粒状沉积的下面。

非免疫复合物型急进性肾炎肾脏免疫荧光染色一般呈阴性或微弱阳性。偶尔可见散在 IgM 和 C3 沉积。在新月体或血栓处可见有纤维蛋白原染色阳性。有学者报道新月体肾炎肾小球免疫球蛋白沉积越少，其血清 ANCA 阳性机会越大。

3）电镜：急进性肾炎的电镜表现与其光镜和免疫病理相对应。抗 GBM 肾炎和非免疫复合物型急进性肾炎电镜下没有电子致密物（免疫复合物）沉积。可见到毛细血管基底膜和肾小球囊基底膜断裂，伴中性粒细胞和单核细胞浸润。而免疫复合物型急进性肾炎的电镜特征是可见有大量电子致密物沉积，沉积部位取决于原发性肾小球肾炎的类型，可见于系膜区、上皮下或内皮下。有时也可见毛细血管和肾小球囊基底膜断裂缺口，但比其他亚型少见。

（6）可能还有其他器官受累及的表现（如眼、耳、鼻、口腔、喉、肺或神经系统），请相应专科会诊，必要时考虑做相应部位的组织活检。

（五）诊断

对于临床上呈急性肾炎综合征表现的患者，如果出现明显的血尿，并有少尿或无尿、快速进展的肾功能不全，应警惕急进性肾炎的可能。在排除肾后性梗阻等因素后，应及时行肾活检确诊。同时检查血抗 GBM 抗体、pANCA（MPO-ANCA）和 c-PCNA（PR3-ANCA）。免疫荧光对进一步分型有重要作用，如果不能及时获得抗 GBM 抗体的检测结果，可根据免疫荧光 IgG 沿基底膜呈线状沉积初步诊断为抗基底膜肾炎，及时给予血浆置换，以免延误治疗时机。

（六）鉴别诊断

原发性急进性肾炎应与下列疾病鉴别。

1. 引起少尿性急性肾衰竭的非肾小球疾病

（1）急性肾小管坏死：常有明确的肾缺血（如休克、脱水）或肾毒性药物（如肾毒性抗生素）或肾小管堵塞（如异型输血）等诱因，临床上以肾小管损伤为主（尿钠增加、低比重尿<1.010 及低渗透压尿），尿沉渣镜检可见大量肾小管上皮细胞，一般无急性肾炎综合征表现，血尿不明显，蛋白尿也很轻微，除非是肾结石、肿瘤等尿路梗阻所导致的肾后性梗阻性急性肾衰竭，否则几乎不出现肉眼血尿。

（2）急性过敏性间质性肾炎：常有明确的用药史及药物过敏反应（低热、皮疹）、血及尿嗜酸性粒细胞增多等，可资鉴别。药物过敏所致的急性间质性肾炎血尿不明显，但个别严重的急性间质肾炎可有血管炎的表现，表现为血尿，但蛋白尿的量很少。必要时依靠肾活检确诊。

（3）梗阻性肾病：患者常突发或急骤出现无尿，但无急性肾炎综合征表现，B 超、CT、MRI、膀胱镜检查或逆行尿路造影可证实尿路梗阻的存在。正常人即使单侧输尿管梗阻也不致血肌酐升高，只有双侧输尿管梗阻才导致肾衰竭。

2. 引起急性肾炎综合征表现的其他肾小球病

（1）继发性急进性肾炎：肺出血—肾炎综合征、系统性红斑狼疮、过敏性紫癜肾炎均可引起新月体肾炎，依据系统受累的临床表现和实验室特异检查，鉴别诊断一般不难。

（2）原发性肾小球疾病：有的病理改变中肾小球并无新月体形成，但病变较重和（或）持续，临床上呈急性肾炎综合征，如重症毛细血管内增生性肾小球肾炎或重症系膜毛细血管性肾小球肾炎等。临床上鉴别常较为困难，常需进行肾活检协助诊断。

（七）免疫病理分型

急进性肾炎根据免疫病理可分为 3 型，其病因和发病机制各不相同。①Ⅰ型：又称抗肾小球基底膜型肾小球肾炎，由于抗肾小球基底膜抗体（抗 GBM 抗体）与肾小球基底膜（GBM）抗原相结合激活补体而致病。②Ⅱ型：又称免疫复合物型，因肾小球内循环免疫复合物沉积或原位免疫复合物形成，激活补体而致病，此型患者常有前驱上呼吸道感染史，提示其致病抗原可能为某些病原体（病毒或细菌）。③Ⅲ型：为非免疫复合物型，又称寡免疫型急进性肾炎，以往认为发病机制与细胞免疫相关。已证实 50%~80% 该型患者为肾微血管炎（原发性小血管炎肾损害），肾脏可为首发、甚至唯一受累器官或与其他系统损害并存。原发性小血管炎患者血清中 ANCA 常呈阳性。近年来有学者将上述类型进一步细分为 5 个类型：在原Ⅰ型中约有 30% 患者发现 ANCA 呈阳性，被归为Ⅳ型；在原Ⅲ型中有 20%~50% 患者的 ANCA 呈阴性，被归为Ⅴ型。

三、治疗

（一）治疗原则

（1）尽早明确诊断，一旦确诊或高度疑似，应给予积极治疗。急进性肾炎进展十分迅速，延迟治疗将导致肾小球功能永久的损害。

（2）根据免疫病理分型，制订合理的治疗方案。由于各亚型急进性肾炎的发病机制不同，应针对各种亚型选用不同的治疗方案。

（3）在治疗过程中，应密切观察疗效，及时改进治疗方案。

（4）注意药物不良反应。由于治疗急性肾炎的治疗方案常十分强烈，所选用的药物毒性较大，而且短期内使用的剂量也较大，肾功能不全时又使肾脏对药物的排泄减少，易致严重的不良反应，应特别注意防治。

（5）合理支持治疗。由于本病常并发肾衰竭，导致高钾血症、严重酸中毒、急性左心衰竭等并发症，常需给予透析治疗，帮助患者度过危险期。

（二）治疗计划

1. 一般治疗

急性期应卧床休息，待肉眼血尿消失、水肿消退及血压恢复正常后逐步增加活动量。水肿、高血压者，给予无盐或低盐饮食。不建议患者进食代盐，后者常为钾盐，可加重肾衰竭的高钾血症。氮质血症时应限制蛋白质摄入，并以优质动物蛋白为主，尽量减少植物蛋白，既保证营养，又减轻肾脏负担，改善氮质血症。对于严格控制蛋白摄入者，可补充 α 酮酸预防营养不良，并保证有足够的热量。饮食中应含丰富的维生素。明显少尿的急性肾衰竭者需限制液体摄入量，若有透析支持者，则对液体摄入的限制可适当放宽。尿少时还应注意避免摄入过多含钾的食物，如柑、橙、香蕉、冬菇、木耳等，避免进食杨桃，后者可使肾衰竭患者出现神经系统损害，甚至昏迷。

2. 对症治疗

（1）利尿消肿：因水钠潴留不仅可以引起水肿、高血压，还可以引起循环负荷过重、心力衰竭等，使用利尿剂可以防治并发症的发生。经限制钠、水摄入量后，仍有水肿、高血压，应加用利尿剂。常用的利尿剂有噻嗪类，但当肾小球滤过率 <25 mL/（min·1.73 m^2）时，需要使用强有力的袢利尿剂如呋塞米等。呋塞米可以口服或静脉注射，30 分钟起效，作用仅 4~6 小时，必要时每日可用 2~3 次，有时需 400~1 000 mg/d，应注意大剂量呋塞米对听力的不良反应。还可以加用血管解痉药，如小剂量多巴胺，以加强利尿效果。一般不使用渗透性利尿剂、汞利尿剂和保钾利尿剂。

（2）降压：若经休息、限盐、利尿，血压仍不能恢复者，应进行降压治疗。必要时采用钙通道阻滞剂、α受体阻滞剂控制血压。存在高肾素时，可以使用 ACEI 和 ARB。但此类药物可减少肾小球滤过率，加重肾功能不全和高钾血症，对于没有透析支持患者需密切观察。由于本病患者常有尿少，不推荐使用硫酸镁降压。有高血压脑病时，应紧急静脉用药降压，如硝普钠，成人剂量 50 mg 加入 5%葡萄糖注射液中缓慢滴注或用输液泵持续注射，按血压调整滴速。硝普钠降压迅速，用药后数十秒即起作用，维持时间短，停药 3~5 分钟作用即消失。不良反应有低血压、恶心、呕吐、面红、抽搐、出汗等。由于硫氰酸盐通过肾脏排泄，急进性肾炎时肾功能下降，容易导致硫氰酸盐浓度过高，不宜久用。在没有透析支持的情况下，一般使用不超过 2 日；如有透析支持则可比较安全使用。改用硝酸甘油滴注可以避免硫氰酸盐蓄积。

（3）充血性心力衰竭的治疗：本病水钠潴留是由循环血容量增多造成，并非真正的心肌收缩力下降，因此，治疗上应限钠、利尿、降压以减轻心脏负荷，纠正水钠潴留，一般不采用增强心肌收缩力的洋地黄类药物。必要时可采用酚妥拉明、硝酸甘油或硝普钠以减轻心脏负荷，经保守治疗仍不能控制病情，尽早采用血液滤过脱水治疗。

3. 诱导缓解

（1）血浆置换：血浆置换能迅速清除血中抗 GBM 抗体，减少肾小球抗原抗体反应，适合于抗 GBM 型急进性肾炎（Ⅰ型）。需配合糖皮质激素和细胞毒药物，早期应用，效果良好。Levy 等报道 71 例抗基底膜病，其平均年龄为 40 岁（17~76 岁），其中 55%的患者需透析治疗，18%的患者血肌酐>500 μmol/L，62%的患者有肺出血。经过血浆置换加糖皮质激素和细胞毒药物治疗后，1 年肾存活率>53%。血肌酐<500 μmol/L 者，肾存活率为 93%；血肌酐>500 μmol/L 但无须透析支持者，为 82%，需要透析支持者肾存活率只有 8%。长期随访资料表明，治疗时血肌酐<500 μmol/L 者，10 年肾存活率达 80%；血肌酐≥500 μmol/L 而无须透析支持者为 60%。这说明抗 GBM 型肾炎早期给予血浆置换加糖皮质激素和细胞毒药物具有良好效果。约有 1/3 的抗 GBM 型肾炎同时伴 ANCA 阳性，但这些患者的临床表现和对血浆置换加免疫抑制剂的治疗反应相似。因此，无论抗 GBM 型肾炎患者 ANCA 是否阳性，早期治疗是一样的。但在疾病缓解后的维持治疗阶段，则可能有所不同。因为抗 GBM 型肾炎一经治疗，抗 GBM 抗体转阴后，一般不再复发，故无须维持治疗。而血管炎则容易复发，故对于伴有抗 GBM 抗体阳性的患者，仍需监测 ANCA 滴度，来决定维持治疗方案。

血浆置换的剂量是每日 2~4 L 或 60 mL/kg（最多每日 4 L），每日置换 1 次，直至抗 GBM 抗体转阴。如没有抗 GBM 抗体检测，一般需置换 14 日。置换时用 5%人血清白蛋白作为置换液。对有出血倾向和肺出血者，置换后补充新鲜冰冻血浆，以补充凝血因子。因患者同时使用较强的免疫抑制剂，必要时可适当补充丙种球蛋白预防感染。对于免疫复合物型急进性肾炎（Ⅱ型）一般不用血浆置换，但继发于系统性红斑狼疮和冷球蛋白血症的新月体肾炎除外，血浆置换可以去除血中的自身抗体或抗原抗体复合物，有助于狼疮肾炎和冷球蛋白血症的治疗。对于非免疫复合物型急进性肾炎（Ⅲ型），无论是局限于肾脏还是继发于全身性血管炎的新月体肾炎，新近研究表明，使用血浆置换具有较好的疗效，特别是对于已经需要透析支持者。有肺出血的危险者，血浆置换可能有帮助。

（2）糖皮质激素：无论哪一型急进性肾炎，都需用糖皮质激素治疗，且需要大剂量冲击治疗。一般采用甲泼尼龙 7.0 mg/（kg·d）（大约 0.5 g/d），静脉滴注，每日 1 次，连续

3 日，然后给予泼尼松龙 1.0 mg/（kg·d）口服，8 周后逐渐减量，每周减 5 mg 至逐渐停用。免疫复合物型急进性肾炎对强化免疫抑制治疗的反应不如抗 GBM 肾炎或非免疫复合物型急进性肾炎有效，故糖皮质激素的用量可能需要较大，如甲泼尼龙 1.0 g 静脉滴注，连续3 日。如病情需要，3 周后可重复 1 个疗程的冲击治疗。免疫复合物型急进性肾炎糖皮质激素的疗程也可能需要较长。糖皮质激素使用的剂量较大，且患者病情较重（如肾衰竭），容易出现感染、高血压和高血糖等不良反应，应注意及时发现和防治。

（3）细胞毒药物：无论哪一型急进性肾炎一般都需要合用细胞毒药物。常用环磷酰胺，口服或静脉注射，口服剂量每日 1.5~2.0 mg/kg。静脉注射有多种方法，如可采用 0.5 g/m²的剂量，加入 100 mL 生理盐水静脉注射，每月 1 次，根据病情可将剂量增加至 1.0 g/m²；也可以采用 15 mg/kg 的剂量，加入 100 mL 生理盐水静脉注射，每 2 周 1 次；还可以用0.2 g，加入 40 mL 生理盐水静脉注射，隔日 1 次。采用隔日口服或静脉注射的方式，环磷酰胺的累计剂量增加较快，不良反应也可能比较大。应每 2 周检查 1 次血常规，如血白细胞计数 $<3.0×10^9$/L 或中性粒细胞绝对计数 $<1.5×10^9$/L，则应暂时停药观察。有时使用每月 1次的治疗方案不容易控制疾病的活动，则可改用每 2 周 1 次或隔日 1 次的方法。环磷酰胺的总疗程一般需 3~6 个月，需根据病情如 ANCA 的滴度来决定疗程长短。一般认为 1 年内环磷酰胺治疗总量以控制在 150 mg/kg 为宜。如环磷酰胺已经用足量而病情尚未完全控制，可考虑用硫唑嘌呤口服维持，剂量为每日 2.0 mg/kg。硫唑嘌呤用于诱导 ANCA 相关血管炎缓解疗效不如环磷酰胺，但用于维持治疗疗效与环磷酰胺相似，而不良反应可能比环磷酰胺轻，适合用于维持治疗。如白细胞计数偏低不能使用环磷酰胺或硫唑嘌呤，可采用吗替麦考酚酯（MMF），剂量为 0.25~0.75 g，每日 2 次。MMF 起效较慢，用于诱导缓解的疗效一般认为不如环磷酰胺快，故多用于维持治疗。MMF 的优点是骨髓抑制和性腺抑制的不良反应较小，缺点是价格昂贵。近年来，有学者发现 MMF 有时也可出现严重的粒细胞减少，其机制不明。MMF 对肾功能不全患者的毒性较大，主要为贫血和白细胞减少，这时需要减少剂量甚至停用。有学者注意到，先前使用了有骨髓抑制不良反应的药物又使用 MMF，可能易出现白细胞减少，故应注意监测血常规。环磷酰胺除有骨髓抑制和性腺抑制的不良反应外，还可见脱发、出血性膀胱炎、肝损害和感染等，还可能有致畸和致肿瘤作用。抗 GBM 型肾炎一旦经过治疗，复发罕见，故细胞毒药物疗程一般无须太长，而且也无须维持性治疗。免疫复合物型急进性肾炎的治疗则取决于基础疾病。对于原发性免疫复合物型急进性肾炎，细胞毒药物剂量常需偏大，且疗效不如抗 GBM 型肾炎或 ANCA 相关性血管炎；对于非免疫复合物型急进性肾炎，细胞毒药物的剂量取决于血管炎控制的效果，可以借助 ANCA 等指标来指导用药。

4. 支持治疗

对于已有肾衰竭的患者应及时给予透析支持。急性肾衰竭达到透析指征者应尽早透析治疗，经血浆置换和（或）免疫抑制剂治疗后患者可能脱离透析。慢性肾衰竭患者只能进行维持性透析治疗。经过治疗缓解或好转的患者，常遗留有不同程度的肾损害或肾功能不全。这时应注意保护残存的肾功能，如使用 ACEI 或 ARB，防止肾小球过度滤过和减少尿蛋白，保护肾功能；同时应注意控制血压和避免使用肾毒性药物。终末期肾衰竭者可考虑肾移植，但移植一般应在病情控制半年到 1 年后进行。抗 GBM 肾炎需在抗 GBM 抗体阴转后方能移植，否则非常容易复发。非免疫复合物型急进性肾炎肾移植后较容易复发。继发于全身性血管炎的新月体肾炎肾移植后复发率约为 20%，而局限于肾脏的原发性非免疫复合物型新月体肾炎复发率稍低一些。与抗 GBM 型肾炎不同，肾移植时血清 ANCA 阳性似乎不增加复发危险，但一般肾移植仍需在发病或最近一次复发 6 个月后才进行，而且在疾病的缓解期进行。免疫复合物型新月体肾炎肾移植后复发的情况取决于基础疾病，原发性免疫复合物型肾炎肾移植复发率的资料不详。

5. 维持治疗、防止复发

（1）药物治疗。

1）硫唑嘌呤：每日 1.0~1.5 mg/kg 口服，联用小剂量糖皮质激素（泼尼松每日 7.5~10 mg）。

2）MMF：每日 1.0~2.0 g，分 2 次服用作为维持治疗，并合用小剂量糖皮质激素（泼尼松每日 7.5~10 mg）。

（2）监测随访。

1）每月查血常规和肝功能 1 次，如血白细胞计数<$3.0×10^9$/L，中性粒细胞绝对计数<$1.5×10^9$/L 或出现肝损害时需停药观察并给予对症处理。

2）停用免疫抑制剂后需定期随访（每 3~6 个月 1 次），检测抗 GBM 抗体或 ANCA 并结合其他临床或病理指标判断是否有复发，并及时防止复发。

6. 防治并发症

（1）肺部感染：由于急进性肾炎病情进展迅速，常需使用大剂量免疫抑制剂冲击治疗，患者常因免疫力低下发生肺部感染，加速病情进展。一旦发现，应积极治疗。主要为细菌感染，但也可表现为肺念珠菌病，包括念珠菌支气管肺炎和念珠菌肺炎。此外，还需要注意肺部病毒感染，最为严重者是巨细胞病毒（CMV）肺炎，肺部症状多与其他非细菌性肺炎相似，但呼吸困难可能较明显，有发绀及"三凹征"等。听诊多无异常，与胸部 X 线检查改变不相平行。胸部 X 线检查可见广泛的条索状纹理增粗和小叶性炎症浸润灶，呈网点状阴影。肺部感染缺乏独特的临床表现，从临床标本中分离出 CMV 或其特异性抗体（呈 4 倍以上增加或持续抗体滴度升高）有助于确诊。出现 CMV 感染，会对患者的生命造成严重威胁。因此，应积极预防 CMV 肺炎，避免过度使用免疫抑制剂。

（2）肺部出血：肺出血—肾炎综合征和继发于全身血管炎的患者可有肺出血的表现。肺出血可比较轻微，但多数病情严重，甚至是致命的，是决定患者生存的重要指标。临床上要予以足够的重视。对于老年人和有吸烟、吸入碳氢化合物史及有血管炎病史的急进性肾炎患者若出现咳嗽、咳带血丝痰应首先考虑是否并发肺出血。此时应立即行胸部 X 线检查，卧床患者行床边 X 线摄片。出现肺出血者胸部 X 线检查可表现为肺实质大片阴影。肺出血早期，X 线检查可以没有明显变化，肺出血者病情进展极为迅速，往往等 X 线检查出现明显改变时，病情已不易控制。因此，本病强调早期发现，并积极给予强有力的治疗。一旦急进性肾炎患者出现肺出血表现，应立即给予血浆置换，并采用甲泼尼龙 0.5~1.0 g/d，静脉滴注，每日 1 次，连续 3 日进行冲击治疗。血浆置换通常每日或隔日 1 次，每次置换血浆 2~4 L，一般需置换 10~14 次。如有可能，尽量用新鲜冰冻血浆进行置换。如果用 5% 人血白蛋白作为置换液，则置换后补充新鲜冰冻血浆，以补充凝血因子，防止出血加重。因患者同时使用较强的免疫抑制剂，必要时可适当补充丙种球蛋白预防感染。肺出血者常因肺毛细血管受损，通透性增加伴渗出，导致肺泡弥散功能障碍，常发生急性呼吸窘迫综合征

（ARDS）。临床表现除急进性肾炎和肺出血表现外，还出现突发性进行性呼吸窘迫、气促、发绀，常伴有烦躁、焦虑、出汗等。早期体征可无异常，或仅闻少量湿啰音；后期多可闻及水泡音，可有管状呼吸音。动脉血气分析显示 PaO_2 降低，$PaCO_2$ 降低。应立即给予氧疗，一般需用高浓度给氧，才能使 $PaO_2>60\ mmHg$ 或 $SaO_2>90\%$。轻症者可用面罩给氧，但多数患者需用机械通气支持。

（3）肝损害：细胞毒药物易导致肝损害，常发生在用药后 1~4 周，临床表现和其他肝炎大致相同，轻者仅转氨酶轻度升高，严重者可有疲乏、食欲减退、恶心、呕吐、尿黄、肝区不适等表现。住院期间每 2 周检查肝功能 1 次，注意其转氨酶和胆红素情况。一旦发现肝损害，应立即停用细胞毒药物，给予保肝解毒药物治疗，如还原谷胱甘肽等。对于有肝功能不全病史的患者，应尽量选用同类药物中肝毒性较小的免疫抑制剂。泼尼松需经肝脏转化为泼尼松龙才能发挥作用，在肝功能不全时，宜直接使用甲泼尼龙或泼尼松龙，后两者无须经肝脏转化可以直接发挥作用。

（三）治疗方案的选择

1. Ⅰ型（抗 GBM 型肾炎）

首选血浆置换。通常每日或隔日 1 次，每次置换血浆 2~4 L，直至血清抗 GBM 抗体转阴、病情好转。如无抗 GBM 抗体检测，一般需置换 14 次。该疗法需配合糖皮质激素及细胞毒药物，以防止反跳，可采用甲泼尼龙加环磷酰胺冲击治疗。在决定细胞毒药物剂量时需结合患者病情、年龄和肾功能综合考虑，年龄 60 岁以上或肾脏慢性病变显著者，环磷酰胺考虑减少剂量 20%。

2. Ⅱ型（免疫复合物型急进性肾炎）

Ⅱ型一般不用血浆置换，但对于继发于系统性红斑狼疮或冷球蛋白血症的新月体肾炎，血浆置换可以去除血中的自身抗体或冷球蛋白。一般多采用糖皮质激素联合细胞毒药物治疗。但Ⅱ型急进性肾炎多继发于其他免疫复合物肾炎，故糖皮质激素联合细胞毒药物治疗的疗程取决于基础疾病，如系统性红斑狼疮则可能需要终身免疫抑制剂维持治疗。

3. Ⅲ型（非免疫复合物型急进性肾炎）

对于非免疫复合物型急进性肾炎，无论是局限于肾脏还是继发于全身性血管炎的新月体肾炎，血浆置换主要用于需要透析支持者或有肺出血者。Ⅲ型的免疫抑制剂的治疗方法：糖皮质激素每日 1.0 mg/kg 口服，使用 8 周后每周减量 5 mg 至维持剂量（每日 0.25 mg/kg）；对于肾脏有显著活动病变（毛细血管袢坏死、新月体形成和大量炎症细胞浸润）并伴有短期肾功能恶化者，给予甲泼尼龙 0.5~1.0 g，静脉滴注，每日 1 次，连续 3 日；环磷酰胺 0.5~1.0 g/m²，静脉注射，每月注射 1 次至基本缓解（一般 3~6 个月）或环磷酰胺每日 1.5~2.0 mg/kg，口服至基本缓解（一般 3 个月）。需要指出，单用糖皮质激素并不能有效预防血管炎复发，通常需要加用细胞毒药物。

4. Ⅳ型（抗 GBM 肾炎 ANCA 阳性）

治疗方案同Ⅰ型，但因此型可能较Ⅰ型容易复发，因而免疫抑制剂的疗程可能需要较长。

5. Ⅴ型（非免疫复合物型急进性肾炎中 ANCA 阴性）

治疗方案同Ⅲ型，但因 ANCA 阴性，在后期随访过程中病情的判断有一定影响，需根据临床指标及相关检查综合判断疗效。

四、病程观察及处理

(一) 病情观察

（1）患者病情比较严重，查房时需注意有无心率过慢（高钾血症）、心率过快（血容量过多或心功能不全）、呕吐（肾衰竭）、抽搐（低钙血症）、双肺啰音增多和颈静脉怒张（血容量过多或心力衰竭）、呼吸深长（酸中毒）、水肿（水过多）等情况。

（2）每周检测尿常规和血生化等，以了解肾脏病变及血生化的变化，特别注意是否有高钾血症、酸中毒、低钙血症和高磷血症等电解质紊乱并给予相应处理。低钠血症常提示患者体内水过多，需行利尿或透析超滤脱水（需排除缺钠所致，前者常有血压升高、水肿等表现）。注意肝酶变化，有肝酶升高者可能需暂停环磷酰胺。

（3）定期检测血清抗体，如抗 GBM 抗体、ANCA、ANA 和 dsDNA 的滴度是否阴转或降低。

（4）注意监测血常规。住院期间每 2 周查血常规 1 次，如血白细胞计数 $<3.0\times10^9/L$ 或中性粒细胞绝对计数 $<1.5\times10^9/L$ 需停药观察并给予对症处理；了解患者是否有贫血并给予相应处理。贫血可能是血管炎本身和肾衰竭的表现，但突然的血红蛋白下降应注意有无肺出血。

（5）注意药物不良反应。

1）糖皮质激素：糖皮质激素使用的剂量较大，且患者病情较重（如肾衰竭），容易出现感染、高血压和高血糖等不良反应，注意及时防治。

2）环磷酰胺：有骨髓抑制和肝损害的不良反应，故要定期监测血常规，还需留意有无脱发、出血性膀胱炎、性腺抑制和感染等不良反应。

3）MMF：骨髓抑制的不良反应较小，但有时也可出现严重的粒细胞减少。MMF 在肾功能不全患者的毒性增大，主要为贫血和白细胞减少，部分患者可有消化道症状，如腹痛、腹泻、腹胀等。

(二) 疗效判断与处理

1. 疗效判断

（1）基本治愈：血尿、蛋白尿基本阴转，肾功能基本正常。实验室检查显示血清抗体（如抗 GBM 抗体、ANCA 等）转阴或滴度明显降低。

（2）缓解：血尿、蛋白尿减轻，肾功能好转。实验室检查显示血清抗体（如抗 GBM 抗体、ANCA 等）滴度降低。

（3）无效：经充分治疗后症状、血尿、蛋白尿、肾功能均无改善。实验室检查显示血清抗体滴度无降低。

2. 处理

（1）有效或缓解者：可以将免疫抑制剂剂量逐渐减少至维持剂量，维持的时间取决于缓解的指标及基础疾病。

（2）无变化：经积极治疗 2 周以上未见疗效者，需重新评估诊断是否正确，治疗方案是否合理及时。

（3）病情恶化：常提示免疫抑制剂治疗强度不足，或病情已进入终末期，也可能是合并了其他并发症如感染，需重新全面评估患者目前的情况并调整治疗方案。

五、随访

1. 定期随访

每月监测血、尿常规、肝肾功能及其他免疫学指标（如 ANCA 或抗 GBM 抗体）。

2. 保护肾功能

避免加重肾损害的因素，如感染、劳累及使用肾毒性药物（如氨基糖苷类抗生素）。

六、预后

患者若能及时诊断和早期强化治疗，预后可得到显著改善。早期强化治疗可使部分患者得到缓解，避免或脱离透析，甚至少数患者肾功能得以恢复。若诊断或治疗不及时，多数患者于数周至半年内进展至不可逆肾衰竭。影响预后的主要因素有：①免疫病理类型，Ⅲ型较好，Ⅰ型最差，Ⅱ型居中；②强化治疗是否及时，临床无少尿、血肌酐<530 μmol/L 或肌酐清除率>15 mL/min、病理尚未显示广泛不可逆病变（纤维性新月体、肾小球硬化或间质纤维化）时即开始治疗者预后较好，否则预后差，血肌酐升高的程度是决定肾存活率的主要指标，早期治疗预后较好；需要透析支持的患者经治疗也有脱离透析的可能；③老年患者预后相对较差；④血清抗 GBM 抗体的滴度与疾病的严重程度呈正相关。如果抗 GBM 抗体仍然阳性时进行肾移植，将不可避免地出现抗 GBM 病复发。如果能在疾病早期及时给予血浆置换、细胞毒药物和糖皮质激素治疗，患者预后尚可；晚期治疗则疗效很差。

本病缓解后的长期转归常逐渐转为慢性病变，发展为慢性肾衰竭，故应特别注意采取措施保护残存肾功能，延缓疾病进展和慢性肾衰竭的发生。部分患者可获得长期维持缓解。少数患者可复发，必要时可重复进行肾活检。复发时部分患者强化治疗仍可有效。

（王　婷）

第三节　慢性肾小球肾炎

一、概述

慢性肾小球肾炎简称慢性肾炎，是指由不同病因、不同病理所构成的一组原发性肾小球疾病。临床上以缓慢进展的肾炎综合征为特点。其基本表现是水肿、高血压、蛋白尿、血尿及不同程度的肾功能损害。病理上双侧肾小球呈弥漫性或局灶性改变，病理改变多样，可表现为系膜增生性肾炎、膜性肾病、系膜毛细血管性肾炎及 IgA 肾病等。临床上部分患者在肾脏慢性损害的过程中病变急性加重和进展，治疗比较困难，并最终出现肾衰竭，预后相对较差。

二、诊断

（一）病史采集

1. 起病情况

患者一般无前驱症状，无急性肾炎或链球菌感染病史，难于确定病因。起病方式不一，部分患者起病无明显临床症状，仅于体格检查时发现血压高或血尿、蛋白尿。多数患者有乏力、头痛、水肿、贫血等临床表现；少数患者起病急、水肿明显，尿中出现大量蛋白；也有部分患者始终无症状直至出现尿毒症表现方就诊。因此，需耐心分析，以便了解病情和疾病进展情况。

2. 临床表现

部分患者无明显临床症状。早期可有乏力、疲倦、腰部酸痛、食欲差等一般表现；水肿可有可无，一般不严重；部分患者可有头痛、头晕、失眠等，与高血压、贫血、某些代谢及内分泌功能紊乱等有关；少数患者可出现少尿，肾小管功能损害较明显者可出现尿量增多、夜尿频繁，此类患者水肿不明显甚至可出现脱水表现。此外，部分患者病情常因感染、劳累、使用肾毒性药物等因素呈急性发作或急骤恶化，经及时去除诱因和恰当治疗后病情可有一定程度缓解，但也可能由此而进入不可逆的肾衰竭进程。肾功能严重恶化者可出现各器官系统受累相应的临床表现如贫血、血压增高及消化道症状等。

3. 既往病史

对疾病的诊断和鉴别诊断具有重要意义，特别注意感染史、特殊用药及吸毒史，有无高血压、糖尿病及痛风病史，有无肝炎、寄生虫等传染病史，各种手术史、射线及化学物质及重金属接触史。

（二）体格检查

1. 一般情况

慢性病表现。可有精神萎靡，乏力。部分患者如存在感染等诱因可有发热。血压可升高，多为持续中等度的血压升高，尤其以舒张压升高为明显。

2. 皮肤黏膜

皮肤黏膜苍白提示存在贫血。水肿常较轻，眼睑及颜面水肿为主，晨起症状较明显；肢体水肿呈凹陷性。注意皮疹、黏膜溃疡及毛发改变。

3. 浅表淋巴结

如有上呼吸道急性或慢性感染诱因，部分患者可有头颈部浅表淋巴结肿大。部分自身免疫性疾病患者也可出现全身浅表淋巴结肿大。

4. 头颈部

如存在上呼吸道急性或慢性感染，咽部及扁桃体可有相应感染表现，如滤泡增生、黏膜充血、扁桃体肿大及分泌物附着等。注意眼部病变、听力改变、颅内高压及脑水肿眼底改变；高血压常伴有眼底视网膜动脉变细、迂曲和动静脉交叉压迫现象，少数可见视神经盘水肿、眼底絮状渗出物和（或）出血。

5. 胸腔、心脏及肺部

少数严重病例可有胸腔积液。如存在肺部感染诱因可出现相应肺部体征。长期严重高血压者可出现相应心脏表现。

6. 腹部

少数严重病例可有腹水，若并发全心衰竭者可有肝脾大。

7. 四肢及关节

注意关节有否红、肿、痛、畸形及活动受限等改变。

（三）门诊资料

1. 尿液检查

尿常规检查提示，尿比重偏低，多在 1.020 以下，疾病晚期常为低比重尿。部分患者肾小管间质损伤严重可出现糖尿、氨基酸尿及尿液酸化功能障碍。尿沉渣中常有红细胞及管型（颗粒管型、透明管型）。尿蛋白定性由微量至大量不等。急性发作期有明显血尿或肉眼血尿，蛋白尿也可明显加重。

2. 血常规

常有轻、中度正色素性贫血，红细胞及血红蛋白成比例下降。白细胞计数多正常。

3. 血液生化及肾功能检查

可有低蛋白血症，一般血清电解质及酸碱平衡无明显异常。早期血清尿素氮及肌酐可在正常范围，随着病情发展，肾功能下降者血尿素氮及肌酐可有不同程度的增高。

（四）继续检查项目

1. 尿蛋白定量

24 小时尿蛋白定量常为 1~3 g，部分患者尿蛋白定量可达到肾病综合征水平。

2. 其他血液学检查

患者红细胞沉降率常增快。部分大量蛋白尿患者可有低白蛋白血症及高脂血症，部分患者可有免疫球蛋白水平异常，如为系膜毛细血管性肾炎可有补体水平降低。血清蛋白电泳或免疫固定电泳、肿瘤标志物血清学检查、风湿性或自身免疫性疾病血清免疫学检查有助于排除继发于全身性疾病及肿瘤的肾小球肾炎，如狼疮性肾炎、血管炎肾损害、多发性骨髓瘤肾损害等。

3. 肾功能检查

包括肾小球滤过功能和肾小管功能评估。部分患者可有肾小球滤过率、内生肌酐清除率降低，酚红排泄试验、尿浓缩稀释功能及酸化功能均减退。肾功能分期多属代偿期或失代偿期。

4. 超声检查

超声检查早期可见双肾正常或缩小，肾皮质变薄或肾内结构紊乱。

5. 肾活检病理

对于慢性肾炎患者应强调肾活检以进一步明确诊断，如无肾穿刺活检禁忌证，应对所有慢性肾炎患者行肾活检病理检查。一方面有助于与继发性肾小球肾炎相鉴别；另一方面可以明确肾小球病变的组织学类型，作出正确的临床病理诊断；此外，肾活检尚可明确病理损害的程度及病变活动性，从而指导临床采取正确积极的治疗措施，延缓慢性肾脏病的进展。慢性肾小球肾炎病理改变与病因、病程和类型有关，可表现为弥漫性或局灶节段性系膜增殖、膜增殖、膜性、轻微病变、局灶硬化或晚期肾小球纤维化等。除肾小球病变外，尚可伴有不同程度肾小管间质炎症及纤维化。晚期肾小球硬化及毛细血管袢萎缩，肾小球呈玻璃样变或纤维化，残存肾小球可代偿性增大，肾小管萎缩等。

（五）诊断

根据临床表现，尿检查异常，不同程度水肿，高血压及肾功能异常，病程持续达 1 年以上并除外继发性和遗传性肾炎，临床可诊断慢性肾炎。肾穿刺活检组织病理检查可以确定肾小球疾病的性质及病理类型。

(六) 鉴别诊断

1. 继发于全身疾病的肾小球疾病

不少全身性疾病可引起继发性肾损害，其表现与慢性肾炎相似，如狼疮性肾炎、过敏性紫癜性肾炎、糖尿病肾病、痛风性肾病、多发性骨髓瘤肾损害、肾淀粉样变性、感染性心内膜炎、乙型肝炎病毒相关性肾炎等。根据相应的临床表现及实验室检查，一般不难鉴别。肾活检病理检查更有助于进一步的鉴别诊断和确诊。

2. 原发性高血压肾损害

高血压也可引起肾损害，出现尿异常改变和肾功能改变。鉴别原发性高血压肾损害（即良性肾小动脉性肾硬化症）与慢性肾炎所致高血压，病史很重要，前者高血压病史在先，而后者则先有尿液检查异常。高血压肾损害先有较长期高血压，其后再出现肾损害；临床上远端肾小管功能损伤（如浓缩功能减退、夜尿增多）较肾小球功能损伤早；尿沉渣改变轻微，尿蛋白定量较少，仅微量至轻度蛋白尿，可有镜下血尿及管型，罕有持续性血尿及红细胞管型；一般无贫血及低蛋白血症；常伴有高血压其他靶器官（如心、脑等）损伤的临床表现。肾穿刺活检病理检查常有助于进行鉴别诊断。

3. 遗传性肾小球疾病

奥尔波特（Alport）综合征为性连锁显性遗传性疾病。临床表现与慢性肾炎相似，但常起病于青少年（多在 10 岁之前），患者有眼（球形晶状体）、耳（神经性耳聋）、肾（血尿、蛋白尿及进行性肾功能损害）异常，并多有阳性家族史。

4. 其他原发性肾小球病

症状轻微的慢性肾炎应与隐匿型肾炎相鉴别，后者主要表现为无症状性血尿和（或）蛋白尿，无水肿、高血压和肾功能减退的临床表现。有前驱感染并以急性发作起病的慢性肾炎需与感染后急性肾炎相鉴别，慢性肾炎急性发作多在短期内（数日）病情急剧恶化，血清补体水平无动态变化有助于与感染后急性肾炎相鉴别；此外，慢性肾炎病程迁延，无自愈倾向，呈慢性进展性，也可与感染后急性肾炎相鉴别。

三、治疗

(一) 治疗原则

慢性肾炎的治疗应以防止或延缓肾功能进行性恶化、改善或缓解临床症状及防治严重并发症为主要目标，而不以消除尿中蛋白、红细胞为主要目标，因此，临床上着重强调综合性防治措施。

(二) 治疗计划

1. 一般治疗

（1）休息：慢性肾炎患者应注意休息，避免过度劳累而加重病情。如患者无明显水肿、高血压，血尿和蛋白尿不严重，无肾功能不全表现，可以从事一般日常生活、工作和劳动。如有明显高血压、水肿或短期内肾功能明显减退，则应卧床休息。

（2）饮食：肾功能不全患者应根据肾功能减退程度控制蛋白质及磷的摄入量，低蛋白饮食已成为非透析疗法的重要组成部分，其疗效已为大量的动物实验和临床研究所证实。对于轻度肾功能减退者，蛋白摄入量一般限制在每日 0.6 g/kg；如患者肾功能减退而又并发大量蛋白尿，则可适当放宽蛋白摄入量，但每日不宜超过 1.0 g/kg，以免加重肾小球高滤过及肾小球硬化；摄入蛋白质以优质蛋白为主（牛奶、蛋、瘦肉等）。对于慢性肾炎、肾功能损害的患者，长期限制蛋白质摄入可能导致机体负氮平衡、必需氨基酸缺乏乃至蛋白质营养不良，应辅以 α-酮酸（异亮氨酸、亮氨酸、苯丙氨酸、缬氨酸及甲硫氨酸的酮酸）和必需氨基酸（赖氨酸、苏氨酸、色氨酸）口服治疗，以补充体内必需氨基酸的不足。在低蛋白饮食时，应适当增加碳水化合物摄入量，以保证机体基本能量需要，防止负氮平衡。有高血压和水肿的慢性肾炎患者应适当限制食盐的摄入，建议每日 <3.0 g，特别应注意食物中含盐的调味品，少食盐腌食品及各类咸菜。并发高脂血症患者应适当限制脂肪摄入，尤其应限制含有大量饱和脂肪酸的肉类摄入。

2. 药物治疗

（1）控制高血压：氮质血症和高血压常提示慢性肾炎患者预后不良。持续高血压是加速肾小球硬化、促进肾功能恶化的重要危险因素，因此，积极控制高血压十分重要。治疗过程中应力争把血压控制在理想水平：尿蛋白每日 ≥1 g 者，血压应控制在 125/75 mmHg 以下；尿蛋白每日 <1 g 者，血压控制在 130/80 mmHg 以下。应选择能延缓肾功能恶化、具有肾脏保护作用的降压药，如 ACEI、ARB 等。治疗过程应使血压平稳下降，避免血压的大幅度波动。

现已公认 ACEI 和 ARB 具有降低血压、减少尿蛋白和延缓肾功能恶化的肾脏保护作用。其肾脏保护作用主要通过对肾小球血流动力学的特殊调节起作用，一方面，此类药物扩张入球小动脉和出球小动脉，但对出球小动脉扩张作用强于入球小动脉，从而降低肾小球内高压力、高灌注和高滤过；另一方面，药物通过其非血流动力学作用，如抑制细胞因子、减少尿蛋白和细胞外基质的蓄积等达到减缓肾小球硬化的发展和肾脏保护作用。常用 ACEI 的口服制剂有卡托普利 12.5～25 mg，每日 2～3 次；依那普利 10 mg，每日 1～2 次；贝那普利 10 mg，每日 1～2 次；培朵普利 4 mg，每日 1～2 次；西拉普利 2.5 mg，每日 1～2 次等。应用该类药物应注意防止高钾血症。肾功能不全患者应用该类药物时应严密监测血清肌酐和尿素氮水平；少数患者服药后有持续性干咳的不良反应。

存在水钠潴留的高血压患者可联合应用利尿剂，肾功能正常者可选用噻嗪类如氢氯噻嗪每日 12.5～50 mg，单次或分次口服；肾功能较差者应选用袢利尿剂如呋塞米 20 mg，每日 2～3 次；利尿药物与 ACEI 及 ARB 具有协同效应，但长期应用可导致血电解质紊乱、高凝状态和加重高脂血症。

此外，也可选用钙通道阻滞剂控制血压，有报道认为部分长效二氢吡啶类钙通道阻滞剂和非二氢吡啶类钙通道阻滞剂具有一定的肾脏保护作用，可延缓肾功能恶化。钙通道阻滞剂可减少氧消耗，抗血小板聚集，通过细胞膜效应减少钙离子在间质沉积和细胞膜过度氧化，以达到减轻肾脏损伤及稳定肾功能的作用。常用的口服制剂有：氨氯地平 5～10 mg，每日 1～2次；硝苯地平控释片 30～60 mg，每日 1～2 次；贝尼地平 4～8 mg，每日 1 次；非洛地平 5～10 mg，每日 1～2 次。

其他可选用的降压药物包括 β 受体阻滞剂，如阿替洛尔 12.5～25 mg，每日 2 次；美托洛尔 25～50 mg，每日 2 次；比索洛尔 2.5 mg，每日 1～2 次，但应注意部分 β 受体阻滞剂如阿替洛尔脂溶性低，经肾脏排泄，在肾功能不全时应调整剂量和延长用药时间。也可选用 α

受体阻滞剂，如特拉唑嗪 2~4 mg，每日 2~3 次，该类药物对小动脉和小静脉均有扩张作用，主要药物不良反应为直立性低血压，故应小剂量开始逐步增至治疗剂量。高血压控制不理想患者可选用不同类型降压药物的联合应用。

（2）减少尿蛋白：大量研究表明，蛋白尿是慢性肾损害进程中至关重要的独立危险因素，大量尿蛋白可导致肾小管阻塞、肾组织损伤及纤维化，控制蛋白尿可以延缓肾脏疾病的进展。目前研究证实 ACEI 和 ARB 的应用可减少尿蛋白且治疗作用并不单纯依赖于降压作用，因此，有蛋白尿的慢性肾炎患者可使用 ACEI 和（或）ARB 治疗以减少蛋白尿，但应注意这类药物治疗蛋白尿和保护肾脏作用在一定范围内与药物剂量相关，往往需要较大剂量才会有较好的降低蛋白尿和肾脏保护作用。

（3）抗凝和抗血小板药物：对某些类型的肾炎（如 IgA 肾病），抗凝药和抗血小板药有一定的稳定肾功能和减轻肾脏病理损伤的作用，但目前尚无对这类药物使用的统一方案。对有明确高凝状态和容易发生高凝状态的病理类型，如膜性肾病、系膜毛细血管性肾小球肾炎，或肾活检显示为局灶、节段性肾小球硬化而糖皮质激素治疗效果不佳患者可较长时间应用。

常用的抗凝药有口服的华法林，应用时注意个体化并应定期检测凝血功能以防止出血，使用剂量每日 1~10 mg，根据凝血功能调整药物剂量。此外，也可使用低分子量肝素皮下注射进行抗凝治疗，临床应用时出血不良反应较少，常用制剂有达肝素每日 5 000 U 皮下注射；依诺肝素每日 4 000 U 皮下注射。常用的抗血小板药物包括：双嘧达莫每日 200~300 mg，分 3~4 次口服；肠溶阿司匹林每日 50~100 mg；氯吡格雷每日 75 mg 或盐酸噻氯匹定每日 250~500 mg，以上药物除具有血小板解聚作用外，部分还有扩张血管及抗凝作用，有出血倾向者慎用或禁用。

（4）降血脂：脂质代谢障碍引起的肾损害机制还不完全清楚，而氧化脂蛋白和氧化低密度脂蛋白可以导致组织损伤。他汀类调脂药物不仅可以降血脂，更重要的是可以抑制与肾脏纤维化有关的分子活性，减轻肾组织的损伤和纤维化。因此，并发高脂血症的患者应积极控制血脂，如选用普伐他汀每日 10~20 mg，辛伐他丁每日 5~10 mg 等。调脂药物使用过程中，应注意横纹肌溶解及肝功能损害等不良反应。

（5）糖皮质激素和细胞毒药物的应用：对慢性肾炎患者使用糖皮质激素和（或）细胞毒药物，目前尚无一致的看法。慢性肾炎为一临床综合征，其临床表现、病理类型有所不同，因此，应进行综合分析考虑。肾活检病理检查对于诊断和治疗具有重要意义，若无肾穿刺活检禁忌证，应尽可能行活检术以明确病理类型，为糖皮质激素和细胞毒药物的应用提供依据。根据肾穿刺活检病理结果，若以活动性病变为主且伴大量蛋白尿者，则应积极治疗，如无用药禁忌证，可选择糖皮质激素如泼尼松每日 1 mg/kg 和（或）细胞毒药物如环磷酰胺每日 2 mg/kg 治疗，并需密切观察临床疗效和肾功能情况，必要时可根据病理分型及临床情况选用其他类型免疫抑制剂如吗替麦考酚酯、他克莫司等；若肾穿刺病理结果已提示为慢性病变为主，则不考虑使用糖皮质激素等免疫抑制剂治疗；若病理结果表现为活动性病变与慢性病变并存，而临床肾功能损害较轻但伴有大量蛋白尿，在密切监测肾功能改变的基础上，也可考虑使用免疫抑制药物治疗。若患者由于各种原因未能行肾活检病理检查，应结合临床情况决定是否使用免疫抑制药物治疗，如患者临床有大量尿蛋白而肾功能正常或轻度损害者，可考虑给予用药，但治疗过程中需密切观察肾功能改变，如肾功损害加重应酌情减量或停药；若肾功能显著减退，则不宜使用免疫抑制药物治疗。

（6）致肾损害加重因素的防治：感染是慢性肾炎患者病情急性加重的最常见因素，应尽可能避免；对已有的感染则应积极治疗，治疗时应避免使用肾毒性药物及易于诱发肾功能损害的药物，如氨基糖苷类、磺胺类及非甾体抗炎药等。慢性肾炎患者肾功能减退常伴有高尿酸血症，部分药物如利尿剂、β受体阻滞剂也可影响血尿酸水平，血尿酸升高可对肾脏造成进一步损害，因此，应严格限制富含嘌呤类食物的摄入，必要时给予抑制尿酸合成的药物，如别嘌醇每日 0.1~0.3 g 口服，在肾功能受损患者需调整给药剂量；此外，在肾功能受损时应慎重使用促尿酸排泄药物控制高尿酸血症。

四、病程观察及处理

（一）病情观察

（1）临床症状的观察和记录需特别注意水肿、血压、尿量及感染的变化。

（2）治疗期间特别注意尿常规、尿蛋白定量及尿沉渣细胞学检查，血电解质、酸碱平衡、肾功能变化，以及血尿酸、血脂水平改变；肾功能不全患者采用饮食治疗应定期评估营养学指标如白蛋白、前白蛋白等，同时还应定期（4~8 周）复查红细胞计数、血红蛋白水平、铁蛋白及转铁蛋白水平，钙磷代谢指标如血清钙、磷及甲状旁腺激素水平等。

（3）注意药物剂量根据肾功能进行相应调整，同时注意药物的不良反应，如降压药物、抗生素等。

（二）疗效评定标准

1. 完全缓解

尿蛋白阴转，水肿消退，血压正常，肾功能正常。

2. 好转

尿蛋白减少≥50%，水肿消退，血压正常，血清肌酐水平下降≥50%。

3. 无效

与入院比较临床表现和实验室指标无明显改变。

4. 未治

未经治疗，症状和（或）实验室指标无明显改善。

五、预后

慢性肾炎病情迁延，病变均为缓慢进展，最终将发展为慢性肾衰竭。病变进展速度差异很大，肾脏病理改变是影响疾病进展的重要因素，但也与是否重视肾脏保护，以及并发症和病情加重因素是否得到及时恰当治疗有着密切关系。对短期内进行性加重的肾功能损害应仔细寻找病因并及时去除，在去除诱发因素后，不少病例在相当长时期内尚可保持良好的肾功能。若医疗及监护措施不恰当，慢性肾炎反复急性发作，病情发展将大大加速并迅速发展成终末期肾衰竭。

六、随访

1. 出院带药及医嘱

痊愈患者无须带药。未愈患者仍须间歇性口服利尿剂治疗和（或）使用抗高血压药物治疗，此部分患者需要注意休息和避免剧烈运动，适当低盐饮食，并防止感染等各种加重病情的因素；肾功能未完全恢复患者应注意优质低蛋白饮食或联合 α 酮酸/必需氨基酸口服治疗。

2. 检查项目与周期

对于未痊愈患者，应定期每 2~4 周复查血压、水肿消退情况、尿量情况，根据实际每 2~4 周进行血液常规、尿常规及细胞学、血液电解质、酸碱平衡及肝肾功能检查，必要时可复查营养学指标、24 小时尿蛋白定量、肾性贫血及钙磷代谢紊乱相关指标。

（张承巍）

第五章

血液系统疾病

第一节 缺铁性贫血

缺铁性贫血（IDA）是指由于体内贮存铁消耗殆尽、不能满足正常红细胞生成需要时发生的贫血。在红细胞的产生受到限制之前，体内的贮存铁已耗尽，但还没有贫血，此时称为缺铁。缺铁性贫血的特点是骨髓及其他组织中缺乏可染铁，血清铁蛋白及转铁蛋白饱和度均降低，呈现小细胞低色素性贫血。

一、铁的代谢

铁是人体必需的微量元素，存在于所有细胞内。在体内除主要参与血红蛋白的合成和与氧的输送有关外，还参加体内的一些生物化学过程，包括线粒体的电子传递、儿茶酚胺代谢及 DNA 的合成。此外，约半数参加三羧酸循环的酶和辅酶均含有铁或需铁的存在。如铁缺乏，将会影响细胞及组织的氧化还原功能，造成人体多方面的功能紊乱。

（一）铁的分布

正常人体内铁的分布见表 5-1。

表 5-1 正常人体内铁的分布

铁存在的部位	铁含量（mg）
血红蛋白铁	2 000
贮存铁（铁蛋白及含铁血黄素）	1 000（男），400（女）
肌红蛋白铁	130
易变池铁	80
酶及辅酶因子中的铁	8
转运铁	4
总量	3 222（男），2 622（女）

正常人体内铁的总量男性约为 50 mg/kg，女性约为 40 mg/kg。其中约 62.1% 为血红蛋白铁。血红蛋白内的铁占血红蛋白重量的 0.34%。肌红蛋白、各种酶和辅酶因子中含的铁和血浆中运输的铁是执行生理功能的铁。

1. 血红蛋白铁

血红蛋白铁约占全部铁的 62.1%。血红蛋白的功能是在肺内与氧结合，将氧运送到体内各组织中。

2. 肌红蛋白铁

肌红蛋白铁约占全部铁的 4.0%。肌红蛋白的结构类似血红蛋白，见于所有的骨骼肌和心肌。肌红蛋白可作为氧贮存所，以保护细胞对缺氧的损伤。

3. 转运铁

转运中的铁是量最少（总量为 4 mg），然而也是最活跃的部分。转铁蛋白（Tf）每日在 24 小时内至少转运 8 次。转铁蛋白是由肝细胞及单核—巨噬细胞合成的 β_1 球蛋白，分子量为 75 000~80 000 kD，678 个氨基酸序列已被阐明，基因位于 3 号染色体上。每个转铁蛋白可结合 2 个三价铁（Fe^{3+}）。正常情况下，仅 1/3 的转铁蛋白的铁结合点被占据。血浆中所有转铁蛋白结合点构成血浆总铁结合力（TIBC）。转铁蛋白的功能是将铁输送到全身各组织，将暂不用的铁送到贮存铁处。

4. 酶及辅酶因子中的铁

包括细胞色素 C、细胞色素 C 氧化酶、过氧化氢酶、过氧化物酶、色氨酸吡咯酶、脂氧化酶、细胞色素 C 还原酶、NADH 脱氢酶、黄嘌呤氧化酶、琥珀酸脱氢酶和酰基辅酶 A 脱氢酶等中的铁。这部分铁虽然仅约 8 mg，其功能大多是可逆地转运或接受电子，对每一个细胞的代谢至关重要，是维持生命所需的重要物质。

5. 易变池铁

易变池铁是指铁离开血浆进入组织或细胞间，短暂结合于细胞膜或细胞间蛋白的铁容量。正常人易变池中铁的含量约为 80 mg，占全部铁的 2.5%。

6. 贮存铁

包括铁蛋白和含铁血黄素，其功能是贮存体内多余的铁。当身体需要时，铁蛋白内的铁仍可动用为功能铁。

铁蛋白为水溶性的氢氧化铁磷酸化合物与去铁蛋白结合而成。其内部可容纳 2 000 个铁离子。当铁最大饱和时其重量约为 800 kD。去铁蛋白单体分重（H）型和轻（L）型两种。H 型单体摄取铁较 L 型为快，但保留较少。在肝及脾内的去铁蛋白主要是由 L 型单体组成。目前，人类铁蛋白的 H 型单体和 L 型单体的氨基酸序列均已被确定，其染色体位置分别在 11 号染色体及 19 号染色体上，铁蛋白的基因 DNA 位置亦已阐明。

含铁血黄素是变性式聚合的铁蛋白，亦为水溶性，含铁量占其重量的 25%~30%。含铁血黄素主要存在于单核—巨噬细胞中。如果含铁血黄素大量堆积于体内其他的组织内，会损伤各系统组织的功能。含铁血黄素在显微镜下呈金黄色折光的颗粒或团块状，亦可用瑞氏或普鲁士蓝染色。

（二）铁的吸收

正常情况下，人体铁主要来源于食物。多数食物中都含有铁，以海带、木耳、香菇、肝、肉类、血制品及豆类中较丰富。成人每日应从食物中摄取 1~2 mg 铁（食物铁的含量应为 10~20 mg）。铁的吸收部位主要在十二指肠和空肠上段的黏膜。当缺铁时，空肠远端也可以吸收。

铁经肠黏膜上皮的吸收是主动的细胞内运转。但当口服大量铁剂时，铁亦可被动地弥散进入肠黏膜。故在误服大量铁剂时，肠道对铁的吸收会失去控制而发生急性铁中毒。极少量的肌红蛋白铁或血红素铁可被直接吸收。大部分的血红蛋白须先经血红素加氧酶分解成铁及四吡咯后才被吸收。非血红素铁以 Fe^{2+} 形式或与铁螯合物结合（防止铁变成不易溶解的沉淀）而被吸收。这种与铁螯合物结合的铁在进入碱性环境中会重新离解出来而被吸收。

食物进入肠道后，肠道黏膜细胞内的转铁蛋白分泌至肠腔内与食物中的铁结合。铁与转铁蛋白结合后，再与肠黏膜微绒毛上的受体结合而进入肠黏膜细胞。在黏膜细胞内，Fe^{2+} 被铜蓝蛋白及其他亚铁氧化酶氧化为 Fe^{3+} 后，与细胞内的转铁蛋白结合，越过细胞膜进入毛细血管网，剩余部分铁与细胞内的去铁蛋白结合形成铁蛋白，存留于细胞中。3 日后随肠黏膜细胞的更新脱落而排出体外（图 5-1）。

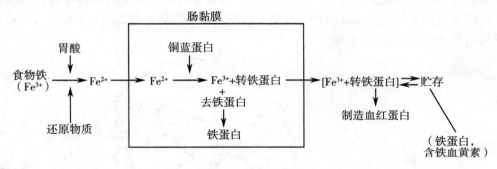

图 5-1　铁的代谢

影响铁吸收的因素如下。

1. 体内铁贮存量

当铁的贮存量多时，血浆铁的运转率降低，铁的吸收减少。当铁缺乏时则相反，铁的吸收量增加。当红细胞生成的速度加快时，铁吸收亦增加。体内铁贮存量对肠黏膜的调节机制尚不清楚。

2. 胃肠道的分泌

铁在酸性环境中易于保持游离状态，利于被吸收。胃酸有利于食物中铁的游离。胃肠道分泌的黏蛋白及胆汁对铁有稳定和促进吸收的作用。碱性的胰腺分泌液中的碳酸氢盐可与铁形成不易溶解的复合物，不利于铁的吸收。但胰腺分泌的蛋白酶可使铁与蛋白分离，易被吸收。

3. 食物的组成

肉类食物中的肌红蛋白、血红蛋白经蛋白酶消化后，游离出的血红素铁可以直接进入肠黏膜细胞。蛋白质类食物分解后的氨基酸、酰胺及胺类均可与铁形成易于溶解的亚铁离子（Fe^{2+}）螯合物，使铁易被吸收。而蔬菜及谷类食物中的铁多为 Fe^{3+}，易与植物中的植酸、草酸、磷酸等结合形成不溶解的铁复合物，不易被吸收。故在食谱中应有一定量的肉类，以利于铁的吸收。

4. 药物的影响

还原剂如维生素 C、枸橼酸、乳酸、丙酸及琥珀酸等均可使 Fe^{3+} 还原成 Fe^{2+} 以利于吸收。氧化剂、磷酸盐、碳酸盐及某些金属制剂（如铜、镓、镁）均可延缓铁的吸收。

（三）铁的运转

进入血浆中的铁与转铁蛋白结合后被带到骨髓及其他组织中去。血浆转铁蛋白是由肝细胞合成的 β_1 球蛋白，在血浆中的半衰期为 8~10.4 日，血中浓度为 2.5 g/L。转铁蛋白在氨基酸及碳酸盐的协同作用下，当 pH>7 时才能与铁结合。每个转铁蛋白有两个结合铁的位点，可结合 1 个或 2 个铁离子（Fe^{3+}）。带 Fe^{3+} 的转铁蛋白在幼红细胞表面与转铁蛋白受体（TfR）结合，通过胞饮作用进入细胞。在 pH 条件改变成酸性（pH=5）时，再度还原成 Fe^{2+}，与转铁蛋白分离。Fe^{2+} 在线粒体上与原卟啉、珠蛋白合成血红蛋白，多余的铁以铁蛋白形式存于细胞内，可用亚铁氰化钾染成蓝色，这类幼红细胞称为铁粒幼细胞。与铁分离后的转铁蛋白及 TfR 接着被排出细胞外（图 5-2）。转铁蛋白回到血浆后可再度行使转运铁的功能。转铁蛋白携带的是单铁或双铁，钙离子、细胞的磷酸化、细胞膜的胆固醇含量均可影响转铁蛋白与 TfR 的结合。

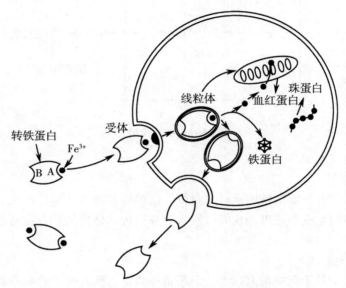

图 5-2　幼红细胞与铁结合及形成血红蛋白

TfR 是一种细胞膜受体，在调节细胞铁的摄取中发挥着关键的作用。正常人 80% 以上的 TfR 存在于骨髓红系细胞上，红系各阶段细胞所表达的 TfR 数各不相同。原红细胞上可有 800 000 个 TfR，到网织红细胞逐渐减少到每个细胞上只有 100 000 个，成熟红细胞上则无 TfR。TfR 是由二硫键连接的双链跨膜糖蛋白，分子量约为 18 kD。其基因位于第 3 号染色体的长臂。TfR 与转铁蛋白的亲和力与转铁蛋白所结合的铁离子数量和 pH 有关。当 pH 为 7.0 时，转铁蛋白结合两个铁离子时，TfR 对转铁蛋白的亲和力最大。

目前已知参与对 TfR 调节的因素如下。

1. 细胞的分化状态

干细胞较少表达 TfR。BFU-E 和 CFU-E 所表达的 TfR 均较少，而 CFU-E 的 TfR 较 BFU-E 为多。在细胞内出现血红蛋白合成后，TfR 明显增多，到红细胞成熟后，就全部消失。

2. 细胞内的血红蛋白含量

在细胞内游离血红蛋白含量增高时，可抑制 TfR 的表达。反之，则 TfR 的表达增加。

3. 细胞内的铁代谢

细胞内的铁调节蛋白（IRP）（包括 IRP-1、IRP-2 等）为 mRNA 结合蛋白，能调节细胞内 TfR、铁蛋白（SF）和其他重要铁代谢蛋白。这些蛋白均已被离析，纯化和鉴定，氨基酸序列及基因定位已被确定。

当细胞内铁过多时，胞质内的铁调节因子（IRF）与 TfR mRNA 3′译区的铁反应元件（IRE）亲和力下降，TfR mRNA 的降解增加，细胞内 TfR mRNA 减少，TfR 合成减少，使细胞摄取铁减少；当细胞处于铁缺乏时，IRF 与 IRE 结合增强，使 TfR mRNA 稳定，不被降解，TfR mRNA 数量增加，TfR 合成增多，细胞摄取铁增加（图 5-3）。

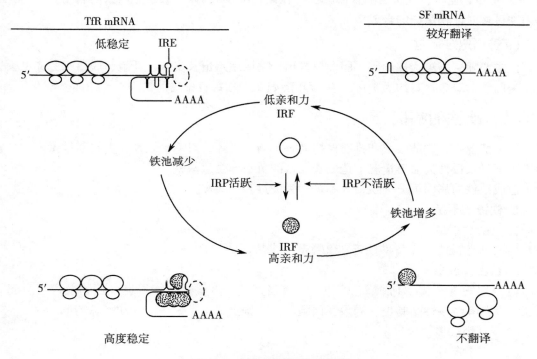

图 5-3 细胞内铁代谢的调节

目前对 IRF 与 IRE 结合后如何稳定 TfR mRNA，避免被降解，以及细胞内铁如何调节 IRF 的机制尚不十分清楚。

红细胞衰老后，从红细胞中释放出来的铁 80% 以上可被重新再利用。

（四）铁吸收及利用的调控

正常成人每日约产生 2×10^{11} 个红细胞，需要的铁量 >20 mg。每日从肠道吸收的铁仅 1~2 mg，远不能满足需要。产生红细胞所需的铁主要来源于单核—吞噬细胞吞噬的衰老红细胞。多年来，对于铁在肠道吸收、储备及利用的调控机制不是太清楚。近年的研究认为，海帕西啶（hepcidin）——肝细胞产生的肽类激素，可能是机体铁储备及循环可利用铁的生理调控因子。实验证实，海帕西啶可通过调整肠道铁的吸收以控制体内的铁量，并通过影响巨噬细胞内铁的供给以促进红细胞的生成。

（五）铁的贮存

铁以铁蛋白和含铁血黄素的形式贮存在骨髓、肝和脾的单核巨噬细胞中。在铁代谢平衡的情况下，每日进入和离开贮存池的铁量很少。铁蛋白的铁（Fe^{3+}）当机体需要时，先还原成 Fe^{2+}，与螯合剂结合后，从铁蛋白中释放出来。当体内铁负荷过多时，则以含铁血黄素的形式存在。含铁血黄素内的铁是以缓慢而不规则的方式重新返回细胞内铁代谢循环。

铁蛋白的合成亦受 IRF 的协调，当体内铁减少时，IRF 与 SF mRNA 上的 IRE 结合，使 SF mRNA 停止运转，铁蛋白的合成减少（铁贮存减少），以扩大细胞内铁的利用。反之，当体内铁过多时，铁蛋白的合成增加。

（六）铁的排泄

铁主要随胃肠道上皮细胞、胆汁等排出，泌尿生殖道及皮肤、汗液、脱落细胞亦可丢失极少量的铁，总量每日约为 1 mg。生育年龄妇女平均每日排出的铁为 1.5~2mg。

二、缺铁的病因

正常情况下，铁的吸收和排泄保持动态平衡，人体一般不会缺铁，但在需铁量增加、铁的摄入不足及慢性失血等情况下造成长期铁的负平衡会致缺铁。

造成缺铁的病因可分为铁摄入不足和丢失过多两大类。

1. 铁摄入不足

（1）膳食不足。

（2）吸收减少：①胃酸缺乏；②胃部手术后。

2. 铁丢失过多

（1）胃肠道失血：①肿瘤；②胃十二指肠溃疡；③膈疝；④胃炎（药物及毒素引起）；⑤憩室炎；⑥溃疡性结肠炎、局限性回肠炎；⑦钩虫感染；⑧痔；⑨动静脉畸形。

（2）月经过多。

（3）多次献血。

（4）多次妊娠。

（5）慢性血管内溶血引起血红蛋白尿。

（6）遗传性毛细血管扩张症。

（7）原发性肺含铁血黄素沉着症。

（8）止血凝血障碍性疾病或服用抗凝剂。

三、发病机制

铁是人体必需的微量元素，存在于所有生存的细胞内。铁除参与血红蛋白合成外，还参加体内的一些生物化学过程，包括线粒体的电子传递、儿茶酚胺代谢及 DNA 的合成。已知多种酶需要铁，如过氧化物酶、细胞色素 C 还原酶、琥珀酸脱氢酶、核糖核酸还原酶及黄嘌呤氧化酶等蛋白酶及氧化还原酶中都有铁。如缺乏铁，将影响细胞的氧化还原功能，造成多方面的功能紊乱。

含铁酶的活性下降，影响细胞线粒体的氧化酵解循环，使更新代谢快的上皮细胞角化变性，消化系统黏膜萎缩，胃酸分泌减少。缺铁时，骨骼肌中的 α-磷酸甘油脱氢酶减少，易引起运动后乳酸堆积增多，使肌肉功能及体力下降。含铁的单胺氧化酶对一些神经传导剂（如多巴胺、去甲肾上腺素及 5-羟色胺等）的合成、分解起着重要的作用。缺铁时，单胺氧化酶的活性降低，可使神经的发育及智力受到影响。缺铁时过氧化氢酶和谷胱甘肽过氧化物酶活性降低，易致细胞膜氧化损伤，红细胞的变形性差，寿命缩短。此外，缺铁时血小板的黏附功能降低，抗凝血酶Ⅲ和纤维蛋白裂解物增加，严重时可影响止血功能。

发育中的红细胞需要铁、原卟啉和珠蛋白以合成血红蛋白。血红蛋白合成不足造成低色素性贫血。

关于缺铁与感染的关系，目前尚有不同的看法。缺铁时巨噬细胞功能和脾自然杀伤细胞活性明显有障碍；中性粒细胞的髓过氧化物酶和氧呼吸爆发功能降低；淋巴细胞转化和移动抑制因子的产生受阻，细胞免疫功能下降。但另有人强调铁亦是细菌生长所需，认为缺铁对机体有一定的保护作用。铁丰富时较铁缺乏时更易发生感染。

四、临床表现

缺铁性贫血的临床表现包括贫血症状、缺铁的特殊表现、非贫血症状、体征。

1. 贫血症状

贫血的发生是隐匿的。症状进展缓慢，患者常能很好地适应，并能继续从事工作。贫血的常见症状是头晕、头痛、乏力、易倦、心悸、活动后气短、眼花、耳鸣等。

2. 缺铁的特殊表现

缺铁的特殊表现有口角炎、舌乳突萎缩、舌炎，严重的缺铁可有匙状指甲（反甲），食欲减退、恶心及便秘。欧洲的患者常有吞咽困难、口角炎和舌异常，称为 Plummer-Vinson 综合征或 Paterson-Kelly 综合征，这种综合征可能与环境及基因有关。吞咽困难是由于在下咽部和食管交界处有黏膜网形成，偶可围绕管腔形成袖口样的结构，束缚着食管的开口。常需要手术破除这些网或扩张狭窄，单靠铁剂的补充无济于事。

3. 非贫血症状

儿童生长发育迟缓或行为异常，表现为烦躁、易怒、上课注意力不集中及学习成绩下降。异食癖是缺铁的特殊表现，也可能是缺铁的原因，其发生的机制不清楚。患者常控制不住地仅进食一种"食物"，如冰块、黏土、淀粉等。铁剂治疗后可消失。

4. 体征

体征除皮肤黏膜苍白，毛发干枯，口唇角化，指甲扁平、失光泽、易碎裂，约 18% 的患者有反甲，约 10% 缺铁性贫血患者脾轻度肿大，其原因不清楚，患者脾内未发现特殊的病理改变，在缺铁纠正后可消退。少数严重贫血患者可见视网膜出血及渗出。

五、辅助检查

（一）血常规检查

呈现典型的小细胞低色素性贫血（MCV<80fl，MCH<27pg，MCHC<32%）。红细胞指标改变的程度与贫血的时间和程度相关。红细胞宽度分布（RDW）在缺铁性贫血的诊断中意义很难定，正常为 13.4%±1.2%，缺铁性贫血为 16.3%（或>14.5%）特殊性仅为 50%~70%。血片中可见红细胞染色浅淡，中心淡染区扩大，大小不一。网织红细胞大多正常或轻度增多。白细胞计数正常或轻度减少，分类正常。血小板计数在有出血者常偏高，在婴儿及儿童中多偏低。

（二）骨髓检查

骨髓检查不一定需要，除非是需要与其他疾病的贫血相鉴别时。骨髓涂片表现增生活跃，幼红细胞明显增生。早幼红及中幼红细胞比例增高，染色质颗粒致密，胞质少，血红蛋白形成差。粒系和巨核细胞系正常。铁粒幼细胞极少或消失。细胞外铁缺如。

（三）血生化检查

1. 血清铁测定

血清铁降低 [<8.95 μmol/L（50 μg/dL）]，总铁结合力增高 [>64.44 μmol/L（360 μg/dL）]，故转铁蛋白饱和度降低。由于血清铁的测定波动大，影响因素较多，在判断结果时，应结合临床考虑。在妇女月经前 2~3 日、妊娠后 3 个月，血清铁和总铁结合力均会降低，但不一定表示缺铁。

2. 血清铁蛋白测定

血清铁蛋白低于 14 μg/L。但在伴有炎症、肿瘤及感染时可以增高，应结合临床或骨髓铁染色加以判断。缺铁性贫血患者骨髓红系细胞内及细胞外铁染色均减少或缺如。

3. 红细胞游离原卟啉（FEP）测定

FEP 增高表示血红素合成有障碍，反映缺铁的存在，是较为敏感的方法。但在非缺铁的情况如铅中毒及铁粒幼细胞贫血时，FEP 亦会增高。应结合临床及其他生化检查考虑。

4. 红细胞铁蛋白测定

用放射免疫法或酶联免疫法可以测定红细胞碱性铁蛋白，可反映体内铁贮存的状况，如<6.5ag/RBC，表示铁缺乏。此结果与血清铁蛋白相平行，受炎症、肿瘤及肝病的影响较小是其优点。但操作较复杂，尚不能作为常规使用。

（四）其他检查

为明确贫血的病因或原发病，尚需进行多次大便隐血、尿常规检查，必要时还应进一步检查肝肾功能，胃肠 X 线检查、胃镜检查及相应的生化、免疫学检查等。

六、诊断和鉴别诊断

（一）诊断

仔细询问及分析病史，加上体格检查可以得到诊断缺铁性贫血的线索，确定诊断还须有实验室证实。临床上将缺铁性贫血分为缺铁期、缺铁性红细胞生成期及缺铁性贫血期 3 个阶段。其诊断标准分别如下。

1. 缺铁（又称潜在缺铁）

此时仅有体内贮存铁的消耗。符合（1）再加上（2）或（3）中任何一条即可诊断。

（1）有明确的缺铁病因和临床表现。

（2）血清铁蛋白<14 μg/L。

（3）骨髓铁染色显示铁粒幼细胞<10%或消失，细胞外铁缺如。

2. 缺铁性红细胞生成

红细胞摄入铁较正常时减少，但细胞内血红蛋白的减少尚不明显。符合缺铁的诊断标准，同时有以下任何一条者即可诊断。

（1）转铁蛋白饱和度<15%。

（2）红细胞游离原卟啉>0.9 μmol/L。

3. 缺铁性贫血

红细胞内血红蛋白明显减少，呈现小细胞低色素性贫血。诊断依据包括以下3点。

（1）符合缺铁及缺铁性红细胞生成的诊断。

（2）小细胞低色素性贫血。

（3）铁剂治疗有效。

（二）鉴别诊断

主要与其他小细胞低色素性贫血相鉴别。

1. 珠蛋白生成障碍性贫血（地中海贫血）

常有家族史，血片中可见多数靶形红细胞，血红蛋白电泳中可见胎儿血红蛋白（HbF）或血红蛋白 A_2（HbA_2）增加。患者的血清铁及转铁蛋白饱和度、骨髓可染铁均增多。

2. 慢性病贫血

血清铁虽然降低，但总铁结合力不会增加或有降低，故转铁蛋白饱和度正常或稍增加。血清铁蛋白常有增高。骨髓中铁粒幼细胞数量减少，巨噬细胞内铁粒及含铁血黄素颗粒明显增多。

3. 铁粒幼细胞贫血

临床上不多见。好发于老年人。主要是由于铁利用障碍。常为小细胞正色素性贫血。血清铁增高而总铁结合力正常，故转铁蛋白饱和度增高。骨髓中铁颗粒及铁粒幼细胞明显增多，可见到多数环状铁粒幼细胞。血清铁蛋白的水平也增高。

七、治疗

1. 病因治疗

应尽可能地去除导致缺铁的病因。单纯的铁剂补充只能使血常规恢复。如对原发病忽视，不能使贫血得到彻底的治疗。

2. 铁剂的补充

铁剂的补充治疗以口服为宜，每日铁元素 150~200 mg 即可。常用的是亚铁制剂（琥珀酸亚铁或富马酸亚铁）。于进餐时或餐后服用，以减少药物对胃肠道的刺激。铁剂忌与茶同服，否则易与茶叶中的鞣酸结合成不溶解的沉淀，不易被吸收。钙盐及镁盐亦可抑制铁的吸收，应避免同时服用。

患者服铁剂后，自觉症状可以很快地恢复。网织红细胞一般于服后3~4日上升，7日左右达高峰。血红蛋白于2周后明显上升，1~2个月后达正常水平。在血红蛋白恢复正常后，铁剂治疗仍需继续服用，待血清铁蛋白恢复到 50 μg/L 再停药。如果无法用血清铁蛋白监测，则应在血红蛋白恢复正常后，继续服用铁剂3个月，以补充体内应有的贮存铁量。

如果患者对口服铁剂不能耐受，不能吸收或失血速度快须及时补充者，可改用胃肠外给药。常用的是右旋糖酐铁或山梨醇铁肌内注射。治疗总剂量的计算方法是：所需补充铁

（mg）＝［150-患者Hb浓度（g/L）］×3.4（按每1 000 gHb中含铁3.4 g）×体重（kg）×0.065（正常人每kg体重的血量约为65 mL）×1.5（包括补充贮存铁）。上述公式可简化为：所需补充铁（mg）＝［150-患者Hb浓度（g/L）］×体重（kg）×0.33。首次给注射量应为50 mg，如无不良反应，第2次可增加到100 mg，以后每周注射2~3次，直到总剂量用完。5%~13%的患者于注射铁剂后可发生局部肌肉疼痛、淋巴结炎、头痛、头晕、发热、荨麻疹及关节痛等，多为轻度及暂时的。偶尔可出现过敏性休克，会有生命危险，故给药时应有急救的设备（肾上腺素、氧气及复苏设备等）。

八、预防

缺铁性贫血大多是可以预防的。主要是重视营养知识教育及妇幼保健工作，如改进婴儿的喂养，提倡母乳喂养和及时添加辅食，妊娠及哺乳期妇女适当补充铁剂等；在钩虫流行区应进行大规模的寄生虫防治工作；及时根治各种慢性消化道出血的疾病等。

九、预后

缺铁性贫血的预后取决于原发病是否能治愈。治疗原发病、纠正饮食习惯及制止出血后，补充铁剂治疗可使血红蛋白较快地恢复正常。如治疗不满意，失败的原因常为：①诊断错误，贫血不是由缺铁所致；②并发慢性疾病（如感染、炎症、肿瘤或尿毒症等）干扰了铁剂的治疗；③造成缺铁的病因未消除，铁剂的治疗未能补偿丢失的铁量；④同时合并有叶酸或维生素B$_{12}$缺乏影响血红蛋白的恢复；⑤铁剂治疗中的不恰当（包括每日剂量不足，疗程不够，未注意食物或其他药物对铁吸收的影响等）。

（杨志洲）

第二节　慢性病贫血

慢性病贫血（anemia of chronic disease，ACD）的发病率仅次于缺铁性贫血，其特点是血清铁浓度降低，转铁蛋白水平正常或降低，铁蛋白水平正常或升高。ACD的机制是细胞因子对红细胞生成抑制所致。在这些细胞因子中，IL-6起着重要作用。IL-6可增加肝合成铁调节蛋白hepcidin，阻止铁从巨噬细胞和肝细胞的释放，从而造成红细胞生成障碍。原发病的有效治疗是纠正ACD的最主要手段，在原发病无法缓解的情况下，促红细胞生成素（EPO）的治疗可部分纠正ACD。

一、概念和发病率

慢性病贫血是指伴发于慢性感染、炎症及一些肿瘤的轻至中度的贫血，常表现为正细胞正色素贫血，但有时也可表现为轻度低色素小细胞贫血，血清铁浓度降低，总铁结合力及转铁蛋白水平正常或降低，铁蛋白水平常升高及红细胞生成减少。由于其病理生理过程主要是炎症介导，故又称炎症性贫血（anemia of inflammation，AI）。

早在19世纪初期，有学者发现结核病患者常伴面色苍白，甚至早于血细胞数目的测定。后来红细胞数量的测定证实炎症与贫血的相关性，提出了"感染性贫血"这一名称。随后发现除感染性疾病外，一些结缔组织病及恶性肿瘤也可并发类似的贫血，因此，提出"简单慢性贫血"和"慢性病贫血"的名称,被广泛采纳并沿用至今。

临床发现并非所有慢性疾病均并发贫血(如高血压),一些不并发慢性疾病的老年患者也可出现类似的贫血,而一些急性疾病(尤其是重症)可在短时间内出现原发病无法解释的贫血。目前已了解的 ACD 发病机制是与炎性细胞因子相关,故有学者提出新的名称"炎症性贫血"。一方面解释了 ACD 的病理生理学特点,另一方面包括了上述的老年性贫血及重症患者的急性贫血。

由于全球范围内感染和慢性炎性疾病的高发,以及发达国家恶性肿瘤的高发,ACD 的发病率列贫血的第二位,仅次于缺铁性贫血。ACD 是住院患者中最常见的贫血类型,临床上伴发 ACD 的常见病因见表 5-2。

表 5-2　ACD 常见病因及发生率

ACD 病因	具体疾病	发生率(%)
感染	病毒感染,如 AIDS;细菌感染,如结核、脓肿、感染性心内膜炎、骨髓炎;寄生虫感染,如疟疾	18~95
肿瘤	血液系统肿瘤,如多发性骨髓瘤,淋巴瘤等	30~77
急性/慢性炎症	自身免疫性疾病,如类风湿关节炎、系统性红斑狼疮、血管炎、结节病、炎性肠病;实体瘤移植后慢性排异反应;慢性肾病/透析;重症,创伤/烧伤	8~71
细胞因子调节异常	老年人贫血	30~40

二、发病机制

ACD 的发病机制目前并未完全清晰。在慢性疾病过程中,ACD 主要引起机体红细胞生成障碍,不能补偿机体对红细胞的需求。但这种障碍只是轻度的,所以导致的贫血也只是轻到中度。核心的问题是,什么因素导致红细胞生成障碍,铁又是如何被扣留在巨噬细胞和肝细胞中,不能被充分利用。

(一)EPO 分泌相对不足及作用钝化

机体针对贫血、组织氧合功能降低的正常反应是代偿性 EPO 升高及造血增加,一般 EPO 升高(log)及贫血程度(线性)呈半 log 相关性。而 RA 并发 ACD 患者的血清 EPO 水平升高,但是低于 IDA 患者。血液系统肿瘤及实体瘤并发贫血的研究结果与之类似,提示 ACD 患者骨髓反应性代偿不足的一个可能原因就是 EPO 生成相对不足。支持这一假说的实验有:体外实验发现 IL-1、TNF-α 通过产生氧自由基而下调转录因子 GATA-1(EPO 启动子),直接抑制 EPO 表达。小鼠注射脂多糖(LPS)或 IL-1β 后肾脏 EPO mRNA 产生减少、循环 EPO 水平降低,也证实细胞因子对 EPO 生成的抑制。

但并非所有患者都有 EPO 不足,并且 EPO 减少并不是 AI 主要的机制。如果是,则小剂量的 EPO 治疗即可逆转贫血,然而这并不符合临床治疗的情况,提示体内可能存在红系前体细胞对 EPO 刺激反应不足。处于慢性炎症状态的肾病血清 CRP 高于20 mg/L,所需的 EPO 剂量较单纯肾病未处于炎症状态的患者升高了80%;另一项研究表示 CRP>50 mg/L 的患者尽管增加 EPO 治疗剂量，但贫血仍较 CRP <50 mg/L 的患者的 EPO 反应性更低，支持炎症导致 EPO 的相对抵抗。其他临床研究也发现红系前体细胞对 EPO 的反应与潜在疾病的严重程度及循环细胞因子水平呈负相关，与前炎症因子抑制红系前体细胞增殖、下调 EPO 受体及受体后信号传导有关。

（二）红细胞破坏/寿命缩短

一些研究发现慢性病患者的红细胞寿命缩短了 20% ~ 30%。有学者发现将 ACD 患者的红细胞输注到正常人体内，红细胞寿命是正常的，但正常红细胞输注到 ACD 患者体内则红细胞寿命缩短，提示是由于细胞外因素导致红细胞破坏增多。ACD 中大量细胞因子进一步激活了巨噬细胞的吞噬功能及脾的滤过功能，导致对轻微受损的红细胞破坏增加，这一发现与 ACD 外周血中以年轻的红细胞为主也相符合。还有一些其他的因素如细菌毒素、体温升高、宿主来源的抗体或补体介导红细胞破坏。

（三）失代谢异常及铁限制性红细胞生成

1. hepcidin 的作用

在 ACD 发病机制研究中，里程碑式的标志是铁代谢研究的进展。即 ACD 患者网状内皮系统（RES）细胞摄取铁增多并引起细胞内铁蓄积，导致循环铁转移入网状内皮系统，继而红系前体细胞可利用的铁减少，引起铁限制性造血。早在 1932 年，即有学者描述感染及低铁血症的相关性，微生物感染时血清铁降低也是一种机体的自我防御机制。向小鼠体内注射白介素 1（IL-1）、肿瘤坏死因子-α（TNF-α）或一氧化氮（NO）可引起铁蛋白升高、低铁血症及贫血，提示炎症因子、低铁血症与贫血的相关性，但铁代谢调节参与 ACD 的机制一直不清楚。直至 2000 年，小分子肽段铁调节蛋白 hepcidin 的发现将炎症因子与铁代谢有机联系起来。hepcidin 是肝分泌的抗感染急性相蛋白及铁调节蛋白，小鼠模型中通过转基因或者其他方法诱使 hepcidin 持续过表达时可导致严重的缺铁性贫血，而缺乏 hepcidin 的小鼠在矿物油诱发的炎症状态时并未出现血清铁降低，提示 hepcidin 是 ACD 中铁代谢通路的中心环节。研究发现，hepcidin 通过增加巨噬细胞及肝细胞表面二价金属转运蛋白（divalent metal transporter，DMT-1）以增加铁转运入细胞，同时减少巨噬细胞及肠上皮细胞表面的 ferroportin 致铁输出减少，从而引起血清铁下降。贫血、缺氧时 hepcidin 下调，在炎症免疫反应中 hepcidin 升高。

2. IL-6、hepcidin 及低铁血症

ACD 中多种细胞因子可诱导 hepcidin 升高，近期研究发现 IL-6 是影响 hepcidin 最重要的因素。IL-6 基因敲除的小鼠中，在用矿物油处理的炎症过程中未出现 hepcidin 升高及低铁血症。体外培养的肝细胞中 IL-6 可有效诱导 hepcidin 产生，而 IL-1 或 TNF-α 并不参与这一反应。健康受试者输注 IL-6 后数小时内诱导 hepcidin 产生并导致低铁血症。IL-6-hepcidin 轴在炎症相关性低铁血症中起重要作用。

3. 血清铁浓度依赖于巨噬细胞及肝细胞的铁释放

稳定状态下机体每日 20 ~ 25 mg 铁进入血浆/转铁蛋白池，几乎均来自巨噬细胞内的衰老红细胞铁再循环及肝细胞的铁储备，仅 1 ~ 2mg 铁来源于饮食。与转铁蛋白结合的铁仅 2 ~ 4 mg，但所有铁代谢过程均需通过这个形式，因此，转铁蛋白池的铁在数小时内就更替一次。缺乏 hepcidin 或 hepcidin 过表达的转基因小鼠中发现，hepcidin 是铁释放的抑制因子，

可同时抑制肠道铁吸收。炎症状态下，IL-6 诱导 hepcidin 生成，随之 hepcidin 抑制铁释放导致血清铁降低，hepcidin 与细胞膜的 ferroportin 分子结合，并且诱导其内化及降解，后者是铁释放的唯一输出方式。hepcidin 浓度越高，ferroportin 浓度则越低，肠细胞、巨噬细胞及肝细胞中铁输出就越少。

4. 肠道铁吸收减少

长时间的 ACD 患者中红细胞可呈小细胞低色素，部分原因是铁储备逐渐降低导致缺铁、铁限制性造血。肠道铁吸收在炎症状态下被抑制，可能是 IL-6 及 hepcidin 介导的。正常人体内储存铁有 400~1 000 mg，每日造血需要的铁仅 1~2mg 来源于饮食。真正的铁缺乏可能会最终在慢性疾病中出现，尤其在铁储备有限而 IL-6 水平非常高的儿童患者，如全身型幼年类风湿关节炎。这部分患者 EPO 相应升高，但对口服铁补充治疗无反应，而肠外补铁可纠正部分贫血。

（四）红系前体细胞增殖受损

ACD 患者的红系前体细胞［爆式红系形成单位（BFU-E）及红系集落形成单位（CFU-E）］增殖及分化受损，与细胞因子如干扰素-α（IFN-α）、IFN-β_3、IFN-γ，TNF-α 及IL-1有关。这些细胞因子影响 BFU-E 及 CFU-E 的生长，其中 IFN-γ 是最强的抑制因子，与血红蛋白浓度及网织红细胞数量的负相关性最强。潜在的机制可能涉及细胞因子介导的细胞凋亡，至少部分与神经酰胺的形成有关，后者下调祖细胞表面 EPO 受体（EPOR）的表达，降低 EPO 的产生及活性，并减少其他造血细胞因子（如干细胞生长因子 SCF）减少。另外，细胞因子诱导巨噬细胞样细胞产生不稳定的自由基（如 NO）或过氧化物阴离子，可对红系祖细胞产生直接毒性。

总之，ACD 的发病涉及多个方面，基础疾病可通过一系列细胞因子影响肝铁调节蛋白hepcidin 的合成，阻止铁从巨噬细胞和肝细胞的释放，从而造成红细胞生成障碍；红系造血前体细胞增殖受损；EPO 产生减少/反应钝化及红细胞寿命缩短。各种因素相互影响，最终导致贫血。

三、临床表现

ACD 患者伴随的轻至中度贫血症状常被原发疾病的临床表现所覆盖。血红蛋白浓度在70~110 g/L 可不出现相关症状。但处于严重呼吸功能不全、发热及衰弱的患者贫血导致的携氧能力下降常加重前期症状。常规查体难以发现相关体征，因此，诊断需依赖实验室检查。

四、实验室检查

1. 红细胞及网织红细胞

ACD 通常表现为轻至中度（血红蛋白浓度 70~110 g/L）的正色素正细胞性贫血，当疾病加重或者病程延长时可演变成小细胞低色素性贫血。网织红细胞绝对计数通常正常或者轻度升高。

2. 铁相关指标

血清铁及总铁结合力降低、铁蛋白升高是 ACD 特征性表现。血清铁半衰期为 90 分钟，变化迅速，可在感染开始或者严重炎症反应数小时后出现。总铁结合力常反映转铁蛋白水平，转铁蛋白水平半衰期 8~12 日，变化较血清铁缓慢，在 ACD 中可正常或轻度降低。

血清铁蛋白水平反映铁储备，在 ACD 中升高，IDA 中降低，对鉴别两种疾病很有帮助。但铁蛋白是一种急性反应蛋白，在炎症刺激后升高，受疾病状态影响较大，且长时间 ACD 的患者可出现铁储备下降，并发缺铁性贫血。ACD 中如果铁蛋白浓度<60 μg/L 被认为并发缺铁性贫血。

可溶性转铁蛋白受体是转铁蛋白膜受体片段的分解产物，当铁供给减少时升高（IDA），而在 ACD 中因为合并炎症因子的负调节作用则正常或减少。可溶性转铁蛋白受体与铁蛋白对数值（log 铁蛋白）的比值对鉴别 ACD、IDA 及二者同时存在较铁蛋白鉴别的价值更大，小于 1 提示 ACD，当大于 2 提示存在 IDA。

3. 骨髓铁染色

骨髓穿刺或活检对诊断 ACD 很有帮助，但很少作为常规检查手段。总之，除相关原发病骨髓受累外，骨髓细胞形态学多正常。而铁染色的铁分布对鉴别 IDA 则有帮助。IDA 中铁粒幼细胞及巨噬细胞内均缺铁，而 ACD 中铁粒幼细胞数量减少，但巨噬细胞内铁粒增多。尽管铁染色可作为鉴别 ACD 及 IDA 的金标准，但临床上因铁蛋白测定的便利性，骨髓穿刺属有创检查，这使铁染色很少作为常规检查手段。

表 5-3 显示了鉴别 ACD、IDA 或二者同时存在时常用的实验室指标。

表 5-3　ACD、IDA 及二者同时存在时的实验室指标

指标	ACD	IDA	二者同时存在
血清铁	下降（常>50 μg/L）	下降（<50 μg/L）	下降
转铁蛋白浓度	下降或正常	升高	下降
转铁蛋白饱和度	下降（>16%）	下降（<15%）	下降
总铁结合力	下降	升高	正常或下降
铁蛋白	正常或升高	下降	下降或正常
可溶性转铁蛋白受体	正常	升高	正常或升高
可溶性转铁蛋白受体/log 铁蛋白	低（小于 1）	高（大于 2）	高（大于 2）
骨髓铁染色	巨噬细胞内铁升高	下降	正常或下降
细胞因子水平	升高	正常	升高

4. EPO 测定

ACD 需根据贫血的严重程度来决定是否测量 EPO 浓度。血红蛋白水平在 100 g/L 以下才需要监测 EPO 水平，因为在此之上 EPO 有一定的代偿范围。EPO 水平可作为 ACD 治疗疗效的参考标准，有学者通过测量肿瘤非化疗患者接受 EPO 治疗 2 周后的 EPO 及铁蛋白浓度，提出如分别高于 100 U/L 及 400 ng/mL 则提示对 EPO 治疗无反应，但这一结果对化疗的患者不适用。

5. hepcidin 测定

自 2000 年分别从尿液及血透置换液中发现 hepcidin 以后，很多中心开始测量血液或尿液的 hepcidin 含量。尿 hepcidin 含量在 ACD 中明显高于正常人或 IDA 患者，可有效地将二者鉴别。血清 hepcidin 浓度对二者鉴别意义不大，可能与 hepcidin 快速清除、血液浓度不稳定有关。肾功能不全患者中血 hepcidin 前体（pro-hepcidin）浓度与 ACD 相关。尽管目前

hepcidin 测量尚未应用于常规诊断，但其有广泛的应用价值。

五、诊断和鉴别诊断

1. 诊断

根据患者基础疾病、贫血及相关铁代谢指标检查，可诊断 ACD。国内制定的 ACD 诊断依据如下。

（1）临床表现：①轻至中度贫血；②常伴随慢性感染、炎症或肿瘤。

（2）实验室检查：①多为正细胞正色素性贫血，30%～50%可为小细胞低色素性贫血，但 MCV 很少小于 72fl；②网织红细胞正常；③骨髓铁染色提示铁粒幼细胞减少，巨噬细胞内铁粒增多；④红细胞游离原卟啉增多；⑤血清铁及总铁结合力均降低，转铁蛋白饱和度正常或稍低，通常 16%～30%；⑥血清铁蛋白升高。

诊断 ACD 时须先排除慢性病并发的失血、溶血及药物导致的骨髓抑制等因素，与 IDA 的鉴别详见表 5-3。

2. 鉴别诊断

（1）在感染、炎症及肿瘤患者中，药物可导致骨髓抑制，或者诱发的溶血性贫血。当骨髓被细胞毒药物抑制或者非特异性毒性反应时，血清铁升高，网织红细胞计数降低。溶血性贫血时网织红细胞、非结合胆红素及 LDH 升高，血清结合珠蛋白降低。

（2）慢性失血导致铁储备丢失、血清铁降低、铁蛋白降低但转铁蛋白升高。尽管 ACD 铁蛋白多升高，但并发慢性失血时铁蛋白可降低，需积极发现出血部位，如是否静脉抽血过多（医源性）或月经失血等。多次检查粪便潜血以除外消化道出血。当发现出血部位时口服或者静脉补铁治疗有效，可证实为 ACD 并发 IDA。

（3）肾功能不全导致的 EPO 缺乏性贫血。尿毒症患者血清铁水平正常或升高，但同时血肌酐也升高可明确诊断。肾衰竭导致的炎症状态可并发出现 ACD 对 EPO 治疗抵抗，炎症状态时红细胞沉降率及 C 反应蛋白升高。

（4）内分泌异常包括甲状腺功能减低、甲状腺功能亢进、睾丸功能衰竭或者糖尿病，可导致慢性正细胞正色素性贫血。不同于 ACD 或者 IDA，内分泌异常患者血清铁可正常。

（5）骨髓中肿瘤细胞浸润导致的贫血：贫血可在恶性肿瘤，尤其在恶性淋巴瘤病情进展中出现，并可有血清铁正常或升高。骨髓受累时血涂片通常发现异常红细胞、泪滴状红细胞、幼红细胞及不成熟髓系细胞，骨髓涂片可确定诊断。但骨髓受累时多伴随有 ACD。

（6）轻微的地中海贫血：是某些地区贫血常见的原因，可与 ACD 相混淆。地中海贫血时小红细胞数目增多且持续终身，且贫血严重程度常超过 ACD。

（7）稀释性贫血：妊娠及严重血浆蛋白增多（如高球蛋白血症、多发性骨髓瘤等）中可出现稀释性贫血。

六、治疗

（一）治疗的合理性

ACD 需要治疗的条件有两个：第一，贫血对机体造成伤害，需要心脏代偿性提高心排血量以维持组织氧供；第二，贫血是一些疾病的不良预后指标。ACD 中，中度贫血是需要治疗的，尤其是 65 岁以上、合并单个或多个危险因素（如冠心病、肺病及慢性肾病）的患者。贫血纠正后输血减少、血红蛋白升高，患者的生活质量可相应提高。

在肿瘤、慢性肾病及充血性心力衰竭患者中贫血是预后相对不佳的指标。在一项 10 万名透析患者的回顾性分析中，血红蛋白低于 80 g/L 组较 100~110 g/L 组死亡 OR 值升高 1 倍；红细胞比容先小于 30% 后逐渐发展超过 30% 组与开始即红细胞比容>30% 组的死亡 OR 值相当。但是，不是贫血被完全纠正的患者预后最好，而是红细胞比容 33%~36% 组的透析患者死亡风险最低。这一证据随后被慢性肾病及肿瘤患者采纳，推荐血红蛋白水平控制在 110~120 g/L 为合适的范围。

（二）治疗选择

ACD 首先需要治疗基础疾病，同时需去除引起贫血的其他因素，如消化道出血、营养性贫血、溶血性贫血及药物不良反应等。如果原发病无法根治而贫血症状明显时需采取相应治疗手段（表 5-4）。

表 5-4　除治疗原发病外 ACD 的其他治疗选择

治疗类型	指征	典型表现	风险及不良反应	获益
输血	心肌缺血	血红蛋白<100 g/L	感染	迅速纠正贫血
	对其他治疗无反应	胸痛及心电图异常	血容量过大	
			输血反应	
补充铁	合并 IDA	怀疑或已存在 IDA	口服铁时胃肠道反应	费用低，相对安全
	对 EPO 治疗抵抗		胃肠道外给药时系统及局部反应	
			削弱抗感染能力	
EPO	乏力，活动耐力下降	血红蛋白<100 g/L 血红蛋白 100~120 g/L 时酌情贫血症状	需要数周时间	耐受性好，相对安全
			纯红细胞再生障碍性贫血	
			可能导致肿瘤恶化	
			昂贵	

1. 输血

输血是一种快速有效改善贫血且被广泛采用的方法，对严重贫血或危及生命的贫血，尤其是伴有出血的患者很有帮助。输血可改善心肌梗死并发贫血患者的存活率，但输血本身可增加 ICU 患者多器官衰竭的发生率及死亡率。输血是否可调节免疫系统导致临床不良反应尚不清楚，但肿瘤或慢性肾病合并 ACD 的患者并不推荐长期输血，因为容易合并的铁过载及肾移植前患者对 HLA 抗原致敏。

2. 补充铁

口服铁剂吸收不良、铁利用率低，而直接补充的铁仅一部分参与造血，更多的铁被单核-吞噬细胞系统储存。ACD 患者是否补铁治疗是有争议的，因为铁是微生物增殖必需的营养，微生物及肿瘤细胞所需铁被限制在 RES 中本身是机体的一种保护机制。在一项透析并接受铁剂治疗患者细菌感染风险的预测研究中，发现当转铁蛋白饱和度>20% 及铁蛋白>100 ng/mL 时，感染细菌的风险明显升高，可能与铁抑制细胞免疫反应及下调 IFN-γ 相关。另外，在长期免疫激活背景下的患者采用铁剂治疗，可激活高度毒性的羟自由基引起组织损伤及血管内皮功能异常，增加急性冠脉事件的风险。

另外，铁剂治疗可带来益处，可抑制 TNF-α 形成，减少类风湿关节炎和终末期肾衰竭患者的疾病活动度，炎症性肠病并发贫血的患者在胃肠道外补铁治疗后可增加血红蛋白水平。ACD 合并绝对铁缺乏应该采用补铁治疗，EPO 治疗后功能性铁缺乏时也应该考虑补铁治疗，因为这部分患者血红蛋白升高的获益大于感染的风险。但目前 ACD 中铁蛋白超过 100 ng/mL 则不推荐铁剂治疗。在接受化疗的肿瘤患者及透析患者中，已证实胃肠外补铁可增加 EPO 治疗疗效。

3. EPO

EPO 可下调 hepcidin 水平，促进造血，有效改善 ACD。同时 EPO 的其他生物学效应，如抗炎、增加 T 细胞免疫反应，对某些基础疾病有好处，联合 EPO 及铁治疗不仅纠正了贫血，还可使疾病活动程度减轻。目前已在正在接受化疗的肿瘤患者、慢性肾病及 HIV 感染接受治疗的患者中证实，EPO 有纠正 ACD 的疗效。EPO 的反应率在骨髓增生异常综合征和多发性骨髓瘤、类风湿关节炎及慢性肾病分别为 25%、80% 及 95%，治疗作用包括逆转细胞因子的抗增殖疗效、刺激铁吸收及促进红系前体细胞中血红素的合成等。对治疗无反应的原因可能是前炎症细胞因子水平高或同时铁供给不足。

但是，在一些实体瘤包括乳腺癌、卵巢癌、前列腺癌、肝癌和肾癌细胞及髓细胞中发现了 EPOR，尤其是 90% 乳腺癌细胞表达高水平的 EPOR。一部分体外试验发现，肿瘤细胞接受 EPO 刺激后可表现为增殖反应。另外，EPO-EPOR 可能诱导新生血管形成，因为裸鼠移植瘤中加入抑制 EPOR 信号传导的药物后新生血管被抑制、移植癌细胞被破坏。在 EPO 治疗乳腺癌转移并发贫血患者的研究中，因治疗组死亡率有增加而被终止。随后，一项双盲、前瞻性研究对颈部鳞癌接受局部放疗的患者，予以 EPO 治疗以维持血红蛋白 >130 g/L（女）及 140 g/L（男），结果提示 EPO 治疗组肿瘤复发率高于安慰剂组，同时也发现肿瘤患者使用 EPO 后出现血栓的风险较前增高。

美国血液学协会推荐的肿瘤患者 EPO 治疗指南，提出 EPO 治疗的适应证为：①血红蛋白 <100 g/L，使用目的是减少输血次数，血红蛋白在 100~120 g/L 的患者应酌情考虑；②实体瘤/非髓系血液肿瘤需联合使用化疗，治疗目标为血红蛋白纠正至 120 g/L。FDA 批准的重组人 EPO 及衍生物治疗是局限于接受化疗的、血红蛋白在 100 g/L 以下的（需要输血的）及无法治愈的肿瘤患者中。

国外推荐的 EPO 剂量为：EPO 150 U/kg 体重，每周 3 次或者 40 000 U，每周 1 次，EPO 一般至少使用 4 周。4~8 周时如血红蛋白升高不足 10 g/L 可酌情将 EPO 加至 300 U/kg 体重。同时应评估是否存在缺铁，可酌情考虑补铁治疗。如治疗 6~8 周血红蛋白升高不足 10~20 g/L，则可认为治疗无反应，应停用。如血红蛋白水平升至 120 g/L 后需减量 25%~40% 并维持 EPO 使用，以保持血红蛋白在 100~120 g/L 水平。

随着 ACD 机制的研究越来越清晰，一些新的治疗策略将会成为可能，如铁螯合剂治疗以增加内源性 EPO 水平，hepcidin 的拮抗剂以阻断 RES 铁贮留，可在炎症状态下有效刺激造血的药物等。

（侯冬华）

第六章

内分泌系统与代谢性疾病

第一节 下丘脑综合征

下丘脑综合征系由多种病因累及下丘脑所致的疾病，主要临床表现有内分泌代谢功能失调，自主神经功能紊乱，以及睡眠、体温调节和性功能障碍、尿崩症、多食肥胖或厌食消瘦、精神失常、癫痫等。

一、病因

1. 先天性或遗传因素

如卡尔曼（Kallmann）综合征为一种家族性单纯性促性腺激素缺乏症，伴有嗅觉丧失或减退，即性幼稚—嗅觉丧失综合征；劳—穆—比（Laurence-Moon-Biedl）综合征为一遗传性疾病，其特征为肥胖、视网膜色素变性、智力减退、性腺发育不良、多指（趾）或并指（趾）畸形，可伴有其他先天性异常。

2. 肿瘤

颅咽管瘤、星形细胞瘤、漏斗瘤、垂体瘤向鞍上生长、异位松果体瘤、脑室膜瘤、神经节细胞瘤、浆细胞瘤、神经纤维瘤、髓母细胞瘤、白血病、转移性肿瘤、外皮肉瘤、血管瘤、恶性血管内皮瘤、脉络丛囊肿、第三脑室囊肿、脂肪瘤、错构瘤、畸胎瘤、脑膜瘤等。

3. 肉芽肿

结核瘤、结节病、网状内皮细胞增生症、慢性多发性黄色瘤、嗜酸性肉芽肿等。

4. 感染和炎症

结核性或化脓性脑膜炎、脑脓肿、病毒性脑炎、流行性脑炎、脑脊髓膜炎、天花、麻疹、水痘、组织胞浆菌病等。

5. 退行性变

结节性硬化、脑软化、神经胶质增生等。

6. 血管损害

脑动脉硬化、脑动脉瘤、脑出血、脑栓塞、系统性红斑狼疮和其他原因引起的脉管炎等。

7. 物理因素

颅脑外伤、脑外科手术、放疗（脑、脑垂体区）。

8. 脑代谢病

急性间歇发作性血卟啉病、二氧化碳中毒。

9. 药物

服抗精神病药物、抗高血压药物、多巴胺受体阻滞药、避孕药等均可引起溢乳—闭经综合征。

10. 功能性障碍

因环境变迁、精神创伤等因素可发生闭经或勃起功能障碍伴甲状腺功能和（或）肾上腺皮质功能减退，以及厌食消瘦等症状。

下丘脑综合征的病因与发病年龄相关。

二、临床表现

下丘脑体积小，功能复杂，而且损害常不限于一个核群而累及多个生理调节中枢，因而下丘脑损害多表现为复杂的临床综合征。

（一）内分泌功能障碍

可引起内分泌功能亢进或减退，可造成一种或数种激素分泌异常。

1. 全部下丘脑释放激素缺乏

可引起全部腺垂体功能降低，造成性腺、甲状腺和肾上腺皮质功能等减退。

2. 促性腺激素释放激素分泌失常

（1）女性：亢进者性早熟，减退者神经源性闭经。

（2）男性：亢进者性早熟，减退者肥胖、生殖无能、营养不良症、性发育不全和嗅觉丧失。

3. 催乳素释放抑制因子（或释放因子）分泌失常

（1）催乳素过多：发生溢乳症或溢乳—闭经综合征。

（2）催乳素缺乏症。

4. 促肾上腺皮质激素释放激素分泌失常

肾上腺皮质增生型皮质醇增多症。

5. 促甲状腺激素释放激素分泌失常

（1）下丘脑性甲状腺功能亢进症。

（2）下丘脑性甲状腺功能减退症。

6. 生长激素释放激素（或抑制激素）分泌失常

（1）亢进者：在骨骺愈合前起病者表现为巨人症，在骨骺愈合后起病者表现为肢端肥大症。

（2）减退者：儿童起病者表现为侏儒症，成年后起病者表现为成人生长激素缺乏症。

7. 抗利尿激素分泌失常

（1）亢进者为抗利尿激素分泌过多症。

（2）减退者为尿崩症。

（二）神经系统表现

下丘脑病变如为局限性，可出现一些提示下丘脑损害部位的征象。如下丘脑病变为弥漫性，则往往缺乏定位体征。常见下丘脑症状如下。

1. 嗜睡和失眠

下丘脑后部、下丘脑外侧核及腹内侧核等处病变时，大多数患者表现嗜睡，少数患者有失眠。常见的嗜睡类型有：①发作性睡病，患者不分场合，可随时睡眠，持续数分钟至数小时，为最常见的一种形式；②深睡眠症，发作时可持续性睡眠数日至数周，但睡眠发作期常可喊醒吃饭、排尿等，过后又睡；③发作性嗜睡强食症（Kleine-Levin 综合征），患者不可控制地出现发作性睡眠，每次睡眠持续数小时至数日，醒后暴饮暴食，食量较常量增加数倍甚至十倍，极易饥饿，患者多肥胖。

2. 多食肥胖或顽固性厌食消瘦

病变累及腹内侧核或结节部附近（饱食中枢），患者因多食而肥胖，常伴生殖器官发育不良（称为肥胖生殖无能营养不良症，即弗勒赫利希综合征）。为进行性肥胖，脂肪分布以面、颈及躯干部最显著，其次为肢体近端，皮肤细嫩，手指尖细，常伴骨骼过长现象，智力发育不全或减退，或为性早熟及尿崩症。病变累及下丘脑外侧，腹外侧核（摄食中枢）时有厌食、体重下降、皮肤萎缩、毛发脱落、肌肉软弱、怕冷、心搏缓慢、基础代谢率降低等。当病变同时损害垂体时，出现垂体性恶病质，又称西蒙兹病（Simmonds disease），临床表现为腺垂体功能减退症。

（三）发热和体温过低

病变在下丘脑前部或后部时，可出现体温改变，体温变化表现如下。①低热：一般在37.5 ℃左右。②体温过低：体温可降到 36 ℃以下。③高热：可呈弛张型或不规则型，一日内体温多变，但高热时肢体冰冷，躯干温暖，有些患者甚至心率与呼吸可保持正常，高热时一般退热药无效。脑桥或中脑的病变，有时亦可表现为高热。

（四）精神障碍

当后腹外核及视前区有病变时，常可产生精神症状，主要表现为过度兴奋，哭笑无常，定向力障碍，幻觉及易激怒等症。

（五）其他

头痛是常见症状，患者常可出现多汗或汗闭，手足发绀，括约肌功能障碍，下丘脑性癫痫。当腹内侧部视交叉受损时，可伴有视力减退、视野缺损或偏盲。血压忽高忽低，瞳孔散大、缩小或两侧不等。累及下丘脑前方及下行至延髓中的自主神经纤维时，可引起胃和十二指肠消化性溃疡或出血等表现。

其中以多饮、多尿、嗜睡及肥胖等最多见，头痛与视力减退虽也常见，但并非下丘脑综合征的特异性表现，也可能与颅内占位性病变引起的脑膜刺激、颅内压增高及视神经交叉受压等有关。

三、功能定位

下丘脑病变或损害部位与临床表现之间的关系大致为：①视前区受损，表现为自主神经功能障碍；②下丘脑前部视前区受损，表现为高热；③下丘脑前部受损，表现为摄食障碍；④下丘脑前部、视上核、室旁核受损，表现为中枢性特发性高钠血症、尿崩症、抗利尿激素分泌不适当综合征；⑤下丘脑腹内侧正中隆起受损，表现为性功能低下，促肾上腺皮质激素、生长激素和催乳素分泌异常，尿崩症等；⑥下丘脑中部外侧区受损，表现为厌食、体重下降；⑦下丘脑腹内侧区受损，表现为贪食、肥胖及性格改变；⑧下丘脑后部受损，表现为意识改变、嗜睡、运动功能减退及低体温；⑨乳头体、第三脑室壁受损，表现为精神错乱及严重记忆障碍。

四、诊断

引起下丘脑综合征的病因很多，临床症状在不同的患者中可十分不同，有时诊断比较困难，必须详问病史，联系下丘脑的生理，结合各种检查，综合分析后作出诊断。除诊断本症外，尚须进一步查明病因。

头颅 CT 或 MRI 有助于明确颅内病变部位和性质。脑脊液检查除颅内占位病变有颅内压增高、炎症有白细胞增多外，一般均属正常。

脑电图检查可见 14 Hz/s 的单向正相棘波弥漫性异常，阵发性发放，左右交替的高波幅放电可有助于诊断。

垂体及靶腺内分泌功能测定，必要时行相应的功能试验，有助于了解性腺、甲状腺和肾上腺皮质功能情况。丘脑肿块定性困难者可考虑行穿刺检查。

五、治疗

1. 病因治疗

对肿瘤可采取手术切除或放疗。对炎症则选用适当的抗生素，以控制感染。由药物引起者则应立即停用有关药物。精神因素引起者须进行精神治疗。

2. 内分泌治疗

有腺垂体功能减退者，则应根据靶腺受累的程度，予以相应激素补充替代治疗。有溢乳者可用溴隐亭 2.5~7.5 mg/d 或左旋多巴 1~2 g/d。

3. 对症治疗

发热者可用氯丙嗪、地西泮或苯巴比妥药物治疗，以及物理降温。

（江巧悦　徐　睿）

第二节　垂体瘤

一、概述

垂体瘤是一组起源于腺垂体的肿瘤。广义的垂体瘤还包括起源于神经垂体及颅咽管残余鳞状上皮细胞的肿瘤。垂体瘤是中枢神经系统和内分泌系统常见的肿瘤，占所有颅内肿瘤的15%，国外的调查显示垂体瘤的人群患病率约77/10 万。在尸检中，直径小于 10 mm 的垂体意外瘤检出率高达1/4，垂体影像学检查可在10%的正常个体中检出小的垂体病变。垂体瘤可发生于任何年龄，男性略多于女性。

垂体瘤绝大多数为良性肿瘤，垂体癌罕见。

二、病因和发病机制

迄今垂体瘤的确切的病因和发病机制尚未清楚。采用 X 染色体失活方法已证实垂体瘤系单克隆增殖，此提示垂体瘤是由腺垂体单个细胞内的基因改变，从而导致细胞单克隆扩增所致。在生长激素（GH）瘤中大约 40% 的瘤组织存在刺激性 G 蛋白 α 亚基（$Gs\alpha$）基因突变，但对其他垂体瘤的发病机制了解甚少。一些研究发现，垂体瘤的发生主要与癌基因激活和抑癌基因缺失或失活有关。另外，垂体肿瘤转化基因（PTTG）及局部细胞生长因子异常也对垂体肿瘤的发生、发展起重要作用。

1. 癌基因

一些癌基因与垂体肿瘤发生有关，其中以 *gsP* 癌基因家族的研究最多。生长激素腺瘤存在膜结合刺激因子 GTP 结合蛋白的 α 亚单位（$Gs\alpha$）基因突变，认为 $Gs\alpha$ 基因突变后导致其内在的 *GTPase* 丧失，持续激活腺苷酸环化酶，促进环磷酸腺苷（cAMP）合成，增加细胞内 Ca^{2+} 和 cAMP 依赖蛋白激酶活性，促使调节 cAMP 转录作用的 cAMP 反应元件结合蛋白（CREB）磷酸化，造成细胞生长分化异常而引发肿瘤。垂体癌和催乳素（PRL）腺瘤存在 *H-ras* 基因突变，但在垂体肿瘤 ras 激活是一种晚期事件，大多数垂体肿瘤没有 ras 基因突变，认为 ras 基因突变只能作为垂体肿瘤具有高度侵袭性的一种生物学标记。

2. 抑癌基因

多发性内分泌肿瘤 1 型（MEN_1）基因，命名为 *menin* 基因，认为 *menin* 基因缺失与单克隆发生的垂体肿瘤有密切关系。随后许多研究证实它是大多数单克隆起源的垂体腺瘤的始发因素。p53 基因突变或缺失在人类肿瘤中十分常见，但在垂体肿瘤组织中 p53 基因异常的发生率低。此外，观察到 p21、p27 及 p57 抑制细胞周期素依赖激酶（CDK）；p6、p18、p15 及 p19 则特异性抑制 CDK4 及 CDK6。其中 *p16* 基因主要作用是与细胞周期素 D（cyclin D）竞争性结合抑制 CDK 活性，阻止视网膜母细胞瘤易感基因（*Rb* 基因）磷酸化，防止细胞异常增殖。*Rb* 基因敲除会导致小鼠垂体中间部肿瘤发生，但在人垂体瘤的研究中并未经常发现 *Rb* 基因突变。

3. 垂体肿瘤转化基因（PTTG）

PTTG 是一种强有力的肿瘤转化基因，在人垂体各种腺瘤尤其是催乳素瘤中呈高水平表达，在侵袭性功能性垂体瘤中表达最高。PTTG 的功能涉及抑制细胞周期中的姐妹染色单体分离、染色体不稳定、通过调节基本成纤维细胞生长因子（bFGF，FGF-2）的生成，进而促进血管形成和有丝分裂等。

4. 其他促进因子

下丘脑激素如生长激素释放激素（GHRH）分泌过高会导致垂体生长激素细胞增殖，进而导致腺瘤发生。但垂体瘤分泌激素常呈自主性，不受下丘脑调控，手术全切肿瘤后往往可以治愈该疾病，提示并不是由促进多克隆垂体细胞增殖的下丘脑激素刺激发生。能调节垂体细胞分泌和增殖的生长因子有成纤维细胞生长因子（FGF-2 和 FGF-4），在人垂体腺瘤组织中表达，参与 PRL 的分泌、新生血管发生和催乳素瘤的发生。转化生长因子-α（TGF-α）转基因小鼠会发生催乳素瘤，抑制 TGF-α 的表达则抑制催乳素细胞增殖，其机制可能与介导雌激素引起的催乳素细胞增殖有关。雌激素能刺激催乳素细胞和促性腺素细胞有丝分裂，其在催乳素瘤细胞上的受体主要为 *ERβ* 基因所编码，表达丰富。

催乳素瘤在女性多见，且在妊娠期间瘤体积增大可以此来解释。此外，雌激素还能激活 PTTG、FGF-2 及其受体和 TGF-α、TGF-β。但使用大剂量雌激素的患者很少发生催乳素瘤，因而雌激素与垂体瘤的关系尚需进一步研究。新近发现在垂体瘤组织中还富含 PPAR-γ，体外试验发现 PPAR-γ 的配体罗格列酮抑制垂体瘤细胞增殖，并促进其凋亡提示 PPAR-γ 参与了垂体瘤的发生。

三、病理

垂体瘤大多数为良性腺瘤，少数为增生，腺癌罕见。肿瘤的体积大小不一，嗜酸细胞性或嗜碱细胞性腺瘤体积往往较小，而嫌色细胞性腺瘤则常较大。小肿瘤生长在鞍内，大者往往向鞍外发展。小肿瘤常呈球形，表面有光滑的包膜，大者多数呈不规则的结节状，包膜完整，可压迫和侵蚀视交叉、下丘脑、第三脑室和附近的脑组织。第三脑室受压后可引起侧脑室扩大和积水。肿瘤偶尔也可侵蚀蝶骨并破坏骨质而长入鼻咽部。若为恶性肿瘤，则癌肿组织可浸润和破坏蝶鞍周围的结构。瘤内可出血、变性而形成囊肿。光镜下，嫌色细胞性腺瘤细胞呈多角形或梭形，呈片状或条索状排列，细胞核较小和轻度不规则，呈圆形或椭圆形，胞质染色淡，可含有细颗粒或不含颗粒而呈透亮状。间质为丰富的薄壁血窦，瘤细胞可沿血窦排列成假乳头状。常可见到出血、囊性和钙化等变化。嗜酸细胞性腺瘤的瘤细胞呈圆形或多角形，边界清楚，呈片状或丛状分布，细胞体积普遍较嫌色细胞者为大，核圆，有核仁，胞质丰富，内含许多较粗的颗粒，间质中血管较嫌色细胞者少。嗜碱细胞性腺瘤的瘤细胞为多角形或圆形，体积较大，细胞核圆形、居中，胞质丰富，含有许多嗜碱性粗颗粒。间质中血管丰富，常呈玻璃样变性，部分腺瘤组织中可含 1 种以上的瘤细胞，称为混合型腺瘤，常见的是嫌色细胞与嗜酸细胞的混合型。垂体腺癌或垂体瘤恶变时，常见瘤细胞较丰富、异形和核分裂，并见瘤细胞呈浸润性生长入蝶鞍周围组织，或有远处转移。电镜下发现生长激素腺瘤及催乳素腺瘤细胞内颗粒较大，可分两种。一种为颗粒致密型，以催乳素细胞内颗粒最大，平均直径大约 600 nm，最大可达 1 200 nm，伴错位胞溢，内质网明显，排列成同心轮状。生长激素细胞内颗粒次之，直径多数为 350~450 nm，两种细胞的粗面内质网与高尔基复合体均发达丰富。另一种为颗粒稀少型，颗粒小而稀，促肾上腺皮质激素腺瘤细胞呈球形或多角形，核圆形或卵圆形，胞质基质深，粗面内质网和核糖体皆丰富，高尔基复合体明显，内含致密型颗粒，圆形或不规则形，直径 250~450 nm。促甲状腺激素腺瘤及促性腺激素腺瘤极罕见。前者颗粒最小，直径 100~200 nm，后者颗粒稀少，此两者以往均属嫌色细胞瘤。多形性腺瘤中以多种细胞同时存在为特征。用免疫组织化学法可识别不同细胞的分泌功能。

四、分类

Kovacs 五层次的分类法实用、经济、有效，并能促进病理与临床之间的相关性。主要内容如下。

（1）层次一：根据患者的临床表现和血中激素浓度分类，对内分泌学家来说是最重要的依据。

垂体腺瘤的功能分类具体如下。

1）内分泌功能亢进：①肢端肥大症/巨人症，生长激素浓度升高；②高催乳素血症；

③库欣病，促肾上腺皮质激素（ACTH）和可的松血浓度升高；④甲状腺功能亢进，伴不适当促甲状腺素（TSH）过度分泌；⑤促卵泡激素（FSH）、黄体生成素（LH）和（或）α-亚单位浓度明显升高；⑥多种激素过度产生。

2）临床无功能。

3）功能状态不确定。

4）异位性内分泌功能亢进：①继发于异位的生长素释放因子过度产生的临床肢端肥大症；②继发于异位的促皮质素释放因子过度产生的库欣病。

（2）层次二：根据来自神经影像学和手术中的信息，如肿瘤大小、扩展性和侵袭性等分类。此类信息对估计预后和决定治疗相当重要。

垂体腺瘤的影像/手术分类如下。

1）根据部位：①鞍内；②鞍外；③异位（罕见）。

2）根据大小：①微腺瘤（≤10 mm）；②大腺瘤（>10 mm）。

3）根据生长类型：①扩张型；②肉眼可见硬膜、骨、神经和脑的侵犯；③转移（脑、脊髓或全身）。

（3）层次三：根据肿瘤切片在光学显微镜下的形态分类。病理学家最重要的任务是决定病变是否为腺瘤，因蝶鞍区有不少新生物和非新生物性病变可酷似垂体腺瘤。

垂体腺瘤的组织学分类如下。

1）腺癌：①典型；②不典型（多形性、核分裂多、高 MIB-1 标记指数）。

如果生长类型能被估价：①扩张型；②组织学上的侵犯性（骨、神经、血管等）。

2）癌［转移和（或）侵犯脑］

3）非腺瘤：①原发或继发于非腺垂体肿瘤；②类似腺瘤的垂体增生。

（4）层次四：这是分类中最关键性的部分。利用免疫组化技术，能较准确地确定肿瘤分泌的激素类型，并能与临床表现及血中激素浓度联系起来（表 6-1）。

表 6-1　垂体腺瘤的免疫组织化学分类

主要免疫反应	继发免疫反应
GH	PRL, α-su (f), TSH, FSH, LH (i)
PRL	α-su (i)
ACTH	LH, α-su (i)
FSH/LH/α-su	PRL, GH, ACTH (i)
TSH	α-su, GH (f), PRL (i)
罕见的激素组合	
无免疫反应	

（5）层次五：按肿瘤细胞的超微结构特征分类（表 6-2），它可得出有关肿瘤的成分、分化程度、内分泌合成活性的线索。

表 6-2 选择电镜检查的指征

肿瘤类型/变异	电镜的应用
生长激素瘤	
1. 颗粒密集	选择性，如果 GH 免疫反应确定，通常缓慢生长
2. 颗粒稀疏	选择性，如果 GH 免疫反应确定和细胞角化素抗血清测到核旁纤维体，很可能有侵犯性
催乳素瘤	
3. 颗粒稀疏	选择性，如果高尔基型 PRL 免疫反应全面并强阳性。血清 PRL 轻、中度增高，组织内 PRL 免疫反应缺乏或不肯定应用电镜来证实诊断
4. 颗粒密集	选择性，如果 PRL 免疫反应强阳性。为非常罕见类型，临床意义不大
生长激素催乳素混合瘤	由于免疫组化反应重叠，为将 5~7 分开，必须采用电镜。缓慢生长的 6 与 1 相同，而 5 和 7 可为侵犯性的
5. GH、PRL 细胞混合	
6. 促乳腺及躯体细胞	
7. 嗜酸干细胞	
促肾上腺皮质激素瘤	
8. 颗粒密集	选择性，如果嗜碱性肿瘤对 ACTH 有肯定的免疫反应。多为微腺瘤
9. 颗粒稀疏	可能需要，如果 ACTH 免疫反应缺乏或不确定。很可能是侵犯性大腺瘤
10. 克鲁克细胞型	选择性，如果 ACTH 免疫肯定，形态学变异无明确临床意义
11. TSH	如果临床表现和 TSH 免疫反应均不肯定，为确定诊断必须电镜
FSH、LH 瘤	
12. 男性类型	
13. 女性类型	为鉴别肿瘤类型必须作电镜检查，因为 12~15 的免疫组化反应交叉，生物行为相似，但为临床处理则非必需
临床无功能	
14. 非肿瘤细胞（无细胞）	
15. 瘤细胞的细胞来源不明的腺瘤	
16. 静止性 ACTH 亚型 1	如果嗜碱性，ACTH 免疫反应，无库欣病征确立，可选择。形态学上与 8 不能区别
17. 静止性 ACTH 亚型 2	
18. 静止性腺瘤亚型 3	必须用电镜来区别此类肿瘤
19. 其他（未分类的多激素瘤，如功能性 GH-TSH、PRL-TSH、PRL-ACTH）	必须用电镜来诊断，这对处理是必要的为描绘各瘤型特征性表现和避免错误，建议应用电镜

　　随着免疫组化的广泛应用，过去根据肿瘤细胞染色的特性分为嫌色性、嗜酸性、嗜碱性细胞腺瘤的分类法现已被按细胞的分泌功能分类法所替代。目前临床工作者多倾向于将垂体腺瘤分为催乳素细胞腺瘤、生长激素细胞腺瘤、促肾上腺皮质激素细胞腺瘤、促甲状腺素细胞腺瘤、促性腺激素腺瘤、无内分泌功能细胞腺瘤及恶性垂体腺瘤。据华山组资料，无内分泌功能细胞腺瘤占多数（41%），多分泌功能细胞腺瘤其次（23%），催乳素、促性腺激素（LH 和 FSH）、生长激素、促肾上腺皮质激素、促甲状腺素腺瘤分别占 19%、7%、6%、2%、1%。

五、临床表现

垂体瘤（尤其是微小腺瘤）早期临床表现很少，出现症状时主要有下列三大综合征。

（一）垂体本身受压综合征

由于腺瘤体积增大，瘤以外的垂体组织受压而萎缩，造成其他垂体促激素减少和相应周围靶腺体萎缩。临床表现大多系复合性，有时以性腺功能低下为主，有时以继发性甲状腺功能减退为主，偶有继发性肾上腺皮质功能低下，有时肿瘤压迫神经垂体或下丘脑而产生尿崩症。

（二）垂体周围组织压迫综合征

肿瘤较大压迫垂体周围组织时发生，除头痛外多属晚期表现。

1. 头痛

医院数据显示 69.1% 患者诉头痛，以前额及双颞侧隐痛或胀痛伴阵发性剧痛为主。头痛多由硬脑膜受压紧张所致，或鞍内肿瘤向上生长时由蝶鞍膈膜膨胀引起，如肿瘤生长到鞍外时，因颅底部脑膜及血管外膜如颈内动脉、大脑动脉、大脑动脉环等均有痛觉纤维存在，垂体肿瘤可累及上述神经血管组织而引起头痛。

2. 视力减退、视野缺损和眼底改变

肿瘤向前上方生长，往往压迫视神经、视交叉，医院数据显示 66.7% 患者产生不同程度的视力减退，59% 患者视野缺损（偏盲）。视力减退可为单侧或双侧，甚至双目失明；视野改变可有单侧或双颞侧偏盲。少数亦可产生鼻侧视野缺损，视野向心性缩小往往是功能性的，临床定位意义不大；眼底可见进行性视神经色泽变淡，视神经盘呈原发性程度不等的萎缩，少数有视神经盘水肿。

3. 下丘脑综合征

肿瘤向上生长可影响下丘脑功能和结构，发生下丘脑综合征。

4. 海绵窦综合征、眼球运动障碍和突眼

是肿瘤向侧方发展压迫和侵入海绵窦的后果。可使第Ⅲ、Ⅳ和Ⅵ对脑神经受损，产生相应症状。肿瘤向蝶鞍外侧生长累及麦氏囊使第Ⅴ对脑神经受损，引起继发性三叉神经痛或面部麻木等功能障碍。

5. 脑脊液鼻漏

少数患者肿瘤向下生长破坏鞍底及蝶窦，引起脑脊液鼻漏，还可并发脑膜炎，后果严重。

（三）腺垂体功能亢进综合征

1. 巨人症与肢端肥大症

由垂体腺瘤分泌过多的生长激素所致。

2. 皮质醇增多症

系垂体腺瘤分泌过多的促肾上腺皮质激素引起。

3. 溢乳—闭经综合征

系垂体分泌过多的催乳素所致，女性高达 60%。

4. 垂体性甲状腺功能亢进症

极少数垂体腺瘤分泌过多的促甲状腺激素而发生甲状腺功能亢进症，其特点为血总三碘

甲腺原氨酸（TT_3）、总甲状腺素（TT_4）、游离三碘甲腺原氨酸（FT_3）、游离甲状腺素（FT_4）升高，而血 TSH 未被抑制，且不受 TRH 兴奋，亦不被三碘甲腺原氨酸 T_3 所抑制。有甲状腺功能亢进综合征，一般不伴眼征，有头痛、视野缺损等症。

5. 纳尔逊（Nelson）综合征

由于双侧肾上腺被全切除后，垂体失去了肾上腺皮质激素的反馈抑制，原已存在的垂体瘤进行性增大，分泌大量 ACTH 和（或）促黑素细胞激素（MSH）（为 ACTH 与 β-LPH 的片段）。全身皮肤往往呈进行性色素沉着，以及垂体瘤逐渐增大而产生垂体的压迫综合征。血浆 ACTH 及 MSH 测定明显升高。

6. 促性腺激素腺瘤

并不少见，医院数据显示促性腺激素腺瘤者达 7%。瘤细胞一般呈嫌色性，少数为嗜酸性。患者年龄发病高峰在 50～60 岁，男性显著多于女性。大多数患者因巨大腺瘤造成压迫综合征。男性常表现勃起功能障碍、不育。FSH 虽升高但无活性，LH 高于正常者少见，α-亚单位、FSH 或 LH 亚单位升高，血睾酮正常或低于正常。

垂体卒中是指垂体突然出血或梗死而引起的综合征。多见于垂体瘤较大、生长迅速、放疗或服用溴隐亭后。临床表现为突发剧烈头痛、高热、眼肌麻痹、视力减退、视野缺损、恶心、呕吐、颈强直、意识模糊，甚至死亡。

六、辅助检查

影像学检查是诊断垂体瘤的重要方法之一，包括头颅平片、蝶鞍分层摄片、MRI、CT、PET 检查等。

1. 头颅平片及分层摄片

垂体瘤在鞍内生长，早期体积小者并不影响蝶鞍。此后，肿瘤继续增大，引起轻度局限性骨质改变，于薄层分层片上可发现蝶鞍一小段骨壁轻微膨隆、吸收或破坏。

继之则呈典型鞍内占位性改变，蝶鞍前后径、深径、宽径和体积超过正常，蝶鞍扩大呈杯形、球形或扁平形。向鞍旁生长则呈鞍旁占位改变，鞍底呈双重轮廓，肿瘤巨大者可破坏鞍背和鞍底。垂体瘤出现病理钙化斑的占 1.2%～6.0%。

2. MRI 检查

MRI 对软组织分辨率好，是垂体瘤首选的影像诊断手段，可发现 3 mm 的微腺瘤，并能提供肿瘤的确切形状、大小、生长方式及肿瘤与周围软组织包括鞍上池、第三脑室、视交叉、海绵窦的关系。钆对比剂增强 MRI 能够发现绝大多数的垂体瘤，显示为较正常垂体组织低信号病灶，可能由于垂体腺瘤血供相对不丰富的原因。腺瘤还可造成蝶鞍扩大、垂体和垂体柄的偏移。

3. CT 检查

CT 对骨结构分辨率好，可用于显示鞍底和床突的形态及肿瘤对骨质的侵犯。CT 还能够有效发现钙化，从而鉴别垂体瘤和颅咽管瘤、脑膜瘤。此外，CT 还用于发现出血、转移病灶。CT 平扫示垂体瘤肿块的密度略高于脑实质，周围脑池和脑室含低密度的脑脊液。肿瘤向上生长，突破鞍膈，则可见鞍上池变形乃至大部分闭塞，其中可见等密度或略高密度肿块，肿瘤中可见坏死或囊性低密度区；肿瘤可突入第三脑室前部和两侧脑室前角的下方，并有脑室积水表现；蝶鞍扩大，鞍背变薄、倾斜。肿瘤向下生长，膨入蝶窦内而于蝶窦内出现圆形软组织影。增强检查肿瘤呈均一或周边明显强化，边界更加清楚可见。

4. PET 检查

PET 可以观察到垂体瘤的血流量、局部葡萄糖代谢、氨基酸代谢、蛋白质合成、受体密度和分布等生理和生化过程，能用于区别治疗中的肿瘤坏死和复发。^{18}氟代葡萄糖（^{18}F-FDG）PET 显像对垂体瘤的显示较 CT 好，与 MRI 相近，而 PET 与 CT 或 MRI 一起检查，可提高 15%~20% 的阳性率。但昂贵的价格限制了 PET 用于垂体瘤的诊断。

5. 单光子发射计算机体层摄影（SPECT）

采用放射性标记的多巴胺受体激动剂（^{131}I-iodobenzamine）SPECT 显像可用于鉴别催乳素瘤和无功能腺瘤，而采用放射性标记的生长抑素扫描可用于诊断异位 ACTH 综合征。

七、鉴别诊断

垂体腺瘤是最常见的鞍区占位的病因，一般按照影像学检查、血生化检查诊断并不困难。但仍须注意与其他鞍区占位原因相鉴别。

1. 颅咽管瘤

颅咽管瘤是来源于颅咽管的上皮肿瘤，可能由残留的胚胎颅咽管鳞状细胞或腺垂体细胞化生导致，是儿童鞍区占位最常见的原因。5~14 岁和 50~74 岁是两个发病高峰年龄段。颅咽管瘤多位于鞍上，在 CT 平扫上囊液表现为低密度，增强后则表现为混合密度影，钙化常见。在 MRI 上颅咽管瘤固体成分表现为 T_1 等信号或低信号，囊内容物为 T_1 低信号 T_2 高信号，增强后固体成分强化，在 T_2 上表现为高低混合信号。而垂体瘤一般密度较均匀，较易鉴别。

2. 拉特克囊

拉特克囊是一种先天性发育异常，一般认为来源于胚胎时拉特克囊的残余。多数患者没有临床症状，但如囊肿进展，可压迫下丘脑、垂体和漏斗部导致头痛、垂体功能低下、高催乳素血症和其他内分泌功能障碍。拉特克囊一般为圆形或类圆形，囊内容物多变，多数局限于鞍内，部分向鞍上扩展，完全位于鞍上的少见。在 CT 上多为低密度，少数为等密度、高密度或混杂密度，钙化少见。在 MRI 上，依据囊内容物蛋白含量不同，在 T_1WI 上可表现为低信号、等信号或高信号，在 T_2WI 上表现为高信号。如囊内容物为血液物质，则表现为 T_1 高信号 T_2 等信号。增强后一般无强化。

3. 颅内生殖细胞瘤

位于鞍区或鞍上的生殖细胞瘤可累及下丘脑垂体系统，导致垂体功能减退、尿崩症等，累及视交叉可导致视力损害、视野缺损，与垂体瘤表现相似，须进行鉴别。鉴别点主要依据发病年龄、性别、影像学表现。生殖细胞瘤好发于儿童和青少年，患者尿崩症常见，因此，对于儿童和青少年，尤其是尿崩症患者须注意鉴别生殖细胞瘤。生殖细胞瘤一般男性多见，但位于鞍区的生殖细胞瘤女性更多见。在 MRI 上肿瘤表现为 T_1 等信号，T_2 等信号或高信号，增强后明显强化。在 CT 上，肿瘤实体部分高密度，增强后明显强化，钙化少见。如诊断存在疑问，可采用诊断性放疗或立体定向活检。

4. 空泡蝶鞍

空泡蝶鞍是指蛛网膜下隙疝入鞍内，按发病机制不同，可分为原发性和继发性。MRI 是诊断本症最好的手段，表现为蝶鞍增大，鞍底下陷，鞍内充满脑脊液信号，垂体受压变扁，上缘凹陷，增强后垂体内信号无异常，垂体柄延长至鞍底，位置居中或略后移，视神经上抬，垂体与视神经距离延长。

5. 原发性垂体炎

原发性垂体炎是指非继发于其他部位炎症或全身性疾病而发生的垂体炎性病变，可分为4种类型：淋巴细胞性垂体炎、肉芽肿性垂体炎、黄瘤病性垂体炎、坏死性垂体炎。目前尚缺乏有效的手段在术前进行鉴别，确诊须依赖经蝶鞍垂体活检，排除感染后也可采用诊断性糖皮质激素治疗进行鉴别。

6. 原发性甲状腺功能减退继发垂体增生

原发性甲状腺功能减退（甲减）可导致垂体瘤样增生。鉴别诊断主要依据甲减症状、甲状腺激素降低、TSH 水平升高。在 MRI 上，垂体表现为均匀弥漫性增大，增强后明显均匀强化，垂体柄无偏移。本症经甲状腺激素替代治疗后，垂体可完全恢复正常。根据医院数据，此类患者甲状腺激素替代治疗 1~6 个月后，增大的垂体完全恢复正常。

八、治疗

垂体瘤治疗的目的包括解除占位效应、纠正激素的过度分泌、改善垂体功能低下、尽可能保存正常的垂体功能。目前，治疗垂体瘤的手段包括手术治疗、放疗和药物治疗。治疗手段的选择须充分评估各种手段的优点、风险，医生和患者须对此有充分的认识，治疗应个体化。

（一）手术治疗

1. 手术目的

通过切除肿瘤以解除腺瘤对视交叉及鞍区周围组织的压迫及破坏，减少或制止有功能性腺瘤分泌过多垂体促激素所产生的症状，并解除瘤压迫垂体所造成的垂体促激素不足，以及相应周围腺体功能低下或萎缩所引起的临床症状。

2. 手术方法

目前有经蝶窦及经颅两种途径。

（1）经蝶窦手术：目前已是治疗垂体瘤的首选方法。手术指征：①腺瘤向鞍下生长至蝶窦内者最宜用此手术入路；②肿瘤向上轻度生长未影响下丘脑及第三脑室者；③垂体腺瘤伴有脑脊液鼻漏者；④有或无功能性垂体小腺瘤可用此入路作选择性肿瘤切除；⑤垂体卒中；⑥视交叉前固定，肿瘤向视交叉后生长，临床常有旁中央暗点；⑦患者全身状况较差，不能耐受开颅手术者；⑧药物抵抗、不耐受药物治疗者；⑨患者个人选择、大腺瘤希望短期内妊娠；⑩需要组织学诊断等。

疗效：据报道，术后视力与视野恢复或改善者占 70% 左右，有功能的垂体腺瘤术后内分泌症状有明显好转甚至消失。小于 3.5 cm 垂体瘤的全切除率高达 93%。

（2）经颅手术：方法中最常应用者为经额下入路（硬膜内或硬膜外），少数可用颞侧入路及经额经蝶窦入路。经颅手术优点是手术野显露清楚，适用于肿瘤明显向鞍上及鞍外生长者，缺点是手术并发症及病死率较高。手术指征：①肿瘤向鞍上生长引起视交叉受压，下丘脑及第三脑室受压引起脑积水等症状者；②肿瘤向鞍前生长达到颅前窝额底者；③垂体卒中；④放疗效果不满意或有恶化者；⑤有功能性或无功能性腺瘤产生临床垂体功能亢进或减退症状者；以上情况均应采用经额下入路；⑥肿瘤向鞍旁或鞍后生长者宜采用经颞侧入路

（鞍后生长者可切开天幕手术）；⑦有学者认为，巨大肿瘤向上生长影响下丘脑者适用经额经蝶窦手术以增加全切除的机会及减少手术危险性。

疗效：国内 305 例经手术治疗后，视力恢复正常或进步者占 62.2%，视野恢复或进步者占 58.3%。术后内分泌症状有改善的则为数不多。

手术的目标是要切除肿瘤，尽量不损伤正常垂体的功能。有时，在经过精确的诊断评估后，发现肿瘤为散在分布或无法确定肿瘤位置，可采用垂体半切甚至垂体全切，多见于库欣病患者。

手术的效果很大程度上取决于手术医生的经验和技术。肿瘤的大小、侵袭程度和术前垂体功能也对手术的疗效存在重大影响。手术并发症包括暂时性和永久性并发症。暂时性并发症主要包括脑脊液鼻漏、一过性尿崩症和抗利尿激素分泌失调综合征（SIADH），发生于大约 20% 的患者，其他还包括蛛网膜炎、脑膜炎、术后精神异常、局部血肿、动脉壁损伤、鼻出血、局部脓肿、肺栓塞、发作性睡病等。永久性并发症（不到 10%）有尿崩症、完全或部分垂体功能减退、视力受损、SIADH、血管闭塞、中枢神经系统损伤、鼻中隔穿孔等，手术死亡率不到 1%，主要与脑血管、下丘脑直接损伤、术后脑膜炎、脑脊液漏、颅内积气、急性心肺疾病、麻醉相关并发症和癫痫相关。目前，术中多采用内镜、神经导航系统（无框架立体定向设备）帮助提高肿瘤全切概率和手术安全性。

（二）放疗

可分为外照射和内照射。外照射是国内常用的方法。近年来，高能射线已取代了常规 X 线治疗。内照射有放射性核素钇-90（^{90}Y）、金-198（^{198}Au）。放疗目前主要作为手术和内科药物治疗的辅助手段。放疗指征：①诊断肯定而存在手术禁忌者；②术无法完全切除，手术后仍存在激素过度分泌或占位效应者；③术后复发，肿瘤不大，暂不宜再行手术者；④术后存在复发可能的病例，特别是复发的库欣病；⑤单纯放疗后复发病例，相隔至少 1 年再放疗。但多次放疗可引起脑部并发症 [累积剂量最好不超过 100 Gy（10 000 rad）]。生长激素瘤和催乳素瘤多数对药物治疗反应良好，一般不推荐放疗。但对于药物抵抗的侵袭性催乳素瘤，放疗有助于避免进一步的侵袭。

1. 外照射

（1）高能射线治疗：国内外一般采用 ^{60}Co 或加速器 6MV-X 外照射方法治疗垂体瘤。对小的肿瘤采用三野照射，即两颞侧野加一前额野，大的肿瘤偶尔可用两颞侧野对穿照射。一般照射野 5 cm×5 cm，较大肿瘤可适当放大。每周 5 次，每次 200 cGy，总剂量 45～55 Gy，4.5～5.5 周完成。儿童照射总剂量 40~45 Gy，4～5 周。照射可能发生的并发症有急性脑水肿、脑组织放射性损伤、肿瘤内出血、局部皮肤及骨骼损害、垂体恶变及空泡蝶鞍综合征等。

（2）重粒子放射治疗：α 粒子束、质子束、负 π 介子、快中子等的优点是发射出的照射剂量在射程过程中近于相同，而在达到末端时，照射剂量明显增高。①α 粒子束照射：总剂量为35~80 Gy（3 500~8 000 rad），分 4 次照射，5 日内完成。②质子束照射：总剂量 35~100 Gy（3 500~10 000 rad），分 12 次照射，2 周左右完成。

（3）立体定向放射神经外科治疗（γ-刀）：手术时先安装定位架行 CT 或 MRI 检查，计算出靶点坐标，通过调整活动手术床位置，使靶点与射线聚焦点吻合，继而实施照射治疗。γ-刀有 201 个 ^{60}Co 源，通过半球形头盔上的准直仪将射线集中到靶点上，使受照射组织内达到较高剂量的射线，而周围组织射线剂量锐减，不至于产生损伤。通常照射剂量为 20～

50 Gy，照射时间为 10~20 分钟，疗效为 80%~90%。

2. 内照射

即通过开颅手术（额路）或经鼻腔穿过蝶窦途径将放射性物质植入蝶鞍当中进行放射。① ^{198}Au：剂量须限制在 15~20 mCi。② ^{90}Y：治疗剂量为 5~10 mCi（相当于 50~100 Gy）。

总之，放疗作为手术和药物治疗的辅助手段，针对手术无法全切或手术有禁忌的病例可以作为首选。

放疗的不良反应如下。①垂体功能减退：常见，主要由放疗损伤下丘脑和垂体所致。放疗后 10 年，约 80% 的患者出现垂体功能减退，因此，接受放疗的患者需终身随访垂体功能，并在必要时给予替代治疗。②继发性脑瘤：包括胶质瘤、脑膜瘤等，文献报道发生于放疗后 6~24 年。继发性脑瘤的发病率低于 5%，儿童的风险相对高于成人。发生继发性脑瘤的风险与放疗剂量相关，目前采用的适形放疗技术能够降低发生的风险。③脑血管病：出现放疗相关垂体功能减退的患者死亡率更高，机制尚不清楚，可能与动脉粥样硬化闭塞性病变相关。④视力损伤：发生于 2% 的患者。但接受放射手术治疗的患者发生视力损伤的风险极低，可以忽略。⑤脑坏死：有患者出现颞叶萎缩、囊肿、弥漫性脑萎缩的报道。也有认知功能障碍，主要是记忆减退的报道。

（三）药物治疗

按腺垂体功能情况，治疗上可分为两组。

1. 腺垂体功能减退者

根据靶腺受损的情况，给以适当的替代补充治疗。

2. 腺垂体功能亢进者

（1）多巴胺激动剂：常见为溴隐亭、培高利特、喹高利特和卡麦角林。多巴胺激动剂不仅抑制 PRL 的合成，而且抑制 PRL mRNA 和 DNA 的合成，以及细胞增殖、肿瘤的生长，同时减少胞质体积，导致细胞空泡形成和细胞破碎及细胞凋亡。可以治疗催乳素瘤。多巴胺兴奋剂对 TSH 腺瘤患者也有一定的疗效。溴隐亭虽能刺激正常垂体释放生长激素，但能抑制肢端肥大症中生长激素细胞分泌生长激素，可用于治疗，但剂量较大，每日在 7.5 mg 以上。近年来有多种新型的多巴胺兴奋剂如喹高利特及长效溴隐亭（parlodel LAR）用于临床，疗效较溴隐亭佳、作用时间长、不良反应小。

（2）赛庚啶：此药为血清素受体抑制剂，可抑制血清素刺激 ACTH 释放激素（CRH），对库欣病及纳尔逊病有效。一般每日 24~32 mg，有嗜睡、多食等不良反应。

（3）生长抑素类似物：生长抑素（SS）可抑制肢端肥大症 GH 分泌，但 SS 血中半衰期短，且有反跳现象，故无临床使用价值。近年来应用八肽类似物 Sandostatin（SMS201-995，即 SMS），又称奥曲肽，以及新长效型生长抑素类似物兰瑞肽治疗肢端肥大症获较好疗效。它对 TSH 腺瘤患者也有效，可使腺瘤缩小，视野缺损状况改善，TSH 与 T_4 下降。一般用于腺瘤手术和（或）放疗后。生长抑素类似物帕瑞肽，能够与生长抑素受体亚型 1、2、3 和 5 结合，抑制 ACTH 分泌。小规模的临床试验发现帕瑞肽能够使 75% 的库欣病患者血皮质醇降低，使 20% 的患者尿皮质醇恢复正常。

（4）生长激素受体拮抗剂：培维索孟是生长激素受体拮抗剂，能够阻断 IGF-1 的生成，还能够结合 GH 受体二聚体，并与生长激素结合蛋白相互作用。每日注射 20 mg 培维索孟能够使 90% 的肢端肥大症患者 IGF-1 恢复正常，特别适用于生长抑素类似物抵抗的肢端肥大症患者，也可与生长抑素类似物合用。不良反应包括一过性转氨酶升高、注射部位炎症和脂质营养不良。

（5）其他：PPAR-γ 配体罗格列酮可抑制垂体瘤细胞增殖并促进其凋亡，显著抑制小鼠垂体瘤的生长。其机制为抑制细胞周期，阻止静止期细胞由 G_0 进入 G_1 期。因此，罗格列酮可能成为治疗垂体瘤（尤其并发糖代谢紊乱）的一种新方法。

（刘宇新　张丽丽）

第三节　高催乳素血症和催乳素瘤

一、高催乳素血症

高催乳素血症（hyperprolactinemia，HPRL）是指各种原因引起血清催乳素（prolactin，PRL）水平持续显著高于正常值，并出现以性腺功能减低、泌乳与不育为主要表现的病症；是最常见的下丘脑—垂体轴（HPA）异常的内分泌系统疾病，女性多见，育龄妇女 HPRL 的发生率高达 5%~17%。PRL 是应激激素，正常人水平不恒定，其血清水平在各种生理情况及各种应激时变化甚大，可以说是腺垂体激素中影响因素最多、血清水平波动最大的激素。PRL 受下丘脑产生的多巴胺（dopamine，DA）的张力性抑制，故其释放呈脉冲性，与其他腺垂体激素一样，有昼夜节律，入睡后逐渐升高，觉醒前 1 小时左右达高峰，醒后渐渐下降，下午 2 点降至一日中谷值，所以白天分泌低于夜间。

PRL（标记免疫分析）正常值：女性为 1~25 μg/L，男性 1~20 μg/L，不同的实验室略有差别。

（一）病因

PRL 分泌受下丘脑 PRL 释放因子（PRF）和 PRL 释放抑制因子（PIF）调节，正常时下丘脑弓状核结节漏斗部肽能神经元释放的 DA 是一种 PIF，张力性抑制调节占优势。任何干扰下丘脑 DA 合成、干扰 DA 由垂体—门脉系统向垂体输送，以及干扰 DA 与 PRL 细胞DA 受体（D_2）结合（此种特异结合可抑制 PRL 的分泌与释放）的因素均可减弱抑制性调节而引起 HPRL，其原因可总结为生理性、药理性、病理性和特发性因素等。

1. 生理性因素

多种生理性因素可以引起 PRL 短暂升高：排卵期和妊娠时升高的雌激素水平抑制 DA对 PRL 细胞的效应，妊娠后期再度增高的雌激素水平促使 PRL 细胞分泌大量 PRL（可高于正常 10 倍以上），从而催乳；乳头刺激（哺乳期）直接促使垂体 PRL 分泌；此外，强体力运动、低血糖、睡眠后期、婴儿出生后 2 ~ 3 个月等均可使 PRL 生理性轻度升高（<100 μg/L），可恢复正常（呈波动性下降）。

2. 药理性因素

增强 PRF 或拮抗 PIF 的物质可减弱 DA 的张力抑制，如雌激素（包括口服避孕药，尤长期使用）、TRH 与血管活性肠肽（VIP）；各种 DA 拮抗剂如吩噻嗪类（如氯丙嗪、奋乃静）；丁酰苯类（如氟哌啶醇）等抗精神药；三环类（如丙咪嗪、氯丙咪嗪、阿米替林、阿莫沙平）与单胺氧化酶抑制剂（如苯乙肼）等抗抑郁药；西咪替丁等 H_2 受体拮抗药静脉用药；维拉帕米、甲基多巴、利血平等心血管药，甘草、甲氧氯普胺与舒必利、阿片制剂及某些尚不为人熟知的新药均可通过拮抗 PIF 与增强 PRF 或在 DA 受体水平加强 DA 类作用而促进 PRL 分泌。

3. 病理性因素

主要是各种引起 HPA 功能紊乱的疾病，包括下丘脑和垂体疾病如催乳素瘤、GH 瘤、ATCH 瘤、空泡蝶鞍综合征、垂体柄病变、颅咽管瘤、脑脊髓辐射、原发性甲状腺功能减退，以及一些非内分泌疾病，如足以引起传入神经兴奋的胸壁病变与脊索疾病、慢性肾衰竭、严重肝病等。临床上在作出病理性 HPRL 诊断时必须除外引起 PRL 增高的其他原因。部分患者伴月经紊乱而 PRL 常大于 100 μg/L，病程较长而临床症状不明显的患者，须警惕"潜隐性微 PRL 瘤"可能，随访可发现 PRL 升高，影像学复查出现阳性变化。

4. 特发性 HPRL 与巨 PRL 血症

凡不属于上述四类而原因未明者，其中经数年随访并无临床症状和影像学证据有可能为特发性 HPRL；部分病例可能为巨 PRL 血症。人体血清中 PRL 存在多种形式，大量存在的是小 PRL，其分子量为 23 kDa，实际上是 PRL 单体；并有少量大 PRL，分子量 50~60 kDa，而 10%~26% HPRL 可为巨 PRL，其分子量为150~170 kDa。巨 PRL 是由 PRL 单体与自身抗体形成的一种高分子量 PRL-IgG 免疫复合物，其肾清除减少而在血中积聚形成巨 PRL 症。这种复合物无 PRL 的生理活性。在临床上往往造成误诊和处理不当。当 PRL 水平增高而临床症状缺如（或不典型），怀疑巨 PRL 血症时，可同时测定聚乙醇处理前后的患者血清 PRL 水平，巨 PRL 血症标本经此处理后 PRL 水平下降达 40%。患者并无其他自身免疫表现，ANA、TPOab、TGab 等自身抗体正常，但 $CD5^+$ 淋巴细胞明显增多。

（二）发病机制

药理性机制已见上述。病理性 HPRL 发病机制可有以下数种。①下丘脑 PIF 不足或下达至垂体受阻，使垂体 PRL 细胞所受的正常性抑制性调节解除，见于下丘脑或垂体病变，常伴全腺垂体功能减退或垂体柄由于外伤或手术而受损。在原发性甲状腺功能减退时 TRH（作为 PRF）可显著增高而消除 DA 对 PRL 的抑制。②PRL 细胞单克隆株自主性高分泌，如 PRL 瘤及内分泌伴癌综合征，但其分泌无脉冲性，正常的睡眠醒觉周期、雌激素诱导等周期模式消失。③传入神经增强的刺激可加强 PIF 作用，见于各类胸壁炎症性、创伤性及肿瘤性疾病，以及脊索病变。④PRL 肾脏降解受损（见于肾衰竭），或肝性脑病时假神经递质形成，从而 PIF 作用减弱（见于严重肝病）。

（三）临床表现

1. 溢乳、闭经/性腺功能减退与不育

HPRL 不管其病因如何，在育龄妇女均可有溢乳、闭经（或少经）与不育。据统计，约 1/3 闭经病例是 HPRL，闭经伴溢乳的患者中，HPRL 高达 70%，无排卵妇女 15% 为 HPRL，伴溢乳的无排卵者 43% 为 HPRL。高水平 PRL 可抑制卵巢颗粒细胞产生孕激素，也促使下丘脑 DA 代偿性增加（特别是 PRL 瘤患者）而抑制 LRH 和 LH 而抑制排卵。临床上轻度非持续性高 PRL 水平（PRL 常<100 μg/L）患者可因 LRH 的不同程度受抑，虽有正常月经周期但无排卵；也可因黄体发育不良（黄体期短）而月经频繁（常无排卵，仅偶有排卵）。随着 PRL 水平的显著升高，可竞争抑制 GnH 与卵巢 GnH 受体的结合出现月经稀少与闭经。PRL 瘤患者 90% 有溢乳，双侧或单侧，多为挤压性溢乳，可为暂时或间歇性，少数多自发

溢出，乳汁呈白色或黄色。溢乳与闭经常是本症的主要表现和女性患者就诊的原因。溢乳需要与乳腺管内乳头状瘤或癌所产生的乳头溢液鉴别。血 PRL 升高伴闭经但无溢乳者，则须考虑全腺垂体功能减退或长期缺乏 E_2。垂体 PRL 瘤引起的 HPRL 本身即可引起血清 E_2 低下，并可有相应症状。少数（5%~7%）的 PRL 瘤患者可表现为原发性闭经，伴有血清去氢异雄酮升高，此类患者可有多毛症、水滞留、体重增加、焦虑与抑郁。其中 60% 患者有性欲减退或消失。

男性患者常有血清睾酮降低，精子数减少或消失而致不育，常有性欲减退或消失，可有不同程度的勃起功能障碍，常为患者和医生所忽略。约 1/3 男性患者可有少量挤压性溢乳。

青少年起病者可青春期延迟，如为大腺瘤则可影响生长。

2. 骨质疏松

不论男性或女性，HPRL 可使骨密度进行性减少，以致骨质疏松，可随 PRL 与性激素水平正常而好转。

（四）诊断

1. 病史和体检

注意有关的特殊症状，如女性出现闭经、溢乳、不育"三联症"，男性出现性腺功能减退、勃起功能障碍和溢乳等，并须详细了解患者的月经史、生育史、哺乳史、药物服用史，以及神经系统症状（有无头痛、视力和视野改变）和疾病史；亦要注意除外生理性、药理性因素，以及其他现患病与高催乳素血症的关系。体检要重点注意视野、视力、乳腺（是否有白色乳汁溢出，乳汁介于初乳与哺乳时乳汁之间，有时须挤压后才有乳汁溢出，少数患者可为单侧性）以及胸壁、男性性腺等变化。

2. 内分泌学检查

（1）PRL 测定及其动态试验：PRL>100 μg/L 者 PRL 瘤可能性很大，PRL 瘤越大，则 PRL 水平越高，PRL>200 μg/L 者，常为大腺瘤（>10 mm）。轻度 PRL 升高（<60 μg/L）可能为应激或脉冲分泌峰值，可连续 3 日采血或同一日连续 3 次采血，每次相隔 1 小时，如此 3 次测定值可除外脉冲或应激，利于判断：兴奋 PRL 分泌的药物，如 TRH、甲氧氯普胺、氯丙嗪、西咪替丁、精氨酸；或抑制 PRL 分泌的药物，如左旋多巴、溴隐亭等，可选择性地用以观察 PRL 的动态变化，PRL 瘤对上述兴奋剂与抑制剂无明显反应或反应减弱，有助于鉴别特发性 HPRL、GH 瘤、ACTH 瘤与 PRL 瘤，但对特发性 HPRL 其鉴别价值不大。

（2）其他内分泌功能检查：甲状腺功能测定、促性腺激素与 E_2 和睾酮测定、GH 与 ACTH 测定、DHEA 测定等，在不同情况应选择进行，以助病因与病情判断。

3. 影像学检查

MRI 或 CT 检查以了解下丘脑或垂体病变。

（五）治疗

不同病因制订不同的治疗措施。异源 HPRL 应针对原发癌肿；药源性者停用相关药物；HPRL 且有性腺功能减退达 1~2 年，而影像学检查未能作出肯定垂体病变诊断者可应用溴隐亭等治疗以抑制 PRL 分泌，恢复性腺功能；疑似 PRL 瘤女患者，禁用雌激素以免 PRL 瘤长大；口服避孕药后出现的 HPRL 如停药后仍有临床症状，可使用促性腺素治疗，促使 HPA 轴生理功能的完全恢复；产后长期泌乳、闭经，而 PRL 增高者，可应用口服避孕药

（CCP），但不宜久服以免 CCP 本身的 PRL 释放作用，可与维生素 B_6（为 DA 脱羧酶辅酶）口服（每日 200~600 mg）；部分 HPRL 患者伴有 PCOS，经溴隐亭治疗 PRL 水平下降至正常后，可恢复排卵，3%~10%仍无排卵者，可使用氯米芬（克罗米芬）治疗；巨 PRL 血症无须治疗。

二、催乳素瘤

催乳素瘤是最常见的功能性垂体瘤（约占半数），也是病理性 HPRL 最主要的原因。NIH 一项研究表明，美国人口 1/4 有垂体微腺瘤，其中 40%为 PRL 瘤。伴有临床症状的垂体瘤约为 14/10 万人。PRL 瘤的大小与 PRL 分泌有关，通常肿瘤越大，PRL 水平越高。PRL 水平仅中等量增高（50~100 ng/mL）的垂体瘤可能为 PRL 混合瘤，其内分泌症状不同于单克隆 PRL 瘤。随着血清 PRL 测定及 CT、MRI 等高分辨率影像学检查的广泛使用，临床上微 PRL 瘤确诊率已大为提高。

PRL 瘤的发病机制尚未完全阐明，除 PRF 与 PIF 调节紊乱外，PRL 分泌细胞本身功能缺陷及其影响因素尚待明确。临床和动物实验均已证实雌激素可促进 PRL 细胞增生及 PRL 的合成与分泌。正常女性妊娠后，随着雌激素水平升高，PRL 细胞可增大、增生，垂体变大，PRL 分泌增加，妊娠不仅使原有 PRL 瘤增大，还是 PRL 瘤形成的一个促发因素（据统计，约 10%PRL 瘤发生于妊娠后）。至于口服避孕药（CCP），因其具有一定雌激素活性，可以引起高 PRL 血症。但研究表明口服避孕药，特别是低雌激素活性的 CCP，与 PRL 瘤的发生并无关联；此外，PRL 瘤细胞内在的缺陷也被证实：①鼠 PRL 瘤与人微 PRL 瘤分泌对溴隐亭及多巴胺的抑制作用有抵抗性；②大部分 PRL 瘤患者在手术后重复 DA 促效剂或拮抗剂或非特异的胰岛素低血糖刺激，其 PRL 分泌功能可以恢复正常，说明大部分 PRL 瘤患者的自主分泌源自内在缺陷，下丘脑调节功能紊乱呈继发性；③溴隐亭疗效与 PRL 瘤大小及原有 PRL 水平无关，一部分患者虽剂量加倍疗效仍不满意，说明这些患者对溴隐亭有抗性；④20 世纪末 PRL 瘤 DNA 克隆分析表明，PRL 瘤细胞为单克隆，瘤体周边细胞正常。肿瘤切除后，PRL 即可降至正常。PRL 瘤根据大小可以分为微腺瘤（<10 mm）及大腺瘤（≥10 mm），两者的生物学行为有明显差别。

本病多见于 20~40 岁青壮年，女性显著多于男性。女性患者以微腺瘤常见，占 2/3，大腺瘤为 1/3，但绝经后女性患者以大腺瘤为主，男性患者几乎都是大腺瘤。PRL 瘤经长期药物治疗可明显钙化。PRL 瘤绝大多数为良性，PRL 细胞癌极少见。

（一）临床表现

可从毫无症状偶然发现到垂体功能减退，甚至垂体卒中、失明等轻重不一。

1. 溢乳与性腺功能减退

育龄女性典型症状为闭经、溢乳、不育"三联症"，在男性则为性欲减退、勃起功能障碍与不育三联症（参见"高催乳素血症"）。

2. 垂体瘤占位性症状

大腺瘤可产生占位性神经症状与垂体功能减退症状。男性垂体 PRL 腺瘤患者，虽有高催乳素血症相应症状，但常被忽视，未能及时确诊，直至肿瘤体积增大，出现上述肿瘤压迫症状始获确诊者不在少数。

3. 其他症状

（1）急性垂体卒中 0.6%～10%垂体瘤可自发出血，一般见于大腺瘤，偶见于微腺瘤。主要表现为严重出血所致的脑膜刺激症状，以及周围组织的受压迫症状，以视力、视野损害及头痛为主，症状多不典型，头颅 CT、MRI 扫描有助于明确诊断。

（2）PRL 混合瘤的其他内分泌症状：PRL 瘤可与其他垂体激素腺瘤混合并同时发生，最常见为 GH 与 PRL 混合瘤，20%～40%的肢端肥大病例血清 PRL 水平升高，可有闭经与溢乳（多为挤压性）。PRL 瘤与无功能性垂体瘤混合时，瘤体大而 PRL 仅轻微升高，溴隐亭治疗血清 PRL 很快下降而肿瘤无显著缩小。

（3）骨质疏松：慢性高 PRL 水平可促进骨质丢失，尤其 E_2 浓度极度降低的患者，其骨密度常低于绝经期妇女平均水平。

（4）青春期前 PRL 瘤：多为大腺瘤，患者发育停滞，身材矮小，溢乳，原发闭经。

（二）诊断

（1）除外生理性和药理性高催乳素血症。

（2）PRL 测定、PRL 动态试验与其他内分泌功能检查：怀疑混合瘤时，常须做相应内分泌功能检查。

（3）影像学检查：蝶鞍 X 线平片或断层摄片，因其本身的低分辨率和间接的影像效果，目前已不常规应用于 PRL 瘤诊断。但因费用低廉，可用以观察蝶鞍有否扩大，可选择地应用于临床上有占位性神经症状者。CT 与 MRI 因其高分辨率与直接的肿瘤影像效果可发现 3～4 mm 的微小腺瘤，特别对于治疗后复查随访有其优越性。但 CT 对于微腺瘤仍有一定的假阳性和假阴性率，MRI 因其对软组织分辨率高、解剖结构显示清楚，并能够反映垂体肿瘤组织向各个方向的生长情况，提供垂体腺瘤全面的影像学特征，判断海绵窦有无受侵犯，为手术方案的制订、防止和减少术中大出血等并发症具有重要意义，已成为诊断垂体瘤常用的检查方法。术前 MRI 检查可用于评估垂体腺瘤生长范围与方式以及估计肿瘤的质地，对手术方案的制订具有指导意义。但 MRI 不能区别骨及钙化组织，对肿瘤侵蚀鞍壁与扩展到鞍外的显示效果不及 CT，此外 MRI 也有其应用禁忌。对于垂体微腺瘤的诊断要注意与鞍内小囊肿，以及青春期女性经期和妊娠期间表现的生理性垂体轻度增大和信号不均匀等鉴别，避免误诊，可结合 PRL 测定作出鉴别，必要时可作动态 MRI 增强扫描。鞍内的其他常见病变如鞍内蛛网膜囊肿和拉特克囊、空泡蝶鞍综合征（患者除闭经外，催乳素可正常或稍高，常伴有头痛）等也须注意鉴别。

（三）治疗

针对 PRL 瘤的高 PRL 分泌和占位性神经症状与腺垂体功能减退，可酌情使用 DA 激动剂治疗，并同时或择期进行手术切除或放射治疗，以改善临床症状，缩小乃至消除肿瘤，求得最佳效果。与大腺瘤不同，95%的微腺瘤不会进行性生长，故抑制肿瘤生长不是治疗指征，微腺瘤治疗两大要点是针对不育，以及恢复月经与消除溢乳。对于不育应首选溴隐亭；对于抑制大腺瘤的生长，各种 DA 激动剂疗效并无多大差异。

1. 药物治疗

（1）DA 促效剂。

1）溴隐亭：是麦角类衍生物，作用为特异性 DA 受体促效剂。其抑制 PRL 分泌的作用是直接兴奋垂体 PRL 细胞 D-2 受体而抑制 PRL 分泌，并间接兴奋下丘脑的 D-2 受体而增加 PIF 释放。溴隐亭可特异地抑制 PRL-mRNA，导致细胞凋亡，不损伤其他垂体细胞。并能抑制溢乳，恢复性腺功能和生育力（80%~90%经溴隐亭治疗的育龄女患者可恢复排卵）；对于男性 PRL 大腺瘤患者，除瘤体缩小及 PRL 分泌受抑外，血清睾酮水平与精子数可恢复正常。溴隐亭口服后迅速从肠中吸收，但吸收并不完全。半衰期 3~4 小时，故每日剂量分 2~3 次服用。由于其非亲水性，脑浓度明显高于血清浓度。有效剂量个体差异很大，2.5~60 mg/d，为确定有效剂量，可在开始治疗时做敏感试验，服溴隐亭 2.5 mg，多数患者 6~8 小时后血清 PRL 水平可下降 >50%，表示只需较小剂量（3.75~7.5 mg/d）即可奏效；少数患者下降 <50%，需剂量加倍（但也有无效者）。此种剂量差异可能取决于垂体 PRL 细胞 DA 受体对药物的反应性。起始剂量可为 0.625 mg/d，晚餐后服，以后每周递增 1.25 mg/d，分早晚两次服用。对于耐受良好者，每日剂量 1 次给予，疗效相同。药物治疗期间，每 1~2 个月测定 PRL 和随访，门诊及时调整剂量。有效剂量（恢复月经和 PRL 水平）通常为 5.0~7.5 mg/d，大腺瘤可 7.5~10 mg/d。约 80% 大腺瘤治疗后可缩小，可在治疗 4~6 周后，或数月后见瘤体有所缩小。治疗 24 个月以上再停药，25% 患者可在停药后一直维持正常。长期药物治疗后大腺瘤可明显钙化。溴隐亭治疗 82% 患者 PRL 恢复正常，90% 患者可恢复月经和生育力。故对于需要恢复排卵功能的患者溴隐亭为首选药物，如经确定妊娠者应停药，免流产、异位妊娠和婴儿畸形；哺乳期也须停药，复查如有必要应予溴隐亭继续治疗。约 31% 大腺瘤患者妊娠期间瘤体增大，但仅不到 2% 微腺瘤瘤体有所增长，所以大腺瘤需在妊娠前进行手术，术后乃至妊娠期间须服溴隐亭以防止瘤体长大。男性患者根据有无症状选择不同方案，无症状的微瘤可不予处理，定期随访即可。溴隐亭治疗 PRL 瘤疗效好、并发症少、垂体功能恢复较佳，故主张对于垂体 PRL 微腺瘤或大腺瘤而无鞍上发展或无视野缺损者首选药物治疗。

溴隐亭的不良反应与其对于 D-1 和 D-3 受体、肾上腺素能受体及血清素受体的活性作用有关，常见为对胃肠黏膜的刺激，出现恶心、呕吐、腹痛等，必要时可服用多潘立酮以消除恶心、呕吐。较大剂量可因内脏平滑肌松弛及交感神经活动受抑而出现眩晕、头痛、嗜睡、便秘、直立性低血压、鼻塞等反应。大剂量治疗者偶有严重不良反应，须警惕。小剂量溴隐亭的不良反应常短暂，餐后服用常可减轻。所以该药需以小剂量开始，缓慢递增。

耐药问题：有 5%~18% 患者对 DA 激动剂治疗无反应，称为 DA 抵抗，与 PRL 瘤 DA 受体的异质性有关，与 PRL 水平或肿瘤大小无关。对溴隐亭耐药的腺瘤患者可试用以下两种对 D-2 受体亲和性更高的药物。

2）卡麦角林：是长效的麦角衍生物，是 PRL 分泌细胞 D-2 受体高度选择性促效剂，比溴隐亭耐受性好。可降低 PRL 水平、恢复性功能和使肿瘤缩小。其半衰期长达 62~115 小时，故可每周给药 1~2 次（0.5 mg）。作为 PRL 瘤的一线药物，可用于对溴隐亭不耐受或抵抗者。严重心血管病、雷诺病、溃疡病、低血压等患者须慎用，有报道卡麦角林与病态赌博相关联，但罕见。对 2/3 患者的大腺瘤瘤体可以缩小 1/2，对 80%~90% 的大腺瘤有效，90% 患者视野因而改善。经过 2 年以上卡麦角林治疗，2/3 患者停药后 PRL 水平可维持正常，瘤体不复增大。

3）喹高利特：这是一种新型非麦角类长效非特异性 DA 促效剂，可兴奋 D-2 受体，也作用于 D-1 受体和其他神经递质系统。其结构为八氢苄喹啉，对 PRL 的抑制作用是溴隐亭的 35 倍，消化道不良反应则较少。剂量为每日 75~400 μg（维持量为每日 75~150 μg），可使 3/4 大腺瘤患者 PRL 控制在正常范围（约一半患者在 3 个月内、而有些患者需 12 个月方可使 PRL 下降至正常），半数以上患者的腺瘤可缩小 25% 以上。此药也是治疗 PRL 瘤的二线药，常用于对溴隐亭有抵抗或不耐受者。治疗开始可能由于多巴胺兴奋作用，会引起直立性低血压。此外，多数患者可有下列不良反应：恶心、呕吐，或者头痛、眩晕、疲乏，多数见于治疗初期，可以自行消失。因此，要根据 PRL 降低的效果和患者的耐受性选择起始剂量。有精神病史者须慎用。

（2）PPAR-γ 激动剂：PPAR-γ（过氧化物酶体增殖激活受体-γ）可在所有垂体瘤细胞表达，研究证实其配体——罗格列酮可抑制垂体瘤细胞增殖并促进其凋亡，其机制为阻止静止期细胞由 G_0 进入 G_1 期，减少进入 S 期的细胞数量，并抑制瘤细胞激素的分泌。实验也发现，罗格列酮能显著抑制小鼠垂体 PRL 瘤的生长。罗格列酮作为高选择性 PPAR-γ 激动剂已在临床广泛应用于胰岛素抵抗，其抑制 PRL 瘤的作用有可能成为治疗 PRL 瘤一种新的选择。

2. 手术治疗

对于药物治疗不敏感（瘤体缩减和 PRL 下降不明显），或不能坚持药物治疗者（如考虑妊娠等因素）的大腺瘤可以选择手术治疗。已有鞍上累及者可予以药物和手术治疗同时进行。除传统的经额垂体瘤大部切除视交叉减压术（适用于已向鞍上、鞍旁扩展的大腺瘤伴有视交叉或其他脑神经受压者）外，目前较多开展创伤较小的经蝶窦选择性垂体瘤切除术，除适合于微腺瘤外，也应用于鞍上扩展视交叉受压不严重的病例。术后如有残余瘤存在，需继续药物治疗或辅以放疗。外科手术后可有感染、脑脊液漏和短暂的尿崩症等并发症。手术有效率为 70%~80%，对大腺瘤则为 30%，两者的长期随访复发率均为 20%，死亡率为 0~1%。

3. 放疗

常用在手术治疗后 PRL 水平未能降至正常水平，瘤组织有残余时。也可以对应用药物治疗已妊娠的患者予以放疗，以抑制催乳素瘤在妊娠时的进展，并减少药物长期应用的剂量。可采用单纯放疗或辅助手术治疗的放疗。传统放疗因其疗效出现迟缓，容易引起继发垂体功能低下（特别是垂体促性腺激素 LH 和 FSH 缺乏的发生率各为 47% 和 70%），以及视野、视力和下丘脑损害潜在倾向，故已放弃。现多采用立体定向放疗，如 γ-刀或 X-刀，优点为定位准确，对下丘脑与颅脑损伤少、疗程短，但依然有远期并发症出现。常选择地用于周边清楚而不侵犯邻近结构的微腺瘤而不能耐受长期药物治疗者，以及手术有残留瘤组织或复发而不适再次手术者，或年老、有合并症等不能经受手术者均可考虑 γ-刀治疗作为辅助治疗。

4. 治疗方案选择

虽然大催乳素腺瘤是由较小的病变发展而来，但仅有 7% 的微催乳素瘤可发展为大腺瘤，微腺瘤患者经过 3~5 年的观察而未予任何处理，PRL 水平升高的患者数不到 10%，20%~30% 的患者可以下降，此乃因瘤体自发梗死；又因微腺瘤生长甚慢，可以密切观察，定期测定 PRL 水平，如伴有相应症状可予多巴胺拮抗剂，后者 80%~90% 的患者有效。

对于各种治疗方法的选择，应该根据患者病情、生育史和特殊的要求，依照循证医学原则作出计划，并充分尊重患者的意愿，做最后抉择。

女性催乳素瘤治疗首先区分微腺瘤与大腺瘤，根据不同情况予以不同处理。微腺瘤的处理如下。①闭经：多巴胺促效剂或雌激素加黄体酮治疗。②不育：溴隐亭治疗。③正常月经：不予治疗，随访观察（Schlechte JA 等报告经 3~7 年随访，此组患者 PRL 水平不升高，病情无进展）。大腺瘤的处理如下。①鞍内：闭经，予以多巴胺促效剂；不育，首选溴隐亭治疗。②鞍上：闭经，予多巴胺促效剂，并结合手术；不育，首选溴隐亭，有排卵功能后如准备怀孕须事先进行手术治疗。

（李　悦　路　越）

第四节　腺垂体功能减退症

腺垂体功能减退症在 1914 年由西蒙描述，是指各种病因损伤下丘脑、下丘脑—垂体通路、垂体而引起单一（孤立）的、多种（部分）的或全部垂体激素［ACTH，TSH，Gn（FSH/LH），GH，而 PRL 除外］分泌不足的疾病。它可见于儿童期和成年期。儿童期因产伤、发育不全引起者相对少见。成年期因肿瘤、创伤、手术而引起的，由于原发疾病的掩盖，垂体功能减退症易被疏忽，不仅影响了原发疾病的康复，还容易在应激时出现危象而危及生命。近年来由于主动随访垂体激素水平，应用功能试验，发现了较少见的亚临床垂体功能减退症，尤其是在颅脑外伤、手术和放疗后。

一、病因和发病机制

正常人垂体约重 0.5 g，腺垂体和神经垂体各有独立的血液供应。腺垂体主要由颈内动脉分支（垂体上动脉）供血，极少数还有垂体中动脉供血。垂体上动脉在下丘脑正中隆突区形成毛细血管丛，血流从这里经长门静脉穿过垂体柄到达腺垂体。神经垂体由垂体下动脉供血。正中隆突区无血脑屏障，腺垂体仅有正中隆突区内外静脉丛提供血液。完整的垂体柄才能保证 90% 腺垂体细胞的血供，切断垂体柄后 90% 的腺垂体会坏死。垂体坏死 75% 以上才会出现临床症状，破坏 50% 以上仅处于无症状的亚临床期，破坏 95% 以上可危及生命。垂体激素不足，使靶腺体继发性萎缩，出现继发性靶腺体功能减退。下丘脑释放激素不足影响垂体，再影响靶腺体引起三相性靶腺体功能减退。常见的垂体功能减退症病因如下。

1. 肿瘤

常见的有垂体瘤、鞍区肿瘤（脑膜瘤、生殖细胞瘤、室管膜瘤、胶质瘤）、拉特克囊、颅咽管瘤、下丘脑神经节细胞瘤、垂体转移性肿瘤（乳腺癌、肺癌、结肠癌）、淋巴瘤、白血病等。垂体瘤是成人最常见的脑部肿瘤（约占 10%），直径大于 1 cm 的称大腺瘤，小于 1 cm 的称微腺瘤，瘤细胞根据有无分泌功能分为有分泌性腺瘤（可出现相应的内分泌症状）和无功能腺瘤。大腺瘤可有占位效应，压迫视神经影响视力、视野；压迫垂体引起垂体功能减退（尤其是无功能性腺瘤）；牵引硬脑膜而增高颅内压出现头痛；压迫海绵窦引起第 Ⅲ、第 Ⅳ、第 Ⅴ、第 Ⅵ 对脑神经损伤。除催乳素瘤药物治疗有效外，首选手术（包括 γ-刀等）治疗。

2. 脑损伤

包括颅脑外伤（TBI）、蛛网膜下腔出血（SAH）、神经外科手术、放疗（RT）、脑卒中（出血和缺血）、希恩综合征等。

TBI 在发达国家中是 35 岁以下男性常见的致死、致残原因，近年来女性发病也在逐渐增多。2007 年，Agha 分析 107 例 TBI 者中，重度 TBI（GCS 评分在 3/15～13/15），结果显示，受伤 19 个月时有 11%GH 不足（GHD），13%ACTH 不足，12%Gn 不足，1%TSH 不足，13%高 PRL，28%是单种激素不足，仅 1%是全垂体功能减退。Scheneider 等报道 77 例 TBI 中有些病例在受伤 3 个月时发现 ACTH、TSH、FSH/LH 不足，在受伤 12 个月时已恢复，而 GHD 仍不变，也有少数病例在受伤 12 个月时才发现 ACTH 不足。有文献报道，3/4 创伤后垂体功能减退（PTHP）在外伤 1 年内起病，15%在外伤后 5 年内确诊，还有 2 例分别在受伤 36 年和 46 年确诊。一般 GCS 评分低者 PTHP 发生率高。近年来文献报道 20%退休拳击运动员也有慢性 TBI 伴运动认知和行为方面的异常。

垂体瘤手术后垂体功能减退症的发生率与肿瘤的大小、年龄、手术方式等因素有关。以往大腺瘤手术后暂时性尿崩症和垂体功能减退症发生率高达 20%，近年来，开展经蝶手术、经鼻三维内镜下手术后，该病的发生率明显减少。

鞍区放疗（RT）以往报道手术后加常规放疗，放疗总量 50 Gy（500 rad），10 年内引起垂体功能减退（PD）发生率高达 50%，主要表现为 GH、ACTH、TSH 和 Gn 一到多项不足。近年来采用立体定向放射手术（SRS，即 γ-刀），单剂量 9～30 Gy（平均 25 Gy），视交叉、晶状体等敏感区照射量分别为 ≤8 Gy、≤0.6 Gy，3 年内出现 PD 的发生率为 5.7%，5 年内为 27.3%，放疗数年后 PD 增加的原因尚未明确，除肿瘤复发外，可能与 RT 引起门脉血管炎及无菌性炎症损伤有关。损伤与剂量、年龄、组织的易损性有关，一般儿童、青春期敏感，血管等组织也较敏感。

卒中，尤其是垂体卒中多因无功能的大垂体瘤瘤体内梗死或出血所致，也可发生在正常垂体内如妊娠妇女增生肥大的垂体，而产后大出血、弥散性血管内凝血（DIC）、未控制的糖尿病、抗凝治疗、气脑造影、机械通气、寒冷、疲劳、感染、手术、手术麻醉等诱使垂体卒中出现 PD 危象。危象时患者可有剧烈头痛（眶后）、恶心、呕吐、视力减退、视野缺损、单眼下垂、复视、眼睑下垂、瞳孔散大（第 Ⅲ、第 Ⅳ、第 Ⅵ 和第 Ⅴ 对脑神经第一分支麻痹）、发热、意识不清、抽搐、血压下降、低体温、低血压、低血钠，如血液进入蛛网膜下腔则出现脑膜刺激症状，颅内压增高、惊厥、偏瘫等半球症状。冠状面 CT 检查可见垂体内有高密度出血灶，MRI 示 T_1 加权高信号，宜立即钻洞减压，药物抢救。产后因垂体梗死或出血引起的 PD 又称希恩综合征，近年来已明显减少。

3. 浸润或炎症

淋巴细胞性垂体炎（lymphocytic hypophysitis，LYH）、血色病、结节病、组织细胞增多症 X、肉芽肿病性垂体炎、组织胞浆菌、寄生虫（弓形体病）、结核分枝杆菌、卡氏肺包子虫病等。LYH 又称自身免疫性垂体炎（AH），女性较多见（女：男约为 6：1），女性好发于妊娠后期或产后 1～2 个月，也有报道在更年期发病，及同时伴有空泡蝶鞍者。病变可累及腺垂体、垂体柄、神经垂体及下丘脑。组织学上以淋巴细胞、浆细胞浸润为主，个别出现淋巴滤泡生发中心、灶性坏死和纤维化。仅少数病例血清中找到垂体分泌细胞（ACTH、TSH、GnH、GH）的抗体。患者有突发性头痛、视力减退。内分泌功能受损顺序是 ACTH、TSH、GnH，而 GH 及 PRL 受累较少，垂体柄受累可出现高泌素血症，神经垂体受损出现垂体性尿崩症，而垂体瘤、脑外伤、放疗引起的 PD 常有 GHD，因此，测定 GH 也有助于鉴别 AH。AH 还可合并自身免疫性甲状腺炎、卵巢炎、肾上腺炎、萎缩性胃炎、系统性红斑狼疮等。影像学上 AH 不易与垂体瘤鉴别，AH 的特征是 MRI 上见均质增强肿大的腺体，Gd-DTPA示信号增强（因早期弥漫性摄取 Gd-DTPA 之故），不同于垂体瘤内有出血或缺血、囊性变等不均匀病灶；T_1 加权神经垂体高密度亮点（富有磷脂）消失；垂体柄增粗等。糖皮质激素如甲泼尼龙 120 mg/d 冲击后，改用泼尼松 20~60 mg/d 既能替代 ACTH 不足所致的肾上腺皮质功能减退症，也有利于抗炎、降低颅内压等，疗效尚在研究中。其他免疫抑制剂如硫唑嘌呤、甲氨蝶呤、环孢霉素疗效更不肯定。如有视力减退，不能排除肿瘤可能者主张经蝶三维内镜下手术，尚可活检明确诊断。结节病、血色病、组织细胞增多症 X 等累及全身脏器的疾病，也可以 PD 为首发症状，结节病与组织细胞增多症 X 常伴垂体性尿崩症，血色病较早出现性功能减退，继而出现 TSH、GH、ACTH 的不足。

4. 发育不良

转录因子缺陷，垂体发育不良/不发育，先天性中枢性占位，脑膨出，原发性空泡蝶鞍，先天性下丘脑疾病（膈肌发育不良、Prade-Will 综合征、Laurece-Moon-Biedl 综合征、Kallman 综合征），产伤等。垂体由胚胎时鼻咽部的 Rathke 袋发育而成，此袋有多能干细胞，pit-1结合于 GH、PRL、TSH 基因的调节元件上，也即结合于这些启动子的识别位点上，它决定了这些细胞株的分化和定向发育。促甲状腺胚胎因子（TET）诱导 TSH 表达，促性腺素细胞受固醇类因子（SF-1）调控。胚胎发育最初 3 个月内基因突变，拉特克袋中线细胞移行不全，透明膈、胼胝体发育不全。分娩时产伤，包括颅内出血、窒息、臀位产等均可能引起 PD。

5. 原因不明

包括心理障碍、极度营养不良（神经性厌食，不适当减肥）、大脑皮质功能改变可影响下丘脑神经介质和细胞因子释放，从而改变下丘脑—垂体轴。

二、临床表现

垂体功能减退症伴随肿瘤、创伤、感染等时，原发疾病常掩盖 PD 的临床表现，除应激时出现垂体危象外，疾病常呈慢性隐匿性起病，垂体受累的激素有单一的、部分的、全部的，甚至影响到后叶。靶腺受损程度轻重不一，因此，该病的临床表现可以是非特异的，多样化的（表6-3）。

表6-3　垂体功能减退症的临床特征及实验室发现

受累激素	临床表现	实验室发现
ACTH	慢性：乏力，苍白，厌食，消瘦	低血糖，低血压，贫血，低钠血症
	急性：衰弱，眩晕，恶心，呕吐，虚脱，发热，休克	淋巴细胞、嗜酸性粒细胞增多
	儿童：青春期延迟，生长缓慢	
TSH	疲劳，畏寒，便秘，毛发脱落，皮肤干燥，声音嘶哑，认识迟钝	体重增加，窦性心动过缓，低血压
Gn	女性：闭经，性欲丧失，性交困难，不育	女性：骨质疏松
	男性：性欲丧失，勃起功能障碍，早泄，情绪低落，阴毛、胡须脱落，不育	男性：骨质疏松，肌肉不发达、贫血
	儿童：青春期延迟	

续表

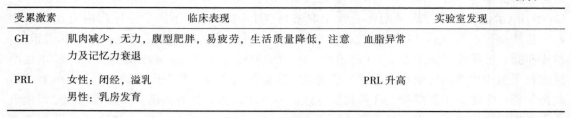

受累激素	临床表现	实验室发现
GH	肌肉减少，无力，腹型肥胖，易疲劳，生活质量降低，注意力及记忆力衰退	血脂异常
PRL	女性：闭经，溢乳 男性：乳房发育	PRL 升高

三、功能试验

垂体激素的分泌均有生理节奏（昼夜曲线），如 ACTH 清晨水平最高，半夜最低；GH 入睡后最高。因此，测定清晨一次基础值并不能反映该激素分泌细胞的储备能力。ACTH、GH 尚须作激发试验来协助诊断。

1. ACTH

对于有肾上腺皮质功能不全临床表现的患者，首先测定清晨 8 时血皮质醇（F）水平，如血皮质醇>400 nmol/L（14.5 mg/dL），提示下丘脑—垂体—肾上腺轴（HPA 轴）功能完好，可排除皮质醇功能减退的诊断。其他的患者须行 ACTH 兴奋试验，ACTH 250 μg，静脉或肌内注射后，30 分钟后测血皮质醇，如大于 550 nmol/L（20 mg/dL），可排除皮质功能减退。因为在垂体停止分泌 ACTH 数周后，肾上腺才开始萎缩，其对外源性 ACTH 的反应性也才开始减弱，所以对新发的垂体功能不全患者进行 ACTH 兴奋试验可能出现假阴性结果。对诊断尚不明确的患者，可进一步行胰岛素低血糖激发试验以明确诊断（是测定垂体—肾上腺轴的金标准）。静脉注射短效胰岛素 0.1～0.15 U/kg，在 0 分钟、30 分钟、45 分钟、60 分钟、90 分钟、120 分钟采血，如血糖<2.2 mmol/L（同时有出汗、手抖、乏力、饥饿、心悸等低血糖症状）提示试验成功，此时如血皮质醇>500 nmol/L（18 mg/dL）可除外此症。有缺血性心脏病史、惊厥史和严重的垂体功能减退（晨 8 点血皮质醇<180 nmol/L 或 6.5 mg/dL）的患者不宜做此试验。对于诊断困难的病例尚可行甲吡酮试验或 CRH 试验，但这两个试验在临床上目前很少应用。

在明确肾上腺皮质功能减退后，可通过测定基础 ACTH 水平，鉴别病变部位。如 ACTH 正常或降低，提示存在垂体功能减退，为继发性肾上腺皮质功能不全。也可以通过延长 ACTH 兴奋试验或 CRH 兴奋试验行鉴别诊断。

2. GH

除同时在清晨测定 IGF-1 外，也可作胰岛素低血糖激发试验。成人低血糖时 GH ≤ 3 μg/L，儿童≤10 μg/L，青春前期≤6.1 μg/L 为诊断 GH 不足的切割点。严重 PD 者不宜做此试验时可用 GHRH 1 μg/kg 加 30 g 精氨酸（静脉滴注 30 分钟），GH 高峰<9 μg/L（BMI<25kg/m²）、<8 μg/L（BMI 25～30kg/m²）、<4.2 μg/L（BMI>30kg/m²）作为诊断 GHD 切割点。

3. TSH

TSH 正常或偏低，而 FT₃、FT。降低可确诊中枢性甲状腺功能减退，无须做 TRH 兴奋试验。

4. LH/FSH

LH/FSH 降低，在除外高催乳素血症时也可确诊继发性性功能减退。

四、辅助检查

1. 冠状面 CT

正常人垂体高度分别为：儿童≤6 mm，成人≤8 mm，妊娠期可达 10～12 mm，垂体上缘扁平，如呈弧形要考虑垂体增大可能。大腺瘤有鞍背上翘，鞍底吸收。

2. 头颅 MRI

MRI 分辨率高，能更好显示软组织包括周围血管、视交叉、垂体柄。正常人垂体组织 T_1 加权像信号同脑组织，也可稍有不均匀，小腺瘤直径小于 10 mm，信号低，T_2 加权像上腺瘤信号增强。大腺瘤可呈倒雪人状（肿瘤向鞍上生长）。

五、治疗

由垂体瘤引起的垂体功能减退症凡有视力减退及占位效应首先考虑手术。文献报道，720 例无功能垂体瘤经蝶和经额手术后垂体功能恢复率分别为 50% 和 11%，恶化的分别有 2% 和 15%。催乳素瘤多巴类药物治疗恢复垂体功能者有 60%～75%。垂体功能减退患者有应激时促发危象危及生命的危险，宜随时携带治疗卡。

（一）激素替代疗法

1. 肾上腺皮质激素

如遇全垂体功能减退者首先宜补充肾上腺皮质激素，因甲状腺激素的应用会加速皮质激素的代谢，而加重其不足。放射性核素研究示正常成人可的松的每日分泌量是 5.7 mg/m²，考虑到肝脏的首过效应及生物利用度的差异，通常给醋酸可的松25 mg/d，或醋酸氢化可的松 20 mg/d，根据激素的昼夜节律宜在早晨 8 时给全日量的 2/3，下午 2 时给余下的 1/3。反映替代治疗充分性的实验室检查较困难，临床上通常根据患者自身感受（如体重、乏力的改善情况）来调整治疗剂量。由于醛固酮并不依赖 ACTH，一般无须补充盐皮质激素。皮质激素有水利尿作用，如病变累及下丘脑、垂体柄，皮质激素的替代会激发或加重垂体性尿崩症。

2. 甲状腺激素

垂体性甲状腺功能减退症较原发性甲状腺功能减退症轻，所需替代剂量也低些，常用的制剂为左甲状腺素每片为 50 μg，成人如无缺血性心脏病可从每日 25μg 开始，逐渐增加至最适当剂量。并随访心电图，定期检测血清甲状腺激素浓度。一般需要量不超过每日 150μg。

3. 性腺激素

女性生育年龄可用人工周期疗法，雌激素应用 21 日，从月经第 5 日起，如无月经可从任何一日起，服药第 16 或 21 日加用孕激素 5 日。常用的雌激素有乙烯雌酚 0.2 mg/d，炔雌醇 25～50 μg/d，结合型雌激素（雌酮和马烯雌酮）0.625～1.25 mg/d，皮肤贴片有妇舒宁（17-β 雌二醇）、得美素（雌二醇）等，每片分别有 25μg、50μg、100μg。雌激素的不良反应有乳房胀痛、肝损害、抑郁、头痛、皮肤过敏、血栓性静脉炎和静脉血栓形成，长期单用有致乳腺癌、子宫内膜癌的风险。宜定期（6 个月 1 次）随访乳房钼靶摄片及子宫内膜厚度（阴道 B 超）。有文献提出更年期后无须替代雌激素。孕激素有甲羟孕酮（安宫黄体酮）2~4 mg/d，甲地孕酮 5~10 mg/d，不良反应有水钠潴留、倦怠等。垂体性闭经，促排卵可用人绝经后尿促性腺激素（HMG），每支含 FSH、LH 各 75 U，每次 75~150 U，肌内注射，7~12 日，然后肌内注射人绒毛膜促性腺素（hCG）5 000~10 000 U/d（国外剂量较大，国内 3 000~5 000 U/d）1~3 日；或在 B 超监测卵泡成熟后用。不良反应有局部疼痛、皮疹、瘙痒，胃肠道反应如恶心、呕吐，头痛及多胎妊娠等。下丘脑性闭经如须生育者，有报道用戈那瑞林，采用便携式输液泵模拟正常人 GnRH 脉冲式释放，每次 20 ng/kg（成人每次 5~25 μg），每 90 分钟 1 次，静脉注射，昼夜不停，连续 14 日，治疗期间阴道 B 超监测卵泡发育情况，排卵后 2 日改用肌内注射 hCG 每次 1 000 U，每周 2 次，共 3~4 次，支持黄体功能。用 6 个月或直至妊娠，排卵率约 90%，妊娠率 50%~60%，也可用氯米芬，含有顺式和反式旋光异构体，顺式有抗雌激素作用，反式保留部分雌激素作用，它与雌激素受体结合（下丘脑），使下丘脑释放 GnRH，使 FSH 释放而促排卵，月经第 5 日起，每日 50 mg，共 5 日或逐渐增加到 150 mg/d，不良反应有多胎妊娠、卵巢囊肿、血管舒缩、视力减退（出现闪光盲点时应停药）。

男性患者应用雄性激素可促进蛋白质合成，肌肉有力，精力充沛，常用肌内注射丙酸睾酮 50~100 mg，每周 1~2 次；庚酸睾酮 250 mg，每 1~4 周 1 次或口服十一酸睾酮 40~120 mg/d，不良反应有痤疮、抑制精子形成、肝损害及前列腺增生等，后者因淋巴吸收肝损害少，对前列腺的影响亦小。睾酮的皮肤贴片（贴于阴囊皮肤或非阴囊皮肤），每日释出睾酮 4~6 mg，但费用较贵。勃起功能障碍者可在性活动前 0.5~1 小时内服西地那非每次 50 mg，不良反应有头痛、鼻塞、面部潮红、消化不良、视觉异常、皮疹等。不能与硝酸酯同时服用，有心绞痛、心力衰竭者禁用。

低促性腺激素的成年男性为维持正常的睾酮水平，也可肌内注射 hCG 1 000~2 000 U，每周 2~3 次。如须诱导生精可每次给 hCG 2 000 U，每周 3 次，待睾酮达正常水平。hCG 治疗 6 个月后，每次可加给 HMG 或重组 FSH 75 U，每周 3 次以促进生精。6 个月后，如疗效不佳，可考虑 HMG 或重组 FSH 剂量加倍。总疗程需 12 个月以上。部分促性腺激素不足者因有 FSH 无须加用 HMG，长时间应用 HMG 可产生抗体，影响疗效。氯米芬也有促使精子生成作用，适用于选择性 FSH 缺陷或特发性不育症，25~50 mg/d，或 100 mg 隔日 1 次，连服 3 个月，用药后应测定睾酮和 FSH，检查精液。他莫昔芬作用同氯米芬，更适用于男性不育，10~20 mg，每日 2 次。垂体功能正常的患者［如 Kallmann 综合征或特发性低促性腺激素性性腺功能减退症（nIHH）的患者］可采用脉冲式戈那瑞林皮下泵治疗，起始剂量为每 2 小时 5~25 ng/kg，监测 LH 和睾酮水平并调整剂量，维持 LH 及 T 在正常范围。脉冲式戈那瑞林泵治疗较传统 hCG 联合促性腺激素更有效，并可减少男性乳房发育的发生。青春期后发病，睾丸体积>8 mL，疗效较好，无精原细胞者治疗无效。

4. 生长激素

成人生长激素缺乏可使肌肉无力，脂肪堆积，红细胞生成减少，抵抗力减弱，血容量不足而出现直立性低血压，易出现低血糖等。这些均是非特异性症状，以往容易被忽视，近有报道每周 rhGH 0.125~0.25 U/kg，肌内注射或皮下注射，1 个月后可使血清 IGF-1 升高，体重增加，肌肉有力，腹部脂肪减少，伤口愈合加速，并有实验资料提示细胞免疫功能增强，如刺激单核细胞移行，中性粒细胞和巨噬细胞产生超氧化离子、细胞因子等。GH 可能增加心肌收缩力及心搏出量，降低外周血管阻力，增加骨密度。但价格昂贵，对于肿瘤术后患者应用的安全性尚待研究。

（二）危象处理

垂体功能减退性危象（简称危象）是垂体功能减退时，肾上腺激素和甲状腺激素缺乏，机体应激能力下降，在各种应激如感染、败血症、腹泻、呕吐、失水、饥饿、寒冷、急性心肌梗死、脑血管意外、手术、外伤、麻醉及使用镇静药等情况下，如未充分进行激素替代，可诱发垂体危象。临床呈现：①高热型（>40 ℃）；②低温型（<30 ℃）；③低血糖型；④低血压、循环虚脱型；⑤水中毒型；⑥混合型。各种类型可伴有相应的症状，突出表现为消化系统、循环系统和神经精神方面的症状，如高热、循环衰竭、休克、恶心、呕吐、头痛、意识不清、谵妄、抽搐、昏迷等严重垂危状态。

为防止危象发生，凡有腺垂体功能减退危险者，宜及时检测激素水平并加作垂体功能试验，防止遗漏亚临床垂体功能减退。对于已确诊的患者，在寒冷、感染、创伤、手术前，一般糖皮质激素的剂量宜加倍。发热、疾病、手术前给予醋酸可的松 25 mg，每日 3~4 次，或肌内注射每 6 小时 1 次；或氢化可的松每次 100 mg，每日 2 次。危象时抢救：①快速静脉注射 50%葡萄糖注射液 40~60 mL 后，继以静脉滴注 5%葡萄糖注射液，每分钟 20~40 滴，不可骤停，以防止发生继发性低血糖；②补液中须加氢化可的松，每日 300 mg 以上；③若有周围循环衰竭、感染者，治疗参见有关资料；④低温者，可用电热毯等将患者体温回升至 35 ℃以上，并开始用小剂量甲状腺素制剂；⑤高热者，用物理和化学降温法，并及时去除诱发因素；⑥低钠血症，一般在补充糖皮质激素后能纠正，如系失盐性低钠血症补钠不宜过快，以防渗透压急剧升高引起脑桥脱髓鞘改变，水中毒者应记录出入量，严格控制入液量，每日水平衡保持在负 1 L 日；⑦去除诱因，如因垂体瘤卒中所致宜钻洞减压等。

（唐　杰　张智佳）

第七章

风湿免疫系统疾病

第一节　系统性红斑狼疮

系统性红斑狼疮（systemic lupus erythematosus，SLE）是一种多发于青年女性的累及多脏器的自身免疫性的炎症性结缔组织病。近年来，随着对此病认识的提高，更由于免疫检测技术的不断改进，早期、轻型和不典型的病例日见增多。有些重症患者（除患有弥漫性增生性肾小球肾炎者外），有时亦可自行缓解。有些患者呈一过性发作，经过数月的短暂病程后疾病可完全消失。由于中西医结合的治疗，糖皮质激素和免疫抑制剂的合理应用，本病的预后有较大改善。

一、流行病学特点

SLE 广泛分布于世界各地，各国家地区报道的发病率各不相同，其年发病率随地区、种族、性别、年龄而有差异。性别方面，女性较男性为多，育龄年龄男女之比为 1 ∶（8~9），老年人与幼儿男女比为 1 ∶（2~3）。发病年龄以青壮年为多，20~40 岁发病者约占半数。发病年龄越小，其亲属患病机会越大。

二、病因和发病机制

本病病因至今尚未肯定，研究显示遗传、内分泌因素、感染、物理因素、药物、免疫异常等与本病的发病有关。

（一）遗传

自 1959 年以来已建立了多种狼疮鼠的模型，目前研究较为广泛的狼疮鼠模型有 5 种，即 NZB/B1、NZB/NZW F1、NZB/SWR F1、MRL/lpr 及 BXSB。研究表明，遗传因素在狼疮鼠发病中起决定性作用，涉及多种基因。这种遗传背景上的差异导致它们各自在免疫学异常和临床表现上均有一定区别。人类家系调查的结论认为，本病是一种多基因遗传背景的疾病，对位于第 6 对染色体上的 HLA Ⅰ 类、Ⅱ 类和 Ⅲ 类基因，以及非 HLA 基因如 T 细胞受体基因已进行了深入研究。目前认为，HLA Ⅱ 类基因较 Ⅰ 类基因与 SLE 的相关性更为明显。

HLA 与 SLE 相关的分子基础正在研究之中，初步结果显示，一些 HLA Ⅱ 类基因位点所共有的特定序列（指基因所编码的氨基酸序列）与 SLE 患者中许多自身抗体的产生有关，即不同的 HLA 等位基因位点中的"共有表位"决定某种自身抗体的产生，因此，带有"共有表位"的不同等位基因可产生相同的自身抗体。如核苷酸序列分析表明，抗 dsDNA 抗体与 DQB1＊0201、＊0602 和＊0302 相关，其共有表位为 DQβ 链第 14 位的甲硫氨酸和 26 位的亮氨酸；抗 Ro/SSA 抗体与 DQA1＊0501、＊0101、＊0104、＊0402 相关，其共有表位为 DQα₁ 链第 34 位的谷氨酸；抗 La/SSB 抗体与 DQB1＊0201、＊0601、＊0604和＊0302 相关，其 DQβ 第 26 位上为亮氨酸；抗磷脂抗体与 DQβ1＊0301、＊0302 和＊0602 相关，其分子的第三个超变区中第 71~77 位氨基酸序列为苏氨酸—精氨酸—丙氨酸—谷氨酸—亮氨酸—天冬氨酸—苏氨酸，第 30 位为酪氨酸，第 38 位为丙氨酸。由于特定的自身抗体常与相应的临床表现即临床亚型相关，HLA 基因在"塑造"自身抗体谱的同时，也"塑造"了 SLE 的临床亚型。华山医院皮肤科研究过影响汉族 SLE 患者生存率的一些轻型、重型临床表现，并以这些临床表现为指标，进一步研究与 HLA 等位基因的关系，结果发现，与重型 SLE 相关的等位基因有 DQA1＊0101、DQB1＊0201、＊0302、＊0303、＊0401、＊0501、＊0601 和 DRB1＊1501，与轻型 SLE 相关的等位基因有 DQA1＊0501、DRB1＊0301 DRB3＊0202 和 DRB3＊0301。单倍型分析又发现，DQA1＊0301-DQBI＊0302、DRB1＊1501-DQA1＊0102-DQB1＊0303 和 DRB1＊1501-DQA1＊0103-DQB1＊0303 与肾损害有关，即重型 SLE。神经精神症状或抗 ds-DNA 抗体升高或补体降低或白细胞减少等各种临床表现也有它们相关的单倍型。

HLA 的补体基因、TNF-α 基因、热休克蛋白基因、TCR-β 链基因、免疫球蛋白重链（Gm）和轻链（Km）的同种异型、网状内皮系统基因、性激素基因和近年来报道的影响细胞凋亡的基因等也与 SLE 的发病有关，这些方面的研究尚在进行中。总之，SLE 是一种多基因遗传性疾病。SLE 的遗传至少需要 4 个基因的参与，每一个基因可能影响免疫调节、蛋白降解、多肽的转运、免疫反应、补体、网状内皮系统、免疫球蛋白、细胞凋亡和性激素等一方面或若干方面，这些不同的基因缺陷的共同作用，导致明显的特异反应，产生各种病理过程和不同的临床表现。

（二）内分泌因素

1. 性激素及其代谢异常

在 SLE 患者中，育龄期女性的患病率比同龄男性高 9~15 倍，而青春期前和绝经期后的女性患病率仅略高于男性，这与育龄期女性雌激素/雄激素比值显著增高有关。实验表明，雌激素能增加抗 dsDNA 抗体并使 IgM 型转化为 IgG 型；还能降低巨噬细胞的吞噬功能，影响免疫复合物的清除，并可诱导 Ro/SSA 和 La/SSB 在角质形成细胞膜上的表达增强。Lahita 的研究显示，雌二醇的代谢产物 16α-羟雌酮在 SLE 患者中显著增高，在 SLE 的发病中，它较雌二醇有更为重要的作用。在雄激素方面，狼疮鼠如给予睾酮可减轻狼疮症状，在人类狼疮如给予十一酸睾酮病情可较长期处于稳定阶段。有报道，女性 SLE 患者睾酮 C17 位氧化转化为雄烯二酮这一反应加速。雄烯二酮为一种较弱的雄性激素。SLE 在性激素代谢方面的异常与体内微粒体同工酶的遗传缺陷有关，因此，性激素异常也与遗传有关。

2. 雌激素受体（ER）

现证实在胸腺组织和非胸腺淋巴样组织、骨髓组织、巨噬细胞—巨红细胞系统、内分泌系统和中枢神经系统，以及具有免疫调节功能的下丘脑腹侧核上均具有丰富的 ER。有学者曾对 SLE 患者外周血淋巴细胞上的 ER 容量作了定量测定，发现活动期患者 ER 容量高于静止期患者。

3. PRL 和 GH

由 198 个氨基酸组成的 PRL 在很大程度上属生殖类激素。基础免疫学研究显示胸腺、骨髓、脾、淋巴结及外周血单个核细胞表达 PRL 及 PRL 受体。由 191 个氨基酸组成的 GH 虽不是生殖类激素，但与 PRL 的一级结构有很大的相似性，免疫调节功能也十分相似。华山医院皮肤科的研究显示：①血清高 PRL 和 GH 水平以及外周血高 PRL 受体和高 GH 受体容量与 SLE 病情活动性相关；②PRL 和 GH 可刺激 SLE 患者的 B 淋巴细胞分泌抗 dsDNA 抗体和较正常人为高的 IgG；③体外试验显示，PRL 和 GH 干预更增强了 SLE 活动期患者 Th2 型细胞因子分泌；④以具有抑制 GH 功能的奥曲肽治疗初发的、未经其他药物治疗的 SLE 有效。

（三）感染

SLE 患者血清中常可检出病毒抗体，如麻疹病毒、副流感病毒、单纯疱疹病毒、风疹病毒、EB 病毒 1~3 型的抗体滴度高于健康人。用电子显微镜观察 SLE 患者肾和淋巴结标本能看到类似黏病毒的病毒颗粒。近年来，引起关注的逆转录病毒亦被认为是 SLE 的可能病因。已发现 SLE 小鼠和患者体内存在多种抗逆转录病毒抗体，这种内源性逆转录病毒的序列插入 FAS 基因，导致淋巴细胞凋亡异常，凋亡小体作为抗原刺激机体产生大量的自身抗体。细菌性超抗原可激活表达特定的 TCRVβ 的 T 细胞而产生大量的细胞因子，从而引发 SLE 的病情活动。

（四）物理因素

紫外线照射可以诱发皮损或使原有皮损加剧，并能使某些局限性盘状红斑狼疮发展为系统性红斑狼疮。SLE 患者于紫外线照射后系统性症状也可加重。光敏主要是由波长为 290~320 nm 的 UVB 所致。紫外线于红斑狼疮发病机制中的作用如下。①自身抗原调变：已报道紫外线可使 DNA 形成抗原性强的胸腺嘧啶二聚体，刺激产生相应抗体或使 DNA 性态不稳定发生基因突变，导致 SLE 发病。UVB 可将自身抗原如 Ro/SSA 和 La/SSB 从表皮角质形成细胞内正常位置，位移至细胞表面。UVB 还可诱导角质形成细胞凋亡，凋亡小体中含有自身抗原成分。②影响免疫调节细胞功能和免疫介质释放：已证实紫外线有影响巨噬细胞处理抗原的能力和影响 T 抑制细胞的活化。

（五）药物

药物性狼疮是指因服用了某种药物后所致的狼疮。引起药物性狼疮的药物按化学结构可分为成 4 类。①芳香胺类：普鲁卡因胺、磺胺嘧啶和 β 受体阻滞剂等。②肼类：肼屈嗪（肼苯达嗪）和异烟肼等。③巯基化合物：卡托普利、青霉胺和抗甲状腺药物等。④苯类：抗惊厥药物等。药物性狼疮的发病机制仍不清楚。在药物性狼疮中 DR4 频率升高，女性与男性之比为 4：1，表明本病与遗传素质有关。有些研究显示，核蛋白与某些药物结合后，其抗原性大大增强，如普鲁卡因胺和肼屈嗪可使组蛋白核小体上的 DNA 构型从 B-DNA 转化成 Z-DNA，从而具有更强的免疫原性。亦有些报道认为，某些药物具有阻断 C3 活化特殊通道的作用，从而阻抑网状内皮系统吞噬免疫复合物，并相应增加免疫复合物在组织上的沉积和器官损伤。此外，药物性狼疮还与药物乙酰化水平和剂量有关，实验观察发现，在慢乙酰化基因控制下的"慢乙酰化"患者，由于药物的乙酰化作用慢，则易产生狼疮样症状和抗核抗体，而在快乙酰化基因控制下的"快乙酰化"患者，药物被迅速乙酰化，所以可无狼疮样症状和不产生抗核抗体，但若大剂量用药，也有可能发生狼疮样症状和出现抗核抗体。总之，药物性狼疮的发病机制也许是多元化的。

（六）免疫异常

一个具有 SLE 遗传素质的人，在上述各种因素的作用下，使机体正常的自身免疫耐受机制破坏，会发生多种免疫异常。①B 细胞功能亢进：B 细胞过度增殖、自发产生多克隆免疫球蛋白和多种自身抗体是 SLE 的特点。②T 细胞失平衡：循环性 T 淋巴细胞减少。T 抑制细胞（CD8$^+$）和辅助细胞（CD4$^+$）均减少。Th 细胞亚群和其细胞因子失衡在 SLE 诱导和发展中起着关键性作用。③细胞因子表达异常：目前比较明确的与 SLE 发病有关的细胞因子主要是单核巨噬细胞分泌的 IL-1、Th-2 细胞分泌的 IL-10 和 B 细胞、巨噬细胞及树突状细胞分泌的 IL-12。IL-1 可诱导黏附分子增多，使巨噬细胞浸润更加明显；还可诱导 IL-6、IL-8、TNF-α 和 GM-CSF（粒细胞单核细胞集落刺激因子）等炎性因子产生，这些因素与狼疮性肾炎有关。IL-1 活性还与光敏感有关，皮肤暴露紫外线后，角质形成细胞释放 IL-1，IL-1 又刺激 GM-CSF、IL-6 和 IL-8 的产生，它们一起可促发局部炎症反应。IL-10 为 B 细胞增殖和分化的强刺激剂，在 SLE 患者外周血单核细胞（PBMC）培养后的上清液中 IL-10 含量明显升高。血浆 IL-10 水平与抗 dsDNA 抗体滴度和狼疮活动指数呈正相关而与补体水平呈负相关。IL-12 对体液免疫有一定的抑制作用，与正常对照组比较，SLE 患者的 PBMC 在受刺激时产生 IL-12 减少，而将 IL-12 加入狼疮患者 PBMC 可显著抑制自发性及 IL-10 诱导性 IgG 和抗 dsDNA 抗体的产生。SLE 患者 IL-10/IL-12 平衡失调在细胞免疫异常中有重要作用。此外，还观察到 SLE 患者血清中 IL-15、IL-16 和 IL-18 水平升高。上述细胞因子网络动态平衡失调，引起异常的免疫应答，同时也参与局部的致病作用。④淋巴细胞凋亡异常：有资料表明，从 SLE 患者外周血分离的淋巴细胞其凋亡细胞数增加，且凋亡细胞和正常细胞的比例与 SLE 活动性成正比。凋亡的淋巴细胞导致大量核小体释放。核小体在抗核抗体的产生中具有重要意义，它的 DNA-组蛋白复合物在细胞凋亡过程中发生 DNA 片段化、磷酸化、乙酰化和甲基化等修饰，这些微小的蛋白修饰已被证实为暴露的隐蔽抗原决定簇，可使自身反应性辅助性 T 细胞的免疫耐受解除而增生，分泌细胞因子，引起 B 细胞活化增生，产生抗 DNA、抗组蛋白抗体等众多自身抗体。

三、病理

SLE 的基本病理变化是结缔组织的黏液样水肿、纤维蛋白样变性和坏死性血管炎。黏液样水肿见于疾病早期，发生在基质；纤维蛋白样变性是自身免疫球蛋白、补体和 DNA 等抗原，以及纤维蛋白混合构成的嗜酸性无结构物质，沉积于结缔组织而成，类似结缔组织变性；中、小血管壁的结缔组织发生纤维蛋白样变性，甚至坏死，血栓形成，出血和局部缺血等病变，构成坏死性血管炎。在内脏器官可见苏木素小体，是由中性粒细胞、淋巴细胞和组织细胞的胞核受相应的自身抗体作用后变性所形成的嗜酸性均匀团块。

皮肤的组织病理变化为表皮萎缩，基底细胞液化变性，真皮上部有嗜色素细胞增多，胶原纤维水肿，并有纤维蛋白样变性，血管和皮肤附属器周围有成片淋巴细胞、少数浆细胞和组织细胞浸润，管壁常有血管炎性变化。

肌肉以横纹肌常遭受累，肌束间和肌束内的结缔组织呈小病灶性纤维蛋白样变性，围管性淋巴细胞、浆细胞等浸润，有时可见肌纤维萎缩或透明变性。

肾脏中肾小球先受累，后出现肾小管病变，主要为肾小球毛细血管壁发生纤维蛋白样变性或局灶性坏死，内有透明血栓及苏木素小体，或毛细血管袢基底膜呈灶性增厚，严重时弥漫性增厚，形成"铁丝圈"损害，为DNA、抗DNA抗体、补体和纤维蛋白物等沉积。肾小球除毛细血管病变外，细胞数目亦可增多，主要为系膜细胞增生，往往呈灶性。肾小球囊壁上皮细胞可增生形成新月体。晚期病例肾小球纤维组织增多，血管闭塞，甚或与囊壁粘连而纤维化。按WHO肾脏病理分成6类：①轻微病变型狼疮性肾炎；②系膜增生性狼疮性肾炎；③局灶性狼疮性肾炎；④弥漫性狼疮性肾炎；⑤膜性狼疮性肾炎；⑥严重硬化性狼疮性肾炎。

心脏中心包结缔组织发生纤维蛋白样变性伴淋巴细胞、浆细胞、组织细胞和成纤维细胞的浸润。心肌炎变化与横纹肌相似。心内膜炎为心内膜的结缔组织发生局灶性纤维蛋白样变性，继之出现淋巴细胞和成纤维细胞增生和纤维形成，如此反复发生，形成疣状心内膜炎，累及瓣膜与乳头肌可影响瓣膜功能，以二尖瓣的损害率最高。

肺病变初起为血管炎和血管周围炎，以后波及间质和实质，为间质肺泡壁和毛细血管的纤维蛋白样变性、坏死和透明性变，伴有淋巴细胞和浆细胞浸润。

神经系统可见小血管和毛细血管的内皮细胞增殖和淋巴细胞等浸润，有广泛的微血栓和局限性软化灶等。已经发现脉络膜丛上有免疫球蛋白和补体免疫复合物，脑脊液中可发现DNA和抗DNA复合物。

脾有包膜纤维增厚，滤泡增生，红髓中浆细胞增多，中心动脉出现特殊纤维化，周围出现又厚又密的同心状胶原纤维硬化环，称为"洋葱脾"。

四、临床表现

本病累及男女之比为1∶（7~9），发病年龄以20~40岁最多，幼儿或老人亦可发病。临床表现多样，有以下表现。

（一）皮肤和黏膜病变

80%~85%的患者有皮疹，其中具有典型皮疹者占43%，亦有报道60%~72%的病例有皮疹。损害为多形性，以水肿性红斑最常见，绿豆至黄豆大，发生在颧颊经鼻梁可融合成蝶翼状，前额、耳垂亦可累及，肩胛、上臂、四肢大关节伸面、手背、指（趾）关节伸面、甲周、指（趾）端和屈面、掌跖部也可发生。颜面蝶形红斑、甲周红斑和指（趾）甲远端下红斑具有特征性，常出现较早，前者是诊断本病的一大症状。另一种损害为斑丘疹，有痒与痛感，可局限性或泛发性，有时呈丘疹或毛囊性丘疹。有时于颜面和其他暴露部位出现水疱、大疱和血疱，大都发生在原有红斑或正常皮肤上，疱液初起清澈，以后变浑浊，亦可呈血性，疱壁紧张，日光暴晒常是促发因素，疱破后形成糜烂、溃疡、结痂及瘢痕形成。上述红斑等损害消退后，由于基底膜的变化，发生表皮营养障碍，可出现表皮萎缩、色素沉着和角化过度。有时可见瘀点和瘀斑，是由长时间大量应用糖皮质激素出现紫癜或血小板减少或皮肤细小的坏死性血管炎引起。有时有结节，是由血栓性血管炎造成，可发生指（趾）坏疽，重者手、足背亦累及，但罕见，可由末梢小动脉坏死性血管炎或冷球蛋白血症等引起，常与网状青斑并发。有时出现荨麻疹样损害，伴水肿，红斑上有点状出血或血性水疱混合存在，损害持续不伴瘙痒，为真皮小血管坏死性血管炎产生的。尚可见红斑肢痛症、弥散性血管内凝血，后者由大量血小板和红细胞受免疫作用损伤释放出凝血物质所致，在终末期多见。其他有杵状指、雷诺现象和脱发，脱发呈弥散性或前额部头发失去光泽和油腻，呈枯黄状，易折断脱落，长短参差不齐，在缓解期毛发可再生。约 1/3 患者有光敏现象，偶见皮下钙质沉积。

黏膜损害累及唇、颊、硬腭、齿龈、舌和鼻腔，约占 20%，常伴有毛细血管扩张红斑或弥散性潮红，其上可见点状出血、糜烂，少数尚有水疱和溃疡等。

（二）发热

约 92% 病例出现，各种热型均可见，长期低热较多见。

（三）骨关节病变

90% 以上病例有关节疼痛，有时周围软组织肿胀，有时像风湿性关节炎，呈游走性、多发性，且可呈现红、肿、热、痛；或表现为慢性进行性多发性关节炎，常累及指（趾）关节，似类风湿关节炎。5%~10% 的病例髋、肩和膝等关节可发生无菌性缺血性骨坏死，股骨头最常被累及，其次为肱骨头、胫骨头等，单侧或两侧受累。

（四）肾病变

约 75% 的病例受累，经肾穿刺活检所见病理变化按 WHO 分类可分为六类。临床表现为肾炎或肾病综合征。肾炎时尿内出现红细胞、白细胞、管型和蛋白尿。肾功能测定早期正常，逐渐进展，后期可出现尿毒症。肾病综合征临床和实验室表现有全身水肿，伴程度不等的腹水及胸腔积液和心包积液，大量蛋白尿，人血白蛋白降低，白球蛋白比例倒置和高脂血症。

（五）心血管病变

50%~89% 的患者有心脏症状，超声检出率 36%~88%，尸体检出率 53%~83%。心包炎最常见，以干性为多，为纤维素性心包炎，也可能是积液，积液多时可见心脏压塞症状，如二层心包粘连，可使心包腔闭塞，造成缩窄性心包炎。患者除心前区不适及气急外，最主要的症状是心前区疼痛和心包摩擦音或心影增大，心音减弱，超声心动图检查诊断率高，心包积液中可查见狼疮细胞。心肌炎常见，一般可有气短、心前区疼痛、心动过速、心音减弱、奔马律、心律失常，继之出现心脏扩大，可导致心力衰竭。心电图可出现相应改变，如低电压、ST 段抬高、T 波平坦或倒置、PR 间期延长。临床上可无任何症状而在某种诱因下突然发生心肌炎；有些病变，生前难于诊断。典型疣状心内膜炎（Libman-Sacks 心内膜炎）常与心包炎并存，在生前较难作出诊断，主要是壁层心内膜受损症状不明显。当病变累及瓣膜时（常见的为二尖瓣，偶尔主动脉瓣和三尖瓣同时受累）引起瓣尖乳头肌挛缩、粘连变形或腱索断裂，造成瓣膜狭窄或闭锁不全，心内膜内形成血栓可脱落引起栓塞，心内膜炎还可成为感染性心内膜炎的基础。彩色多普勒超声检查为无创伤性显示瓣膜及其形态的最佳方法。约 50% 的病例可有动脉炎和静脉炎，比较常见的为锁骨下静脉的血栓性静脉炎。少数可出现冠状动脉炎，常累及左前降支，临床上可因冠状动脉供血不足而发生心绞痛，较大的冠状动脉炎可导致心肌梗死。此外，部分病例可有周围血管病变如血栓闭塞性脉管炎和游走性静脉炎等。

（六）呼吸系统表现

在整个病程中，胸膜和肺受累分别为 36% 和 7%。可发生胸膜炎，多为干性，也可为湿性，积液少量或中等量，两侧发生频率相仿，约 1/3 病例为双侧性。

急性狼疮性肺炎的患病率为 1%~4%，患者有发热、干咳、气急，偶见咯血，低氧血症常见，X 线显示单侧或双侧肺浸润，以两下肺野多见，可伴肺不张，横膈抬高和胸腔积液。也可发生慢性间质性肺炎，从肺泡炎到纤维化各种病理改变可以交织并存，X 线特征为肺部片状浸润斑，多见于肺基底段，往往持续存在多日，可引起肺不张，甚至呼吸衰竭，亦可见条索状、网状或斑点状阴影。肺动脉受侵犯（肺动脉炎）可发生咯血、空洞，常并发终末期小叶性肺炎。

（七）神经系统表现

往往在急性期或终末期出现症状，少数作为首发症状表现。可呈现为各种精神障碍如躁动、幻觉、猜疑、妄想、强迫观念等。也可以出现多种神经系统症状，如中枢神经系统受累，常见的有颅压增高、脑膜炎、脑炎、脑血管意外、脊髓炎及蛛网膜下腔出血等，并出现相应症状如头痛、恶心、呕吐、颈项强直、惊厥、昏迷、偏瘫、截瘫，病变严重时可导致死亡；脑神经亦可受累，常见的为第 III、第 V、第 VI、第 VII 对神经，周围神经病变少见。

（八）消化系统表现

约 40% 的病例有消化道症状，常见有食欲减退、吞咽困难、恶心、呕吐、腹痛、腹泻、腹水、血便等。腹痛可能与腹膜炎、肠炎、肠系膜炎或腹膜后结缔组织病变有关。多为脐周隐痛，严重时类似外科急腹症。10%~30% 的病例有肝脏病变。SLE 肝脏病变的临床表现可有肝大、黄疸和肝功能异常。

（九）淋巴网状系统表现

约半数患者有局部或全身淋巴结肿大，以颈、腋下淋巴结肿大为多见。肿大淋巴结一般无压痛，质软，有时肿大很明显，以致误诊为淋巴结结核或淋巴瘤，病理检查示慢性非特异性炎症。约 1/3 的患者有肝大，极少引起黄疸和肝硬化。约 1/5 的病例有脾大。

（十）造血系统表现

贫血常见，大多数为正细胞正色素性贫血，红细胞表面可有 IgG 抗体或补体；抗人球蛋白试验 1/5~1/3 病例阳性，可表现为自身免疫性贫血，抗体属温型抗体，主要为 IgG，偶或 IgM，罕见 IgA。白细胞减少，一般为粒细胞和（或）淋巴细胞减少，活动期 T、B 淋巴细胞绝对数和相对数均下降，而非活动期则下降不显著，T 淋巴细胞下降程度与疾病活动度相平行。T 淋巴细胞的减少与细胞免疫功能减退和存在抗淋巴细胞抗体有关。B 淋巴细胞数虽亦下降，但其功能检测反而显示增强。血小板减少，存活时间缩短，血小板表面存有抗血小板抗体，结合补体时可损伤血小板。

（十一）眼病变

20%~25% 的患者有眼底变化，包括眼底出血，视神经水肿，视网膜渗出物有卵圆形的白色浑浊物，是继发于小血管闭塞引起的视网膜神经变性灶，一般可逆。其他有玻璃体内出血、巩膜炎等。

（十二）3 种特殊情况狼疮

1. 药物性狼疮

药物性狼疮与特发性 SLE 的区别为：①发病年龄较大；②临床表现少，累及肾、皮肤和神经系统少，但胸膜、肺和心包受累者较多；③抗组蛋白抗体阳性率可达 95%，但抗 dsDNA抗体和抗 Sm 抗体阳性率<5%；④血清中补体不低；⑤相关药物停用后病情可自行缓解。

2. SLE 与妊娠

SLE 患者生育力正常。患者如无肾脏等重要脏器损害，病情已控制 1 年以上，泼尼松维持量小于 15 mg/d，可允许妊娠，但妊娠早期易流产，妊娠晚期及产后病情易加重。正常妊娠时 C3 增高，平均增高 25%，故 SLE 孕妇如 C3 已恢复至正常水平、但不升高，则仍应视为病情有活动或有复发可能。避孕者宜避免服用雌激素避孕药和使用宫内节育器，后者易致感染。根据近年来的研究，发现胎盘能产生 11β-脱氢酶，此酶可将进入胎盘的泼尼松氧化成无活性的 11-酮形式，因此，孕妇服用泼尼松对胎儿无影响；但地塞米松不能为胎盘氧化，故可影响胎儿，不宜采用。临产前，可给相当产前糖皮质激素剂量 1 倍的氢化可的松或甲泼尼龙静脉滴注，连续 3 日，产后再根据病情逐步减量。

3. 新生儿红斑狼疮

临床上多见于出生 3 个月内女患儿，皮肤表现为主要分布于头面、眶周暴露部位的环状红斑，非暴露部位有时亦可见到，常伴有心脏传导阻滞，此外可有血小板减少，白细胞减少，溶血性贫血，肝脾大和肾小球肾炎等。患儿抗 Ro/SSA 抗体为本病的血清学标志，母亲血清该抗体亦为阳性。本病通常为良性一过性病程，仅有皮损而没有房室传导阻滞病例只须避光和外用避光剂，不必应用糖皮质激素，大部分病例皮损在 1 年内自然消退，仅少数患儿以后可发展成活动性 SLE。

五、辅助检查

（一）血清蛋白

白蛋白降低，α_2 和 γ 球蛋白增高，纤维蛋白原增高，冷球蛋白和冷凝集素可增高。

（二）免疫球蛋白

活动期血 IgG、IgA 和 IgM 均增高，尤以 IgG 为著，非活动期病例增高不明显或不增高。有大量蛋白尿且病期长的患者，血 IgG 可降低。

（三）类风湿因子

20%~40%的病例阳性。

（四）梅毒血清学

假阳性反应 2%~15%阳性。

（五）抗磷脂抗体

抗磷脂抗体是一组能与多种含有磷脂结构的抗原物质发生反应的抗体，其中包括抗心磷脂抗体、抗磷脂酰丝氨酸抗体、抗磷脂酰肌醇抗体、抗磷脂酰抗体和抗磷脂酰甘油抗体 5 种。目前临床上常检测抗心磷脂抗体。SLE 中该抗体阳性率为 30%~40%，有抗心磷脂抗体的红斑狼疮患者常有不典型的狼疮，抗核抗体常阴性，多有大小动、静脉栓塞，狼疮脑病，肺动脉高压，血小板减少，反复自发性流产，胎儿宫内窘迫或死胎等。

（六）狼疮细胞

Hargraves（1948 年）在骨髓中发现，Haserick（1949 年）从外周血中找到狼疮细胞。Miecher（1954 年）证明红斑狼疮细胞因子为一种抗核因子。40%~70%的活动性 SLE 患者，狼疮细胞检查阳性。其他疾病如硬皮病、类风湿关节炎等中约 10%的病例可查见该细胞。

（七）抗核抗体（ANA）

ANA 是一组针对细胞核或细胞质内核酸和核蛋白的自身抗体。一般采用间接免疫荧光法检测血清 ANA，以动物组织（鼠肝等）或体外培养细胞株（HEP-2 细胞等）为底物。ANA 在临床上是一个极有用的筛选指标。SLE 中 80%~95%的病例 ANA 呈阳性反应，反复测定，累积阳性率接近 100%。因不同底物所含的抗原不同，所测得的 ANA 结果也不相同，如鼠肝含 Ro/SSA 抗原量低于 HEP-2 细胞，故含抗 Ro/SSA 抗体的血清在鼠肝为底物作 ANA 测定时呈阴性结果，若改为 HEP-2 为底物则呈阳性。鉴于正常人和某些疾病中也可能出现低滴度的 ANA，因此，血清 ANA 效价≥1：80 意义较大。ANA 更确切的名称应为抗核抗体谱，ANA 的滴度与疾病的活动性并非完全平行，如若其中以抗 dsDNA 抗体为主，则 ANA 滴度随疾病缓解后可下降或转阴；若以抗 ENA 抗体为主，则 ANA 滴度与疾病活动性无明显相关。

荧光核型可见周边型、均质型和斑点型，偶见核仁型，核型与 ANA 中抗体的种类有关。在 SLE 中常见的 ANA 如下。

1. 抗脱氧核糖核酸（DNA）抗体

抗 DNA 抗体有抗双链 DNA（dsDNA）和抗单链 DNA（ssDNA）之分。抗 dsDNA 抗体荧光核型显示为周边型，为 SLE 所特有，提示患者常有肾损害，预后差。常用的检测方法有放射性核素^{125}I 标记 dsDNA 抗原的放免法、用短膜虫或马疫锥虫为底物的间接免疫荧光法（IFA）、胶体金快速斑点渗滤技术和酶联免疫吸附试验（ELISA）。放免法敏感性高，阳性率于 SLE 患者中>60%，活动期患者中阳性率可达 95%。以短膜虫为底物的 IFA 法因其动基体含有纯的 dsDNA，故特异性高，SLE 患者中阳性率>45%，活动期患者中亦可高达 93%。胶体金快速斑点渗滤技术通常用纯化的不含 ssDNA 的均一大肠杆菌质粒 dsDNA 作为抗原，其敏感性和特异性与上述 IFA 法相似，但更简捷、方便、快速，数分钟即能出报告。EIASA 操作简便，也有滴度可作为量化的客观指标。

2. 抗脱氧核糖核酸核蛋白（DNP）及组蛋白抗体

这两种抗体的荧光核型均显示为均质型，前者与狼疮细胞现象有关，SLE 中阳性率约 70%；后者阳性率 30%~50%，在药物性狼疮中阳性率 90%以上。

3. 抗核小体抗体（AnuA）

近年来发现 AnuA 在 SLE 中特别是活动性狼疮和狼疮性肾炎诊断中的敏感性可达69.9%~71%，特异性达 97.3%~99%，尤其在抗 dsDNA、抗 Sm 抗体阴性时具有重要意义。

4. 抗生理盐水可提取性核抗原（ENA）抗体

该抗体是一组针对细胞内可提取核抗原的自身抗体，由于该类核抗原可溶于生理盐水中，故称为生理盐水可提取性核抗原。实际上 ENA 也包括一部分胞质抗原和既在核内又在胞质内的抗原。目前通常用免疫印迹法（IBT）、免疫双扩散法（ID）和酶免疫分析法（EIA）检测，前两者可互相验证和补充，后者灵敏度高，快速简便。

（1）抗 Sm 抗体：作用的抗原是 U 族小分子细胞核核糖核蛋白粒子（UsniNP），由富含尿嘧啶核苷的 U 族 RNA（U1、U2、U4、U5 和 U6RNA）与一组核蛋白组成。一般认为抗 Sm 抗体是 SLE 标记抗体，阳性率为 21%~30%。此抗体与病情活动及狼疮性肾炎等未发现有明确的关联。

（2）抗 U1RNP 抗体：作用的抗原为 U1snRNP，该抗体可在多种炎症性风湿病中出现，在 SLE 中阳性率 40% 左右，高滴度的 U1RNP 是诊断混合结缔组织病的重要血清学依据。

（3）抗 Ro/SSA 和 La/SSB 抗体：抗 Ro/SSA 抗体的作用抗原为小分子细胞质核糖核蛋白粒子（scRNP），抗 La/SSB 抗体的作用抗原亦为小分子核糖核蛋白粒子，存在于胞核和胞质内。抗 Ro/SSA 抗体在 SLE 中的阳性率为 30%~40%，在亚急性皮肤型红斑狼疮（SCLE）中阳性率为 63%，由于该抗体能通过胎盘，故新生儿狼疮中几乎均能查到该抗体。以鼠肝为底物的 ANA 免疫荧光试验阴性的 SLE 患者血清，大多能测出 Ro/SSA 抗体，因此，在未用对流免疫电泳法除外抗 Ro/SSA 抗体存在时，不诊断为"ANA 阴性的 SLE"。抗 La/SSB 抗体在 SLE 中的阳性率为 10%~20%。抗 Ro/SSA 和 La/SSB 抗体阳性的患者多有光敏性皮损、血管炎、紫癜、淋巴结肿大、白细胞减少和类风湿因子阳性且并发干燥综合征。

（4）抗核糖体 RNP（rRNP）抗体：该抗体所作用的抗原是核糖体大亚基上的 3 条分子量分别为 38 kD、16.5 kD 和 15 kD 的磷酸化蛋白。该抗体于 SLE 中阳性率为 24%，是诊断 SLE 的又一个标记性抗体。

5. 其他

文献中报道 SLE 患者中尚可测出抗 Ku 抗体、抗内皮细胞抗体、抗中性粒细胞胞浆抗体、抗神经元抗体、抗层素和抗纤维结合蛋白抗体、抗Ⅶ型胶原抗体和抗神经节苷脂抗体等，这些抗体检测的阳性率、特异性与临床症状的关联，有待进一步深入研究。

（八）狼疮带试验（LBT）

应用直接免疫荧光抗体技术检测皮肤免疫荧光带或狼疮带，即在真皮表皮连接处可见一局限性的免疫球蛋白沉积带，皮损处阳性率 SLE 为 92%，正常皮肤曝光处 SLE 为 70%，非曝光处为 50%，但不见于 DLE 正常皮肤。在慢性萎缩性或过度角化的皮损荧光带成团块状，新起的皮疹沉积如颗粒状或细线状，而在 SLE 正常皮肤呈点彩状，此免疫荧光带为 Ig（主要为 IgG，亦有 IgM、IgA）与补体在真皮表皮连接处沉积造成。

（九）血清补体测定

75%~90% 的 SLE 患者血清补体减少，尤其在活动期，以 C3、C4 为著。

（十）循环免疫复合物（CIC）

血清 CIC 在活动期增高。

六、诊断

本病病因不明，临床表现变化多端，累及的组织和器官较多，病情复杂，特别是早期不典型患者或仅有 1~2 个脏器受累，甚至无临床表现，诊断困难。现采用的为美国风湿病协会（ARA）在 1997 年再次修正的分类标准，共 11 项：①颧颊部红斑；②盘状狼疮；③光敏感；④口腔溃疡；⑤非侵蚀性关节炎；⑥胸膜炎或心包炎；⑦蛋白尿（>0.5 g/d）或尿细胞管型；⑧癫痫发作或精神病，除外药物或已知的代谢紊乱；⑨溶血性贫血或白细胞减少，或淋巴细胞减少，或血小板减少；⑩抗 dsDNA 抗体阳性，或抗 Sm 抗体阳性，或抗磷脂抗体阳性（包括抗心磷脂抗体，或狼疮抗凝物，或至少持续 6 个月的梅毒血清试验假阳性，三者中具备一项阳性）；⑪抗核抗体。在任何时候和未用药物诱发药物性狼疮的情况下，抗核抗体滴度异常。

该分类标准的 11 项中，符合 4 项和 4 项以上者，在除外感染、肿瘤和其他结缔组织病后，可诊断 SLE。其敏感性和特异性分别为 95% 和 85%。

对一些特殊类型的 SLE，如以溶血性贫血、血小板减少性紫癜、淋巴结肿大、肾病综合征、关节炎和荨麻疹性血管炎为首发症状或突出表现的 SLE 要提高诊断警惕。

七、治疗

治疗原则一是应个别化，由于 SLE 存有多种亚群，病情轻重不一，应根据每个患者的病情和过去治疗情况制订方案；二是要权衡风险/效果比，有很多药物可以控制 SLE，但均有不同程度的毒性，必须在控制病情活动和药物毒性之间寻求最适宜的药物种类、剂量和疗程。

（一）轻型病

如仅有皮疹、低热或关节症状者只需应用非甾体抗炎药，然该类药物有时可损伤肝细胞，使肾小球滤过率降低，血肌酐上升，对肾病患者须慎用。如无效可选用沙利度胺 100~150 mg/d，维持量 25~50 mg/d，氯喹 250~500 mg/d 或羟氯喹 400 mg/d 或雷公藤制剂。也可用小剂量的糖皮质激素如泼尼松 15~20 mg/d。

（二）重型病

1. 糖皮质激素

糖皮质激素是目前治疗重症自身免疫性疾病的首选药物，可显著抑制炎症反应，抑制中性粒细胞向炎症部位趋附，抑制中性粒细胞和单核细胞的吞噬功能及各种酶的释放，具有抗增殖及免疫抑制作用，对淋巴细胞有直接的细胞毒作用，也可调整各种细胞因子水平，抑制抗原抗体反应。

适合使用的情况：①急性或亚急性发作，有中等度发热或高热，关节痛和（或）病变迅速累及浆膜、心、肺、肝、肾、造血器官和其他脏器组织者；②慢性病例如伴有明确的进行性内脏损害者。

泼尼松的剂量为 0.5~1.5 mg/（kg·d），如发热不太高（36.8~38.5℃），内脏损害相对较轻或中等度者可用泼尼松 20~40 mg/d，重症病例可用泼尼松 40~60 mg/d，个别病情笃重者可以用泼尼松 60~80 mg/d，甚至 120 mg/d。如初量已够，则在 12~36 小时内退热，1~2 日内关节痛消失，发热引起的毒性症状明显好转。若 2 日内无好转，应将原剂量再增加 25%~100%，直到症状有明显缓解为止。一旦病情好转稳定 2 周左右，则可开始逐步减量直至维持量 5~15 mg/d。

脉冲疗法：采用上述剂量糖皮质激素效果不明显时或发生狼疮危象（指病情进展迅速，急进性肾炎，迅速发展的肾功能不全，大量心包积液，弥散性出血性肺泡炎和急性重症肺间质病变，重症血小板减少性紫癜，严重心肌损害和 SLE 脑病，尤其是癫痫大发作、蛛网膜下腔出血及昏迷的病例），可改用脉冲疗法，以甲泼尼龙 1 g，加入 500 mL 注射液中静脉滴注，3 小时内滴完为妥，不宜太快，连续用 3 日，然后泼尼松 100 mg/d，3~4 周内递减至维持量；需要时可于 2 周后重复 1 个疗程。

2. 免疫抑制剂

糖皮质激素合用免疫抑制剂治疗 SLE，无论以肾衰竭进展的速度或以病死率来衡量，效果皆明显优于单用糖皮质激素者，故对免疫抑制剂适应证者使用宜早不宜晚。

适合使用的情况为：①单独使用糖皮质激素无效；②对长期大量糖皮质激素治疗不能耐受；③为了更有效地控制 SLE 中的某些病损如狼疮性肾炎；④狼疮危象，在狼疮危象时常与甲泼尼龙冲击疗法合用；⑤急性症状得到控制后为了进一步减少激素维持量或更顺利地逐渐递减激素。

（1）环磷酰胺：很多学者就环磷酰胺于 SLE 中的应用曾提出不少方案，大致可归纳为下列 3 种方式。①持续中等剂量给药，每周 400~600 mg，分 2~3 次静脉注射，或每日 100~200 mg 口服，起效总量 4~6 g，有达 12 g 者，有效率 60% 左右。②大剂量冲击疗法，用法为 0.5~1 g/m²，60 分钟内滴完，每月 1 次，共 6 个月，保持白细胞在 (1~3) ×10⁹/L，以后继续每 3 个月 1 次，至少 2 年。③小剂量冲击疗法，即 400 mg，静脉注射，每 2 周 1 次，连续 3 个月，然后改为每 4 周 1 次，连续 6 个月，该法与大剂量冲击疗法治疗 9 个月后相比，两组患者的 SLE 病情活动性指标评分均有明显改善，疗效无明显差异，但小剂量冲击组的不良反应发生率显著低于大剂量冲击组。本药常见的不良反应为白细胞减少、胃肠道功能障碍、肝脏损害、继发感染等，长期应用可引起不育、畸胎，削弱免疫作用而发生癌肿。

（2）环孢素 A（CsA）：不少学者认为 CsA 治疗狼疮性肾炎有较好疗效，能缓解症状，减少蛋白尿，减轻肾病理改变，改善肾功能。有报道 CsA 对部分常规治疗无效的，所谓难治性狼疮性肾炎如膜性肾小球肾炎仍可有一定疗效。初始剂量以 3~3.5 mg/（kg·d）为宜（1 次或分 2 次口服），如经 4~8 周无效，可间隔 1~2 个月增加 0.5~1 mg/（kg·d），最大剂量为 5 mg/（kg·d），适用于经其他药物治疗无效的患者。服药期间应注意肝、肾、神经系统毒性及高血压等。肿瘤发生率较一般人群显著增高。

吗替麦考酚酯（MMF）：肝肾毒性小。凡有肝肾损害的狼疮性肾炎、合并病毒性肝炎的狼疮性肾炎，对上述治疗无效或忌用者，免疫抑制剂应首选 MMF。初始剂量为 1.5 g/d，分 2 次口服，病情缓解后改为 0.5~1.0 g/d，疗程大于 6 个月。主要的不良反应有胃肠道症状、白细胞减少、易伴发感染、高血钾和肌痛等。

（3）来氟米特（leflunomide）：为一新型免疫抑制剂，对 SLE 有一定治疗作用，先予以 100 mg/d 的负荷量，用 3 日，接着给予 20 mg/d 的维持量。常见不良反应为胃肠道功能紊乱、高血压、白细胞减少和一过性转氨酶升高。个案报道可出现肺纤维化。

有时单用一种免疫抑制剂治疗狼疮性肾炎的疗效不甚满意，特别是在 V 型或 V+IV 型或 V+III 型狼疮性肾炎。因狼疮性肾炎的发生机制涉及免疫的多个方面，免疫复合物在肾组织内沉积的形式和部位各异，而各种免疫抑制剂的作用部位各不相同。有的作用于 Th1，有的作用于 Th2；有的作用于细胞繁殖周期早期，有的作用于细胞繁殖周期后期。因此，有学者推出多靶点治疗方法。多靶点治疗是联合应用多个免疫抑制剂，由于药物剂量较单一用药时剂量小，故不仅疗效好，不良反应反而少，耐受性更好。

3. 免疫调节剂

使低下的细胞免疫功能恢复正常，如左旋咪唑、胸腺素、转移因子等。

4. 大剂量静脉输注免疫球蛋白

本法是一项强有力的辅助治疗措施，适用于狼疮危象、激素或免疫抑制剂治疗无效、合并全身严重感染和 SLE 患者妊娠伴抗磷脂抗体综合征等情况。有学者认为本法确有救急作用，能赢得抢救时机。方法为 400 mg/（kg·d），连续 3~5 日，静脉滴注。作用机制迄今尚未完全明了，一般认为系封闭单核—巨噬细胞系统及 B 淋巴细胞，清除肾组织免疫复合物，充当活化补体成分的受体，与循环免疫复合物或感染性抗原形成不溶性免疫复合物等。

5. 血浆置换疗法

其原理是除去特异性自身抗体、免疫复合物及参与组织损伤的非特异性炎症介质如补体、C 反应蛋白、纤维蛋白原，并能改善单核—巨噬细胞系统清除循环免疫复合物的能力，一般在多脏器损害、激素效果不明显、器质性脑病综合征、全血细胞减少及活动性肾炎等重症病例进行。一般每次置换 1~1.5 L，每周 2~6 L，分 2~3 次进行，持续 2~3 周。由于血浆置换后可有"抗体反跳"现象，故于血浆置换后的代偿期内要给予环磷酰胺，以便得到较长期的好转。

6. 透析疗法与肾移植

晚期肾损害病例伴肾衰竭，如一般情况尚好，可进行血液透析或腹膜透析，除去血中尿素氮及其他有害物质，以改善氮质血症等情况。肾移植需在肾外损害静止时进行，用亲属肾作移植，2 年存活率为 60%~65%；用尸体肾移植，2 年存活率为 40%~45%。

7. 造血干细胞移植选择

对象为难治性 SLE 患者，入选有严格标准：①危及生命的 SLE 患者，抗环磷酰胺的 III 型或 IV 型肾小球肾炎，不能控制的血管炎（肺、心、脑），依赖输血的血细胞减少症；②常规治疗 3 个月无效，包括用大剂量糖皮质激素和细胞毒药物；③所有器官有足够功能，可耐受整个移植过程所引起的不良反应。本法费用昂贵，缓解期能持续多久，能否使部分 SLE 得到根治，尚待进一步研究。

8. 生物制剂

目前尚处研究阶段，主要从以下几方面入手：①阻断 T 细胞的活化和 T-B 细胞间的协同作用；②抑制抗 dsDNA 抗体的产生；③抑制抗 dsDNA 抗体的沉积；④抑制补体的激活和沉积；⑤调节细胞因子产生。其中抗 CD20 单抗（利妥昔单抗）最引人注目，该药是直接针对 B 淋巴细胞的单克隆抗体，临床研究表明它对难治性 SLE 如中枢神经系统、肾脏、血液系统受累及血管炎有效，近 66% 的患者有满意的效果。

9. 伴抗磷脂抗体综合征的治疗

原发病变 SLE 的治疗按前述方案进行。针对动、静脉血栓形成，一般可采用肠溶阿司匹林 100~300 mg/d，有抑制 TXA_2 的作用；但对曾有血栓形成的患者，应用华法林使凝血酶原时间维持在 25~30 秒，以防止复发。

10. 缺血性骨坏死的治疗

早期患者应尽量减少糖皮质激素用量，保护关节不受各种重力，并可试用骨髓减压术。股骨头坏死的晚期病例需要股骨头置换或全髋关节置换手术。

11. 中医中药

根据辨病与辨证相结合，本病可分成热毒炽盛、阴虚血虚、阴阳二虚、毒邪攻心、肝郁血瘀等型施治。热毒炽盛型相当于急性和亚急性病例，治宜清热解毒、滋阴凉血，方用清热地黄汤加减；阴虚血虚型相当于轻度活动病例，治宜养阴补血、凉血解毒，方用知柏地黄汤加减或大补阴丸。阴阳二虚型见于肾病病例，治宜滋阴壮阳，方用二仙汤和右归饮加减。毒邪攻心型见于心脏受累病例，治宜养心安神、气血二补，方用养心汤加减。肝郁血瘀型见于肝脾大病例，治宜疏肝理气、活血化瘀通络，方用逍遥散加减。

此外，针刺疗法对皮疹、关节痛和消肿，音频电疗对消炎、消肿和止痛均有一定疗效。雷公藤制剂、红藤制剂以及复方金荞片均可应用，特别前者为一有相当疗效的抗风湿病药物。

八、临床经过、死亡原因和预后

SLE 急性型起病急骤，出现高热、乏力、肌痛等全身症状，颜面红斑显著（有些可无皮疹），伴有严重中毒症状，同时多种脏器受累，迅速发展，出现功能衰竭，预后差，目前临床已较少见；亚急性型起病缓慢，早期表现多为非特异性症状，可有发热、中等度全身症状，多种脏器受损，实验室检查异常，病程反复迁延，时轻时重；慢性型指盘状损害，起病隐袭，病变主要局限于皮肤而累及内脏少，病程进展缓慢，预后良好。

虽然 SLE 目前尚无法根治，但是随着诊治水平的提高，患者的预后已有了很大的改善。复旦大学附属华山医院随访 566 例住院 SLE 患者，以发病时间为计算起点，其 1 年、5 年和 10 年总体生存率分别为 93%、73% 和 60%，20 世纪 80 年代以后发病的患者，其生存率明显较 20 世纪 50 年代和 60 年代者高。病死率逐年下降，其中死于 SLE 本身病变者占 48.18%，尿毒症占第一位，心力衰竭次之，中枢神经系统病变再次之；而由各种并发症死亡者占 51.82%，较直接病变致死的为高，其中尤以死于各种继发感染如细菌性肺炎和败血症的为多。

糖皮质激素的应用可影响机体对感染的抵抗力，糖皮质激素的应用时间和剂量与感染率相关，泼尼松剂量在 30 mg/d 以上感染急剧上升。糖皮质激素本身尚能引起上消化道出血和胃肠道穿孔导致死亡。

此外，有的 SLE 患者早期出现的症状千变万化，尤其无皮肤损害的病例，容易误诊。随着免疫学诊断技术的进展，临床医生对本病诊断警惕性的提高，使本病能早期诊断，合理治疗，今后无疑会显著提高 SLE 患者的存活率。

九、预防

（1）树立乐观情绪，正确地对待疾病，建立战胜疾病的信心，生活规律化，注意劳逸结合，适当休息，预防感染。

（2）去除各种诱因，包括精神刺激、慢性感染病灶等，避免刺激性的外用药物及一切外来的刺激因素。

（3）避免日光暴晒和紫外线等照射，特别在活动期，需要时可加涂防日光药物，如 3% 奎宁软膏、复方二氧化钛软膏、对氨安息香酸软膏等，其他如寒冷、X 线等过多暴露也能引起本病加剧，不可忽视。

（4）尽可能避免使用一些可能引起药物性狼疮的药物。

（5）患者应节育，活动期须避免妊娠，若有肾功能损害或多系统损害妊娠者，建议早做治疗性流产。

（郭小芳　李云鹏）

第二节　抗磷脂综合征

抗磷脂综合征（antiphospholipid syndrome，APS）是一组由抗磷脂抗体（antiphospholipid antibody，APA）介导或与之密切相关的临床综合征。主要临床表现为反复动静脉血栓、病态妊娠（反复流产、死胎）和血小板减少等症状。这些症状单一出现或多个共同存在。Moore 等于1952年发现"梅毒血清反应生物学假阳性"（biological false positive serological test for syphilis，BFP-STS）的患者患有 SLE 或其他结缔组织病的概率较高（5%～19%）。Conley 等发现了循环抗凝物，以后称为狼疮抗凝物（lupus anticoagulant，LA）。1983～1985年，Hughes 等建立抗心磷脂抗体（anticardiolipin antibody，ACA）的检测方法，并对该病进行了系统研究，于1987年定名为现在临床上统一的名词"抗磷脂综合征"。APS 临床上可分为原发性 APS（primary antiphospholipid syndrome，PAPS 或 1 度 APS）及继发性 APS（secondary antiphospholipid syndrome，SAPS 或 2 度 APS），后者可继发于 SLE、类风湿关节炎（RA）、系质性硬化 SS 等结缔组织病。另有一种较少见的临床类型称为恶性 APS，表现为在短期内（几日到几周内）进行性出现大量血栓形成，累及中枢神经系统、肾、肺和心脏等重要器官，并可造成器官衰竭及死亡。

一、病因和发病机制

APS 的病因尚不清楚，目前认为是遗传和环境相互作用的结果，吸烟、高脂血症、口服避孕药常能诱发并加重病情。有报道 APS 患者存在家族聚集倾向，遗传发病因素具有高度异质性和多因素，ACA 阳性的 APS 患者中 HLA-DR4、DR7、DRw53 和 DQB1* 0302 频率明显增高。不同种族和人群的分布情况不尽一致。有些研究表明该疾病与补体 C4a、C4b 等位基因缺陷有关。

APS 的病理基础为体内凝血机制异常而导致血栓的形成。过去认为 APA 的靶抗原主要是各种阴性磷脂，但自1990年起许多研究发现直接针对磷脂的 APA 多见于感染性疾病，而血栓和病态妊娠的 APA 所识别的抗原为血浆中 β_2-GPI。近10年研究发现多种凝血相关蛋白可以成为 APA 的靶抗原，包括凝血酶原、蛋白 C、蛋白 S、膜联蛋白 V（annexin V）、缓激肽原、组织型纤溶酶原激活物（t-PA）、纤溶酶原、纤溶酶和抗凝血酶等。尽管 APA 在体内外诱导血栓形成被许多学者反复证实，但 APA 导致凝血异常的确切机制目前仍有争论，认为可能与以下机制有关。

1. APA 对血管内皮细胞的影响

抗 β_2-GPI 抗体可作用于血管内皮细胞表面的硫酸乙酰肝素（HS）、膜联蛋白 II 和 β_2-GPI，并通过 TLR（Toll like receptor）活化内皮细胞核内转录因子 NF-κB，上调黏附分子 ICAM-1、VCAM-1 的表达和早期炎症介质 IL-1β、TNF-α、IL-6 的分泌，进一步诱导组织因子（TF）的表达，在细胞膜上形成 TF-凝血因子VII复合物，启动外源性凝血通路。另外，

APA 与血管内皮的磷脂结合后，使内皮细胞功能受损，PGI_2 合成减少，同时激活血小板并促使 TXA_2、ET-1 释放，导致 TXA_2/PGI_2 比例失衡，最终血管收缩、血流缓慢、抗血小板凝集功能减弱而血栓形成。

2. APA 促进凝血

目前发现的 APA 识别凝血通路上的多种抗凝成分，导致血栓形成：①APA 与蛋白 C、蛋白 S 结合，阻断蛋白 C 抗凝系统；②结合 t-PA、纤溶酶原和纤溶酶，阻断纤溶系统；③结合$β_2$-GPI、凝血酶原/凝血酶和凝血因子Ⅺ，$β_2$-GPI 抑制因子Ⅺ被因子Ⅻa 和凝血酶活化，抗$β_2$-GPI抗体则能促进因子Ⅺ和血小板的活化；抗凝血酶抗体结合凝血酶表面的肝素结合位点，增加凝血酶的稳定性，与抗凝血酶抗体一样，可延长凝血酶的半衰期。这些抗体都直接促进内源性或外源性凝血通路，抑制蛋白 C 系统和纤溶系统，促进血栓形成和病态妊娠。

二、临床表现

APS 临床表现多变复杂，累及多个系统，涉及包括风湿科、血液科、神经科、皮肤科、眼科、妇产科和血管外科在内的众多学科的一种临床综合征，但血管栓塞和产科病态妊娠仍是主要临床表现。

1. 血栓形成

APS 的血栓临床表现见表 7-1。深静脉血栓比动脉血栓多见，深静脉血栓的发生率为32%，浅静脉血栓性静脉炎为 9%，肺栓塞为 9%。静脉血栓形成最常见部位是小腿，而肺、锁骨下静脉、颈静脉、四肢、脑、肾、肝和视网膜的静脉也可受累。动脉血栓形成最常见的部位是脑，有 13% APS 发生脑卒中，短暂性脑缺血发作占 11%，多梗死灶性痴呆占 2.5%，而肾、视网膜、肠系膜、冠状动脉和搭桥移植物血管处都有报道发生动脉血栓。皮肤小血管受累导致网状青斑、腿部溃疡、肢端溃疡和表皮坏死。

表 7-1　APS 的血栓临床表现

累及血管	临床表现
静脉	
肢体	深静脉血栓
脑	中枢静脉窦血栓
肝	
小静脉	肝大，转氨酶升高
大静脉	布—加综合征
肾	肾静脉血栓
肾上腺	中央静脉血栓，出血、梗死，艾迪生病
肺	肺血管栓塞，毛细血管炎，肺出血，肺动脉高压
大静脉	上/下腔静脉综合征
皮肤	网状青紫，皮下结节
眼	视网膜静脉血栓
动脉	
肢体	缺血性坏死

累及血管	临床表现
脑	
大血管	脑卒中，短暂性脑缺血发作，Sneddon 综合征
小血管	急性缺血性脑病，多发性脑梗死性痴呆
心脏	
大血管	心肌梗死，静脉搭桥后再狭窄
瓣膜	Libman-Sacks 心内膜炎、非细菌性血栓性心内膜炎
急性	循环衰竭，心脏停搏
慢性	心肌肥厚，心律失常，心动过缓
肾	
大血管	肾动脉血栓，肾梗死
小血管	肾血栓性微血管病
肝	肝梗死
主动脉	
主动脉弓	主动脉弓综合征
腹主动脉	附壁血栓
皮肤	指端坏疽
眼	视网膜动脉和小动脉血栓

APS 通常有反复血栓形成。一项多中心大型研究表明，反复血栓的发生率为 29%，死亡率为 10%，对于患者血栓发生在动脉或静脉循环的决定因素尚不明确。

（1）中枢神经系统：中枢神经系统动脉血栓常见表现是脑卒中和短暂性脑缺血发作。APS 可有单支或多支血管受累，常反复发作，导致暂时或永久性神经障碍缺陷和功能紊乱。如果年轻患者发生脑血管病，应高度怀疑 APS。年龄<45 岁就发生脑卒中的患者中有 25%是由于 APS。随访 10 年中有 20%的 APS 患者发生脑卒中，14%发生短暂性脑缺血发作。一项前瞻性研究发现，30%的 APS 患者有反复发作的脑卒中。尽管缺血性脑卒中是诊断 APS 唯一的神经系统表现，然而也有个例报道其他神经系统受累表现，如偏头痛、舞蹈症、运动失常、癫痫、脱髓鞘病变、骨髓病、吉兰—巴雷综合征、暂时性延髓性麻痹和大脑假肿瘤等。

（2）眼：原发性和继发性 APS 均可有眼部缺血表现，有缺血性眼部神经病变、侧支和中央视网膜动脉阻塞、睫状体视网膜动脉阻塞、混合性动静脉阻塞及一过性黑矇。

（3）肺：1/3 反复深静脉血栓形成的患者可发生肺栓塞和肺梗死。原发性 APS 在临床上出现肺动脉高压症状的占 3%，其中轻型肺动脉高压占 16%。严重肺动脉高压可导致三尖瓣功能障碍和右心衰竭。反复肺栓塞是造成 APS 肺动脉高压的原因。慢性血栓性肺动脉高压患者中有 10%~50%APA 阳性。有报道急性呼吸窘迫综合征、肺泡出血和纤维性肺泡炎都与 APA 相关。

（4）皮肤：深静脉血栓和浅表血栓性静脉炎是 APS 常见的阻塞表现。网状青斑也多见，其部位通常比较固定，并随天冷而加重。Sneddon 等报道一组患者有痴呆和网状青斑，有时也有高血压。这些 Sneddon 综合征患者中一部分并发有 APA，其发生痴呆的原因可能是多发性脑梗死。其他与 APA 相关的皮肤损害有青斑样血管炎、皮肤结节、坏死性紫癜、慢性腿部溃疡、外周坏疽和 Dego 病（恶性萎缩性丘疹）。

（5）肾上腺：APS 可发生肾上腺功能减退。半数患者急性起病，发病可早于深静脉血栓。肾上腺缺血后出血导致腺体坏死及艾迪生病也是 APS 的临床表现。

（6）肾：APS 可有肾动脉或静脉血栓，有时是双侧性。有狼疮抗凝物的 SLE 患者发生肾小球血栓的机会增加。血栓性微血管性肾病在 APS 中得到证实。临床表现有少量蛋白尿，而有的则可能发展为肾病综合征、恶性高血压，甚至肾衰竭。

（7）肝和肠道：APA 是发生布—加综合征的常见原因。有报道因肠系膜血管血栓引起广泛的肠道梗死可以是 APS 的首发表现。

2. 血小板减少

早期报道就表明血小板减少是 APS 的特征之一。对 869 例 SLE 患者参加的 13 个回顾性研究表明，有 APA 的患者血小板减少更为普遍。70%～80% 有血小板减少的 SLE 患者存在 APA。22% APS 患者在发病时就有血小板减少，30% 的患者在以后随访的 10 年中出现。同时也有 10% 的患者并发 Coombs 试验阳性的溶血性贫血。SLE 并发有血栓性血小板减少性紫癜（TTP）时亦与 APA 有关。

3. 病态妊娠

胎盘血管的血栓导致胎盘功能不全，可引起习惯性流产、胎儿宫内窘迫、宫内发育迟滞或死胎。典型 APS 流产常发生于妊娠 10 周后，但亦可发生得更早，这与 ACA 的滴度无关。APS 孕妇可发生严重并发症，早期可发生先兆子痫，亦可伴有溶血、肝酶升高及血小板减少，即 HELLP（hemolysis elevated liver enzymes and low platelets）综合征。

4. 恶性抗磷脂综合征

恶性抗磷脂综合征的名称用来定义发生多脏器衰竭、加速性的 APS。这些患者同时或 1 周内相继出现 3 个以上部位或脏器的栓塞表现，组织学上有多发性小血管阻塞，有时为大血管血栓形成，并具有高滴度的 APA。恶性抗磷脂抗体综合征少见，发生率 <1%，但治疗后的死亡率仍高达 50%。感染常是促进因素。

三、辅助检查

1. 狼疮抗凝物（LA）

LA 是一种作用于凝血酶原复合物（Ⅹa、Ⅴa、Ca^{2+} 及磷脂）及 Tenase 复合体（因子Ⅸa、Ⅷa、Ca^{2+} 及磷脂）的免疫球蛋白，在体外能延长磷脂依赖的凝血试验时间。LA 是异质性的，易受抗凝治疗的影响，因此，检测 LA 是一种功能试验，有活化部分凝血活酶时间（APTT）、白陶土凝集时间（KCT）和蛇毒试验（dRVVT）等，以 dRVVT 最为敏感，结合多种筛选试验，有助于提高 LA 的检出率。

2. ACA

检测方法是以心磷脂为抗原检测 APA 的间接 ELISA 法，国际上对 IgG 和 IgM 型的 ACA 检测结果的表述单位为 GPL（1 μg/mL 纯化的 IgG 型 ACA 的结合抗原活性）和 MPL（1 μg/mL 纯化的 IgM 型 aCL 的结合抗原活性）。

3. 抗 β_2-GPI 抗体

目前用 β_2-GPI 为抗原的 ELISA 方法检测。一般认为其与血栓发生的相关性要比 ACA

强，假阳性低，诊断 APS 的敏感性与 ACA 相仿。

其他与 APS 有关的抗体如抗凝血酶原/凝血酶抗体、抗磷脂酰丝氨酸抗体和抗 t-PA、抗纤溶酶抗体等的临床意义有待进一步临床研究。

四、诊断和鉴别诊断

APS 的临床诊断可参照 2006 年澳大利亚悉尼第 11 届抗磷脂抗体综合征国际研讨会提出的 APS 修订分类标准（表 7-2）。诊断 APS 必须具备至少 1 项临床标准和 1 项实验室标准，并应避免临床表现和 ACA 阳性之间的间隔<12 周或>5 年。如患者临床上还存在其他自身免疫性疾病时（如 SLE 等），则诊断为继发性 APS。

表 7-2　APS 的分类标准

临床标准	实验室标准[5]
（一）血管栓塞[1] 　　任何器官或组织发生 1 次以上[2]的动脉、静脉或小血管血栓[3]，血栓必须被客观的影像学或组织学证实。组织学还必须证实血管壁附有血栓，但没有显著炎症反应 （二）病态妊娠 1. 发生 1 次以上的在 10 周或 10 周以上不可解释的形态学正常的死胎，正常形态学的依据必须被超声或被直接检查所证实 2. 在妊娠 34 周前因严重子痫或先兆子痫或严重胎盘功能不全[4]所致 1 次以上的形态学正常的新生儿早产 3. 在妊娠 10 周以前发生 3 次以上不可解释的自发性流产，必须排除母亲解剖、激素异常及双亲染色体异常	1. 血浆中出现 LA，至少发现 2 次，每次间隔至少 12 周 2. 用标准 ELISA 在血清中检测到中、高滴度的 IgG、IgM 类 aCL 抗体（IgG 型 ACA>40 GPL，IgM 型 ACA>40 MPL 或>99 的百分位数）；至少 2 次，间隔至少 12 周 3. 用标准 ELISA 在血清中检测到 IgG、IgM 型抗 β_2-GPI 抗体，至少 2 次，间隔至少 12 周（滴度>99 的百分位数）

注　①当共存遗传性或获得性引起血栓的因素时也能诊断 APS，但应注明（a）存在；（b）不存在其他引起血栓的因素。危险因素包括：年龄（男性>55 岁，女性>65 岁）；存在已知的心血管危险因素（如高血压、糖尿病、低密度脂蛋白升高、高密度脂蛋白降低、胆固醇升高、吸烟、心血管病早发的家族史、体重指数≥30 kg/m²、微量白蛋白尿、肾小球滤过率<60 mL/min）、遗传性血栓倾向、口服避孕药、肾病、恶性肿瘤、卧床和外科手术。因此，符合 APS 分类标准的患者应该按照血栓发生的原因分层。②过去发生的血栓可以认为是一项临床标准，但血栓必须是经过确切的诊断方法证实的，且没有其他导致血栓的病因。③浅表静脉血栓不包括在临床标准中。④通常可普遍接受的胎盘功能不全包括 4 个方面：a. 异常或不稳定的胎儿监护试验，如非应激试验阴性提示有胎儿低氧血症；b. 异常多普勒流量速度波形分析提示胎儿低氧血症，如脐动脉舒张末期无血流状态；c. 羊水过少，如羊水指数≤5 cm；d. 出生体重在同胎龄儿平均体重的第 10 个百分位数以下。⑤强烈推荐研究者对 APS 患者进行分型：Ⅰ，1 项以上（任意组合）实验室指标阳性；Ⅱa，仅 LA 阳性；Ⅱb，仅 aCL 阳性；Ⅱc，仅抗 β_2-GPI 抗体阳性。

尽管没被列入分类标准，有以下情况应考虑 APS 可能：①心脏瓣膜病；②网状青斑；③血小板减少；④肾脏病；⑤神经精神症状；⑥IgA 型 aCL、IgA 型抗 β_2-GPI 抗体阳性；⑦针对其他磷脂如磷脂酰丝氨酸的抗体等。

五、治疗

对于 APS 的治疗，目前尚无统一的或得到公认的治疗方案。其根本原因是该疾病的发病机制仍未明确。虽然 APA 与患者的血栓等临床表现的相关性已得到许多研究的证明，但

APA 的水平与临床表现并非一致，有些患者有高滴度的 APA，但无血栓发生；有些患者有反复的血栓，但 APA 的滴度很低。目前认为 APS 的治疗原则是在治疗原发病的基础上进行对症治疗和防治血栓、病态妊娠的再发。目前的治疗可参照表 7-3。

表 7-3　APS 伴中、高滴度 APA 患者的治疗方案

临床情况	治疗
无症状	不治疗，或 ASA 75 mg/d
可疑血栓	ASA 75 mg/d
反复静脉血栓	华法林，INR 2.0~3.0，无限期
动脉血栓	INR 3.0，无限期
初次妊娠	不治疗，或 ASA 75 mg/d
单次流产，<10 周	不治疗，或 ASA 75 mg/d
反复流产，或 10 周以后流产，无血栓	妊娠全过程及产后 6~12 周小剂量肝素（5 000 U，每日 2 次）
反复流产，或 10 周以后流产，血栓形成	妊娠全过程肝素治疗，产后用华法林，无效可加用丙种球蛋白治疗
网状青斑	不治疗，或 ASA 75 mg/d
血小板>50×10^9/L	不治疗
血小板<50×10^9/L	泼尼松 1~2 mg/kg

注　引自 Lockshin MD. Antiphospholipid syndrome（Kelley 风湿性疾病学第 6 版），略作修改。ASA，阿司匹林；INR，国际标准化比值。

（一）APA 阳性的无症状患者的治疗

目前认为 APA 阳性的无症状患者临床上可以不治疗或选用小剂量阿司匹林进行预防性治疗。另外，戒烟和不用口服避孕药对于降低血栓的发生有重要意义。一些前瞻性研究认为羟氯喹可以降低血栓的发生率，其机制可能与其可以降低疾病的活动度和 APA 滴度相关。

（二）血栓的治疗

血栓形成的治疗分为急性期（早期）、器官血循环重建和预防血栓再形成的。

1. 急性期（早期）

可应用肝素阻断血栓的继续形成，常采用皮下注射肝素 5 000 U，每 6 小时 1 次，或静脉间歇性应用肝素 5 000 U，使患者血液的部分凝血活酶时间维持在正常值的 2~2.5 倍，以及尽早采取溶栓治疗，其对于心、脑等重要器官的功能恢复尤为重要。在病情得到及时控制后，可根据累及的器官情况而采取不同的介入治疗，如血管成形术或冠状动脉搭桥术等。

2. 预防血栓再形成

此为 APS 治疗的关键。APS 临床表现较多，由于目前临床上缺少多中心对照研究，仍无统一的治疗方案。有些研究者认为抗凝治疗使 INR 控制在≥3.0 应成为预防血栓再发生的"标准疗法"。另有一些研究表明，低强度抗凝治疗即使 INR 控制<3.0，甚至<2，同样可以有效地预防血栓的发生。现有的研究一般未把动脉和静脉血栓的治疗进行分组观察，且有些患者可以交叉发生动脉和静脉血栓，因此，这也是目前治疗观点分歧的原因之一。

对于静脉血栓后 APS 患者的治疗，长期口服抗凝剂比短期服用 6 个月的效果好，建议终身抗凝治疗，但对每个具体患者应该仔细权衡利益与风险。

最常见的动脉事件是脑卒中和短暂性脑缺血发作，再者是心肌梗死和外周动脉血栓形成。反复动脉血栓带来很高的死亡率与致病率。重要的是，如果发现存在其他已知的危险因素，如吸烟、高血压、糖尿病、高胆固醇血症、高半胱氨酸血症等，必须去除或采取措施。有关 APS 脑卒中或短暂性脑缺血发作的再预防，目前还缺乏很好的前瞻性随机性研究的数据报道。但是，由于其高复发性及反复脑卒中造成的死亡或严重病损，长期口服抗凝剂已被普遍接受。对经良好抗凝治疗仍有血栓发生的患者，可加用羟氯喹。

（三）病态妊娠的治疗

胎盘血管的血栓导致妊娠早期流产或中、晚期死胎。原发性 APS 是非血管炎性病变，一般不需用激素及其他免疫抑制剂治疗，而继发性 APS 则应根据病情酌情应用。

虽然至今仍未有严格的前瞻、随机的对照性研究报道，但有些学者进行了相关的研究。对于仅有 APA 阳性而无任何临床症状的初孕妇，一般主张给予小剂量阿司匹林治疗。而对于 APA 阳性且既往有血栓史的初孕妇，主张给予阿司匹林加肝素治疗。Rai 等对比研究了单用阿司匹林与阿司匹林+肝素（每次 5 000 U，每日 2 次）对 APS 流产（治疗前有 3 次以上流产史）的疗效，成功分娩率分别为 42% 和 71%。

目前对 APS 引起多次流产患者的治疗倾向于使用阿司匹林+肝素，一般认为 APS 的诊断确立后（妊娠前）即可用阿司匹林治疗，一旦确认妊娠即用阿司匹林 75 mg/d+小剂量肝素（2 500~5 000 U 皮下注射，每日 2 次），使凝血酶原时间延长 1.5 倍，维持到分娩前 24~48 小时。如上述治疗无效，应检查患者的胎盘，如胎盘中有血栓，可增加肝素的用量至每次 10 000 U，每日 2 次。大剂量静脉注射用免疫球蛋白（IVIg）可用于治疗顽固性病例（对常用药物激素、阿司匹林、肝素等治疗反应不良）。有报道顽固性流产患者应用 IVIg 400 mg/d，每个月连用 5 日，取得分娩成功。

（四）血小板减少的治疗

血小板减少的治疗应个体化。在治疗原发病的基础上，血小板 $>50×10^9/L$ 的轻度血小板减少而不并发血栓的患者可以观察病情转归；有血栓而血小板 $<100×10^9/L$ 的患者要谨慎抗凝治疗；血小板 $<50×10^9/L$，一般暂不用抗凝治疗，在用糖皮质激素的同时可使用大剂量静脉丙种球蛋白（400 mg/kg）注射，待血小板上升后再进行抗凝治疗。羟氯喹有抗血小板作用，并成功用于髋关节置换术后预防深静脉血栓和肺栓塞。它作为一种安全、不良反应极小的药物，用于不适宜口服抗凝剂的患者作为预防药物。

（五）恶性 APS 的治疗

恶性 APS 的原因可能与停用抗凝治疗、感染和疾病活动所诱发。在大样本研究中使用多种治疗方法，生存率 ≤50%。一项纳入 130 例恶性 APS 患者的研究显示，在不同的治疗中只有抗凝剂对避免死亡有显著作用。但很少有患者只使用抗凝剂作为唯一的治疗药物。除抗凝治疗外，联合激素、环磷酰胺、血浆置换和大剂量丙种球蛋白治疗以降低或去除抗体，可提高患者的生存率。

（六）实验性治疗

基于 APA 所识别的主要抗原——β_2-GPI 的抗原表位设计的免疫耐受原用于治疗 APS，

目前处在 II 期药物试验阶段。自身干细胞移植亦有用于 APS 治疗的报道，但长期随访的资料仍不多，从短期的随访结果来看有部分患者有血栓的复发。

（付 饶 余 波）

第三节 多发性肌炎和皮肌炎

多发性肌炎（polymyositis，PM）和皮肌炎（dermatomyositis，DM）是一组主要累及横纹肌，以慢性非化脓性炎症为特征的自身免疫性结缔组织病。前者仅有肌肉病变而无皮肤损害；后者常具特征性皮肤表现，常又称皮肤异色性皮肌炎。本病属于特发性炎症性肌病（idiopathic inflammatory myopathy，IIM）范畴。临床上多见对称性四肢近端肌群和颈部肌群肌痛及肌无力，血清肌酶升高，肌电图示肌源性损害，肌肉活检病理示肌肉炎症。作为系统性疾病，PM/DM 常侵犯全身多个器官，出现多系统损害，部分患者并发其他自身免疫性疾病或伴发恶性肿瘤。

一、病因和病理

（一）病因

病因尚不清楚。目前认为 PM/DM 是在某些遗传易感个体中由免疫介导、感染与非感染环境因素作用所诱发的一组疾病。

1. 遗传

家族发病聚集现象及疾病遗传易感基因的研究表明，遗传因素在 PM/DM 发病中起一定作用。家族发病聚集现象在 PM/DM 中并不多见，可见于同卵双生子、同胞、父母—子女之间。PM/DM 家系中患者一级亲属 PM/DM 发病率增高。目前 PM/DM 遗传易感基因并未明确，但研究表明多种基因与 PM/DM 发病有关，包括 HLA 和非 HLA 遗传易感基因。文献报道，与 PM/DM 发病最为相关的是 HLA-B8、HLA-DR3 和 HLA-DRW52 等基因位点。一些研究强调了遗传因素在炎性肌病发病中的重要性。几乎 50%DM/PM 患者具 HLA-DR3 表型，且总是与 HLA-B8 相关，并且最常见于抗 Jo-1 抗体阳性患者。在肌炎及抗 Jo-1 抗体阳性患者中，HLA-DR52 可高达 90% 以上。临床报道，同卵孪生中同时患 DM，其一级亲属出现高百分比的 ANA，均提示本病有基因遗传倾向。

2. 感染

许多学者发现细菌、病毒、真菌、寄生虫等感染均可造成严重的肌炎症状，因而认为感染因素与 PM/DM 发病相关，以病毒和弓形体更受重视。

（1）病毒感染：研究表明，病毒感染在 PM/DM 发病中起很大作用，多种病毒感染后可以诱发 PM/DM 肌炎症状。PM/DM 患者血清柯萨奇病毒抗体滴度升高；至今已成功应用多种小核糖核酸病毒如柯萨奇病毒 B_1、脑心肌炎病毒 221A、HTLV-1 型病毒等造成肌炎动物模型等。因此，推测小 RNA 病毒感染机体，机体针对外来病毒或病毒酶复合物产生的抗体亦作用于宿主蛋白的同源部位，通过分子模拟机制，诱导机体产生自身抗体，导致一些易感人群发生 PM/DM。

（2）弓形体感染：弓形体感染患者常出现严重肌肉病变，出现 PM/DM 样表现；PM/DM 患者肌肉组织活检有时可见到弓形体，乙胺嘧啶、磺胺等抗弓形体治疗有效。

3. 药物

研究发现肌炎的发生可能与某些药物相关，如乙醇、含氟皮质类固醇激素、氯喹及呋喃唑酮等。药物引起肌炎的发病机制尚不清楚，可能是由免疫反应或代谢紊乱造成。药物引起的肌炎在停药后症状可自行缓解或消失。

4. 肿瘤

PM/DM 常伴发恶性肿瘤。约 20%DM 患者并发肿瘤；PM 并发肿瘤的概率低于 DM，约 2.4%，以 50 岁以上患者多见。肿瘤可在 PM/DM 症状出现前、同时或其后发生，在时间先后顺序上并不像一种因果关系，而更像继发于同一种疾病的两种表现。好发肿瘤类型与正常人群患发肿瘤类型基本相似，常见为肺癌、乳腺癌、胃癌、女性生殖道癌等，因此，很难确定是 PM/DM 诱发的肿瘤还是肿瘤引起 PM/DM 的发生。并发恶性肿瘤的患者常伴高球蛋白血症，提示本病可能与对肿瘤的异常反应有关。有学者提出可能是由肿瘤抗原导致免疫改变引起本病发生，认为肿瘤组织可与 DM 患者肌纤维、腱鞘、血管等有交叉抗原性，后者与相应抗体发生交叉抗原—抗体反应而发病。

本病可发生于任何年龄组，发病有 5~14 岁儿童及 45~64 岁成人两个高峰。成年男女发病比例约为 1：2。伴发肿瘤者平均年龄约 60 岁，而并发其他结缔组织病者平均年龄则在 35 岁。

（二）病理改变

1. 皮肤病变

皮肤病理改变无特异性。初期为水肿性红斑阶段，可见表皮角化，棘层萎缩，钉突消失，基底细胞液化变性，真皮全层黏液性水肿，血管扩张，周围主要为淋巴细胞浸润。在进行性病变中胶原纤维肿胀、均质化或硬化，血管壁增厚，皮下脂肪组织黏液样变性，钙质沉着，表皮进一步萎缩，皮肤附件亦萎缩。

2. 肌肉病变

肌肉组织的主要病理改变为：①局灶性或弥漫性骨骼肌纤维肿胀、破坏、变性（透明变性、颗粒样变性或空泡样变性）、萎缩、横纹消失，肌细胞核增多，可有巨细胞反应等；②肌束间、肌纤维间质、血管周围炎症细胞（淋巴细胞、巨噬细胞、浆细胞为主）浸润；③晚期肌纤维部分消失，可被结缔组织代替，部分肌细胞可再生。DM 最特征性的病理改变为束周萎缩，即肌纤维的萎缩和损伤常集中于肌束周围，横断面上往往见肌束边缘的肌纤维直径明显缩小。

二、发病机制

目前认为 PM/DM 的发病机制与免疫异常、凋亡异常等有关。

1. 免疫机制

目前认为免疫介导机制在 PM/DM 发病中起主要作用。PM/DM 患者均存在细胞免疫和体液免疫异常。其中 PM 较 DM 肌纤维易发生坏死及再生，肌纤维表达 MHC I 类分子，肌纤维中有 CD8$^+$T 细胞浸润，这些 T 细胞能识别迄今未明的内源性肌肉抗原及 MHC I 类抗原，主要浸润于肌内膜处；而 DM 更易使血管受累，发生缺血损伤和肌束萎缩。活动期患者血清中有高滴度补体成分和 C5b-9 膜攻击复合物（MAC）。MAC 及免疫复合物早期沉积于肌内膜毛细血管，导致持续性毛细血管耗损、肌肉缺血、肌纤维坏死和束周萎缩，提示体液免疫在 DM 中占主导地位，PM 则以细胞免疫为主。许多 PM/DM 患者均存在循环自身抗体，有些被称为肌炎特异性自身抗体（MSA）；有些也可见于其他结缔组织病。大多数 MSA 直接针对胞质抗原。现已发现有 8 种 MSA，其中较常见的是抗 tRNA 合成酶抗体，特别是抗 Jo-1 抗体最特异，并认为 Jo-1 产生与 HLA-DR3 有关。其他 MSA 还有抗 PL-12、抗 M1-2、抗 PL-7、抗 SRP 抗体等。患者中发现的 ANA 有抗 RNP、抗 Ro、抗 La、抗着丝点、抗 Scl-70、抗 PM-1、抗 Ku 抗体等。在伴发肿瘤的患者血清中测出抗自身肿瘤的补体结合抗体。以患者肿瘤组织提取液做皮内试验呈阳性反应，且被动转移试验亦为阳性。约 70% 患者血清中可测出免疫复合物。患者骨骼肌血管壁上显示 IgG、IgM 和（或）C3 颗粒状沉积，特别是在 DM 患儿。有研究提示，PM 可能是由淋巴细胞介导的超敏反应所致，在肌肉内发现大量 T 细胞浸润，而血液中抑制性 T 细胞/细胞毒性 T 细胞明显减少。淋巴细胞刺激试验显示，患者淋巴细胞对肌肉抗原的反应增强，其反应指数与临床活动性相关。显然，在 DM/PM 存在不同的免疫机制，有发现在非坏死性肌纤维中细胞浸润主要呈现管周性，B 细胞多于 T 细胞，CD4/CD8 增高；在血液中 DR 细胞及 B 细胞（CD20$^+$ 细胞）增多，而 T 细胞（CD3$^+$ 细胞）减少。这些发现提示体液免疫机制在 PM/DM 发病中起到一定作用。

2. 凋亡

凋亡在 PM/DM 发病中的作用仍有很大争议。有研究发现，PM/DM 病变处可见肌细胞 Fas 表达，浸润的 T 细胞和巨噬细胞 FasL 表达，然而迄今尚无关于凋亡的确切证据。研究表明，PM/DM 中肌细胞及淋巴细胞凋亡缺乏为一显著特征，淋巴细胞凋亡清除障碍可能对本病发生起一定作用。

3. 氧化物

炎症细胞产生的氧化物可直接造成细胞损伤，诱导细胞凋亡。已证实 PM/DM 中肌细胞和入侵炎症细胞可产生大量氧化物，且表达产生氧化物所需的各种酶，可直接损伤 PM/DM 患者肌肉蛋白及收缩功能。由于 PM/DM 中未见肌细胞与炎症细胞凋亡增加，推测体内抗凋亡因子表达上调对抗了凋亡诱导因子的作用。有证据表明，较高浓度的氧化物具有凋亡诱导作用，而较低浓度氧化物则具抗炎、抗凋亡作用。目前关于氧化物在 PM/DM 发病中的作用尚未明确。

4. 其他

免疫反应和并发纤维化可直接导致炎症性肌病患者肌无力症状。此外，其他机制也共同参与，至少起部分作用。已发现一些有肌无力症状的患者，其肌肉组织病理检查未见炎症细胞浸润及肌纤维坏死，用磁共振光谱学研究发现，ATP 耗竭较健康对照者加快，而恢复至基线水平时间延长，经有效治疗后这些指标得以改善，提示存在骨骼肌能量代谢异常。

三、临床表现

多数为隐匿、慢性起病，少数呈急性或亚急性起病。皮肤和肌肉受累是本病两组主要症状。部分患者起病时可伴前驱症状，如不规则发热、雷诺（Raynaud）现象、倦怠、乏力、头痛和关节痛等。临床表现分为肌肉症状、皮肤损害、关节症状及全身症状。

1. 肌肉症状

以机体近端肌群无力为其临床特点，常呈对称性损害，早期可有肌肉肿胀、压痛，晚期出现肌萎缩。多数患者无远端肌受累。

（1）肌无力：几乎所有患者均出现不同程度的肌无力。肌无力可突然发生，并持续进展数周到数月以上。临床表现与受累肌肉的部位有关。肩带肌及上肢近端肌无力表现为上肢不能平举、上举，不能梳头、穿衣；骨盆带肌及大腿肌无力表现为抬腿不能或困难，不能上车、上楼、坐下或下蹲后起立困难；颈屈肌受累可导致平卧抬头困难，头常后仰；喉部肌肉无力造成发声困难、声音嘶哑等；咽、食管上端横纹肌受累引起吞咽困难，饮水发生呛咳，液体从鼻孔流出；食管下段和小肠蠕动减弱与扩张引起反酸、食管炎、咽下困难、上腹胀痛和吸收障碍等，同进行性系统性硬化的症状难以区别；胸腔肌和膈肌受累出现呼吸表浅、呼吸困难，并可引起急性呼吸功能不全。

（2）肌痛：在疾病早期可有肌肉肿胀，约25%的患者出现疼痛或压痛。

2. 皮肤损害

DM除有肌肉症状外还有皮肤损害，多为微暗的红斑。皮损稍高出皮面，表面光滑或有鳞屑。皮损常可完全消退，但亦可残留带褐色的色素沉着、萎缩、瘢痕或白斑。皮肤钙化也可发生，易见于儿童。

（1）眶周水肿伴暗紫红色皮疹，见于60%~80%的DM患者。

（2）Gottron征：皮疹位于关节伸面，多见于肘、掌指、近端指间关节处，也可出现在膝与内踝皮肤，表现为伴有鳞屑的红斑，皮肤萎缩、色素减退。

（3）颈、上胸部"V"区弥漫性红疹，在前额、颊部、耳前、颈三角区、肩部和背部亦可见皮疹。

（4）指甲两侧呈暗紫色充血皮疹、手指溃疡，甲缘可见梗死灶。部分患者双手外侧掌面皮肤出现角化、裂纹，皮肤粗糙、脱屑，与技术工人的手相似，称为"技工手"，在抗Jo-1抗体阳性的PM/DM患者中多见。

（5）雷诺现象、网状青斑、多形性红斑等血管炎表现。慢性患者有时出现多发角化性小丘疹、斑点状色素沉着、毛细血管扩张、轻度皮肤萎缩和色素脱失，称为血管萎缩性异色病性DM。

以上前两种皮损对DM诊断具有特征性。皮损程度与肌肉病变程度可不平行，少数患者皮疹出现在肌无力前。约7%的患者有典型皮疹，始终没有肌无力、肌痛，肌酶谱正常，称为无肌病性皮肌炎。

3. 关节症状

关节痛和关节炎见于约20%的患者，为非对称性，常累及手指关节。由于手部肌肉纤维化、挛缩，可导致手指关节畸形，但X线检查可无关节破坏。

4. 全身症状

约40%的患者有发热。发热可为本病的初发症状，亦可在本病的发展过程中出现，常为不规则低热，在急性患者中可有高热。浅表淋巴结一般无明显肿大，少数颈部淋巴结可成串肿大。心脏累及时可有心动过速或过缓、心房颤动、心脏扩大、心肌损害，甚至出现心力衰竭。亦可有胸膜炎、间质性肺炎。约1/3的患者肝轻度至中度肿大。消化道累及时X线钡餐检查提示食管蠕动差、通过缓慢、食管扩张、梨状窝钡剂滞留。眼肌累及时出现复视，视网膜可有渗出物或出血，或有视网膜脉络膜炎、蛛网膜下腔出血。

约1/4的患者，特别是>50岁的患者可发生恶性肿瘤。DM发生肿瘤多于PM，肌炎可先于恶性肿瘤 2 年左右，或同时或后于肿瘤出现。肿瘤多为实体瘤，如肺癌、胃癌、卵巢癌、宫颈癌、乳腺癌、鼻咽癌及淋巴瘤等。肿瘤切除后肌炎症状可改善。

此外，本病可与 SLE、硬皮病等重叠。

患儿临床特点是发病前常有上呼吸道感染史；无雷诺现象和硬皮病样变化；在皮肤、肌肉、筋膜中可发生弥漫或局限性钙质沉着，较成人为常见；可有血管病变、消化道溃疡和出血。

四、并发症

肺间质病变是 PM/DM 常见的临床表现之一，因为肺间质病变的存在，以及长期使用糖皮质激素、免疫抑制剂治疗，肺部感染成为 PM/DM 最为常见的并发症。肺间质病变及反复发生的肺部感染可导致肺动脉高压，产生相应的临床症状和体征。

五、辅助检查

患者可有贫血、白细胞增多、红细胞沉降率加快、蛋白尿等。其他具有较大临床意义的检查如下。

1. 血清肌酶

95% 以上的 PM/DM 患者在病程某一阶段出现肌酶活性增高，为本病诊断的重要血清指标之一。血清肌酶包括肌酸激酶（CK）、乳酸脱氢酶（LDH）、天冬氨酸氨基转移酶（AST）和醛缩酶（ALD）显著升高。上述肌酶以 CK 最敏感，其主要成分为来自骨骼肌的 CK-MM 同工酶，肌酶活性的增高表明肌肉有新近损伤，肌细胞膜通透性增加。因此，肌酶的高低与肌炎病情的严重程度呈平行关系，可用于诊断、疗效监测及预后的判断。肌酶的升高常早于临床表现数周，晚期肌萎缩后肌酶不再释放。在慢性肌炎和广泛肌肉萎缩患者，即使在活动期，肌酶的水平也可正常。

2. 尿肌酸

生理状态下肌酸在肝脏内合成，大部分由肌肉摄取，以含高能磷酸键的磷酸肌酸形式存在。肌酸在肌肉内代谢脱水形成肌酐后从尿中排出。患本病时由于肌肉病变，所摄取的肌酸减少，参与肌肉代谢活动的肌酸量减少，肌酐合成量亦减少，出现血中肌酸量增多而肌酐量减少，肌酸从尿中大量排出而肌酐排出量却减少。肌炎时 24 小时尿肌酸排泄量增多，大于 100~200 mg/d，伴肌酐排泄量减少，具有一定的敏感性，但各种原因引起的肌萎缩均可使尿肌酸增多。临床上以肌酸/肌酸+肌酐<6% 为正常。

3. 肌红蛋白

严重的肌损伤可释放肌红蛋白，血清肌红蛋白测定可作为衡量疾病活动程度的指标，病情加重时排出增多，缓解时减少。

4. 自身抗体

（1）ANA：在 PM/DM 时阳性率为 20%~30%，对肌炎诊断不具特异性。

（2）抗 Jo-1 抗体：为诊断 PM/DM 的标记性抗体，阳性率为 20%~40%，在并发有肺间质病变的患者中可达 60%。抗 Jo-1 抗体阳性的 PM 患者，临床上常表现为抗合成酶抗体综合征（肌无力、发热、间质性肺炎、关节炎、雷诺现象、"技工手"）。

5. 肌肉活检

取受损肢体近端（如三角肌、股四头肌）、有压痛、中等无力的肌肉送检为好，应避免肌电图插入处。肌炎常呈灶性分布，必要时需多部位取材，提高阳性率。肌肉病理改变主要有：①肌纤维间质、血管周围有炎症细胞（淋巴细胞、巨噬细胞、浆细胞为主）浸润；②肌纤维变性坏死、再生，表现为肌束大小不等、纤维坏死，再生肌纤维嗜碱性，核大呈空泡状，核仁明显；③肌纤维萎缩以肌束周边最明显。皮肤病理改变无特异性。

6. 肌电图

几乎所有患者都可出现肌电图异常，表现为肌源性损害，即在肌肉松弛时出现纤颤波、正锐波、插入激惹及高频放电，轻微收缩时出现短时限低电压多相运动电位，最大收缩时出现干扰相。

7. 肌肉 MRI

MRI 为诊断肌炎新的非创伤性的检查方法。可见炎症肌肉的水肿部位出现对称性异常、高密度区 T_2 波，肌炎控制时恢复正常。可用于指导肌肉活检取材部位，随诊肌炎的活动性和治疗反应。

六、诊断和鉴别诊断

（一）诊断

根据对称性近端肌无力、疼痛和压痛，伴特征性皮肤损害，如以眶周为中心的紫红色水肿性斑、Gottron 征等，一般诊断不难。再结合血清肌酶如 CK、LDH、ALT 和 ALD 升高，24 小时尿肌酸排泄增多，必要时结合肌电图改变和病变肌肉活检病理改变，可以确诊本病。

诊断标准：①对称性近端肌无力，伴或不伴吞咽困难和呼吸肌无力；②血清肌酶升高，特别是 CK 升高；③肌电图异常；④肌活检异常；⑤特征性的皮肤损害。具备上述①~④项者可确诊 PM，具备上述①~④项中 3 项可能为 PM，只具备 2 项为疑诊 PM。具备第⑤条，再加上其他 3 或 4 项可确诊为 DM；具备第⑤条，加上其他 2 项可能为 DM；具备第⑤条，加上其他 1 项为可疑 DM。

（二）鉴别诊断

参照上述诊断标准，典型病例不难诊断。PM 具肌肉症状及相关实验室异常，而无皮肤表现，可与 DM 鉴别。DM 需与 SLE、系统性硬化等鉴别。PM 需与进行性肌营养不良、重症肌无力等鉴别。

1. 运动神经元病

肌无力从肢体远端开始，进行性肌萎缩，无肌痛，肌电图为神经源性损害。

2. 重症肌无力

为全身弥漫性肌无力，在进行持久或反复运动后肌力明显下降，血清肌酶、肌活检正常，血清抗乙酰胆碱受体（AchR）抗体阳性，新斯的明试验有助诊断。

3. 肌营养不良症

肌无力从肢体远端开始，无肌压痛，有家族遗传史。

4. 感染性肌病

肌病与病毒、细菌、寄生虫感染相关，表现为感染后出现肌痛、肌无力。

5. 内分泌异常所致肌病

如甲状腺功能亢进症引起的周期性瘫痪以双下肢乏力多见，为对称性，伴肌痛，活动后加重，发作时出现低血钾，补钾后肌肉症状缓解；甲状腺功能减退症所致肌病主要表现为肌无力，也可出现进行性肌萎缩，常见为咀嚼肌、胸锁乳突肌、股四头肌及手部肌肉，肌肉收缩后弛缓延长，握拳后放松缓慢。

6. 代谢性肌病

PM 还应与线粒体病、嘌呤代谢紊乱、脂代谢紊乱和碳水化合物代谢紊乱等代谢性肌病相鉴别。

7. 其他风湿性疾病

（1）SLE：皮损以颧颊部水肿性蝶形红斑、指（趾）节伸面暗红斑和甲周、末节指（趾）屈面红斑为特征，而 DM 则以眶周水肿性紫红斑、Gottron 征为特征；SLE 多系统病变中肾脏较多受累，而 DM 以肢体近端肌肉累及为主，声音嘶哑和吞咽困难亦较常见。此外，血清肌酶和尿肌酸排出量在 DM 患者有明显升高，必要时肌电图和肌肉活检可资鉴别。

（2）系统性硬化：系统性硬化有雷诺现象，颜面和四肢末端肿胀、硬化、萎缩为其特征，而 DM 则以肌肉软弱、疼痛及面部红斑为主。肌肉病变在系统性硬化患者中即使发生，通常也在晚期出现，且为间质性肌炎，而非 PM/DM 的实质性肌炎。

（3）风湿性多肌痛：发病年龄常>50 岁，表现为颈、肩胛带及骨盆带等近端肌群疼痛、乏力及僵硬，红细胞沉降率可加快，肌酶、肌电图及肌肉活检正常，糖皮质激素治疗有明显疗效。

（4）嗜酸性肌炎：其特征为亚急性发作性肌痛和近端肌群无力，血清肌酶升高，肌电图示肌病变化，肌肉活检示肌炎伴嗜酸性粒细胞浸润，本病实为嗜酸性粒细胞增多综合征病谱中的一个亚型。

此外，还应与药物所致肌病鉴别，如长期服用大剂量糖皮质激素所致肌病，肌痛从下肢开始，肌酶正常；青霉胺长期使用引起的重症肌无力；乙醇、氯喹（羟氯喹）、可卡因、秋水仙碱等均可引起中毒性肌病。

七、治疗

应早期诊断、早期治疗，以延长患者的生命。患儿需查找感染病灶。成人，特别是老年人，应尽可能详细检查以除外恶性肿瘤，如当时未有发现，应定期随访。发现感染病灶或恶性肿瘤者应及时处理，行病因治疗，有时可获痊愈。

1. 一般治疗

在疾病各个阶段都很重要。急性期需卧床休息，注意营养，给予高蛋白、高维生素、高热量、无盐或低盐饮食，避免日晒，注意保暖，预防感染，对症治疗。

2. 药物治疗

（1）糖皮质激素：为本病的首选药物，最好选用不含氟的中效激素如泼尼松，不仅价廉，且很少产生激素诱导性肌病。在病初 2 个月内进行激素治疗，疗效最好。剂量取决于病情活动程度，根据临床症状、肌力及肌酶水平的改善情况判定疗效。常用剂量为泼尼松每日

1~2 mg/kg，晨起一次口服，重症者可分次口服。成人急性期初始量一般为每日 40~80 mg，分次口服，病情控制后逐渐减量，一般每2~3 周减 5 mg，以每日 10~20 mg 维持数月或数年。若复发，则剂量增加 10~20 mg 或恢复到最初剂量。大多数患者需维持治疗2~3 年，以防止复发。若泼尼松疗效不佳，可采用大剂量甲泼尼龙每日 0.5~1 g 静脉冲击治疗，连用 3 日后改为每日 60 mg 口服，再根据症状及肌酶水平逐渐减量。应该指出，在服用激素过程中应严密观察感染及其他糖皮质激素所致的不良反应。肌肉已挛缩的患者激素治疗无效。

（2）免疫抑制剂：病情反复及重症患者应及时加用免疫抑制剂。激素与免疫抑制剂联合应用可提高疗效、减少激素用量，减少激素所致的不良反应。

1）甲氨蝶呤（MTX）：常用剂量为每周 10~15 mg，口服或加入生理盐水 20 mL 缓慢静脉注射，若无不良反应，可根据病情酌情加量，但最大剂量不超过每周 30 mg，待病情稳定后逐渐减量，维持治疗数月至 1 年以上。一些患者为控制该病单用 MTX 5 年以上，并未出现不良反应。MTX 的不良反应主要有肝酶升高、骨髓抑制、血细胞减少、口腔炎等。用药期间应定期检查血常规和肝肾功能。

2）硫唑嘌呤（AZA）：常用剂量为每日 1.5~3 mg/kg 口服，初始剂量可从每日 50 mg 开始，逐渐增加至每日 150 mg，待病情控制后逐渐减量，维持量为每日 50 mg。不良反应主要有骨髓抑制、血细胞减少、肝酶升高等。用药开始时需每 1~2 周查血常规 1 次，以后每 1~3 个月查血常规和肝功能 1 次。

3）环磷酰胺（CTX）：对 MTX 不能耐受或疗效不佳者可改用 CTX 每日 50~100 mg 口服。对重症者，可用 0.8~1 g，加入生理盐水 100 mL 静脉滴注冲击治疗。不良反应主要有骨髓抑制、血细胞减少、出血性膀胱炎、卵巢毒性、诱发恶性肿瘤等。用药期间需监测血常规、肝功能。

4）雷公藤总苷等：也有一定疗效，但应注意对血液系统、性腺、肝脏等的不良反应。

（3）大剂量静注用免疫球蛋白（IVIg）冲击治疗：如对上述治疗反应不佳时，可采用大剂量 IVIg 冲击疗法，方法为每日 1 g/kg，用 2 日，或每日 0.4 g/kg，用 5 日，可使患者皮损消退、肌肉症状改善、肌力提高、肌酶水平下降、激素用量减少。IVIg 的不良反应轻微，可以明显且快速改善临床症状，故可用于危重患者的抢救，对 DM 疗效更好。IVIg 治疗风湿性疾病的机制目前尚未明确，大致有以下几方面：调整 Fc 受体功能；保护细胞膜；清除持续存在的感染因子；抑制抗体合成；产生抗细胞因子的抗体，直接阻抑细胞因子；阻抑细胞因子的产生和释放；阻抑 T 细胞活化；降低黏附分子表达；上调天然 IL-1 受体阻滞剂；输入抗独特型抗体，中和自身抗体；输入抗独特型抗体，调整 T、B 细胞功能；抑制补体的结合与活化等。

（4）血浆置换或血浆输注：通过血细胞分离机/分离膜及滤过/吸附等多种方法去除患者血液中的内源性/外源性致病因子，使疾病得以较迅速地缓解。血液净化疗法对多数患者来说不是病因治疗，但与药物治疗相比，它能相对较快、较有效地去除致病物质。糖皮质激素及免疫抑制剂治疗无效的患者可推荐血浆置换。研究表明，对于重症 PM/DM，血浆置换具有较好的疗效，尤其适用于危重患者。

（5）蛋白同化剂：如苯丙酸诺龙、丙睾、司坦唑醇等，可促进蛋白合成、减少尿肌酸的排泄，对肌力的恢复有一定作用。

（6）其他治疗：可采用 ATP、新斯的明、大量维生素 E、维生素 C 等对症支持治疗。

转移因子、胸腺肽等可调节机体免疫功能、增强抵抗力；对于皮疹，可外用遮光剂、含糖皮质激素霜剂、非特异性润滑剂及小剂量糖皮质激素制剂、氯喹、羟氯喹等；雷诺现象可予热敷、保暖及硝苯地平、哌唑嗪等扩血管药物治疗；儿童 DM 疑与感染相关者，宜配合使用抗感染药物；并发恶性肿瘤的患者，如果切除肿瘤，肌炎症状可自然缓解。

3. 体疗

体疗有助于预防肢体挛缩。病情活动期可进行被动运动，每日 2 次。恢复期可酌情进行主动运动，还可酌情采用按摩、推拿、水疗和透热疗法等。

八、预后

早期诊断、合理治疗可使本病获得长时间缓解，患者可从事正常的工作、学习，尤其是儿童患者预后更佳。自采用糖皮质激素治疗 PM/DM 以来，本病预后已有相当改善，5 年病死率下降到 15%~28%。成人患者可死于严重的进行性肌无力、吞咽困难、营养不良及吸入性肺炎或反复肺部感染所致的呼吸衰竭。PM 并发心、肺病变者病情往往严重，且治疗效果不佳。儿童通常死于肠道血管炎。并发恶性肿瘤的肌炎患者，其预后一般取决于恶性肿瘤的预后。

（张国利　李淑娟）

神经系统疾病

第一节　动脉粥样硬化性血栓性脑梗死

动脉粥样硬化性血栓性脑梗死是指在动脉粥样硬化等原因引起的血管壁病变的基础上，管腔狭窄、闭塞或有血栓形成，造成脑局部供血区血流中断，发生脑组织缺血、缺氧、软化坏死，引起相应的神经系统症状和体征，为脑梗死中最常见的类型。最常见的病因为脑动脉粥样硬化，少见的原因为脑动脉炎（包括钩端螺旋体感染，结核性、梅毒性、风湿性脑动脉炎，艾滋病等），还见于高同型半胱氨酸血症、动脉夹层、偏头痛及血液高凝状态等。急性脑梗死病灶是由缺血中心区和周围的缺血半暗带组成，中心区由于严重的完全性缺血致脑细胞死亡，脑组织发生不可逆性损害；缺血半暗带的局部脑组织存在大动脉残留血液和侧支循环，脑缺血程度轻，仅功能缺损，具有可逆性。

该病常在安静休息时发生，一般意识清楚；但发生基底动脉血栓或大面积脑梗死时，则病情严重，出现意识障碍，甚至死亡。局灶症状因发生血栓的血管不同而异。颈动脉系统血栓表现为病灶对侧中枢性偏瘫、对侧感觉障碍，优势半球血管闭塞，尚可有失语；椎基底动脉系统血栓可出现脑干及小脑受累表现，包括交叉性瘫痪、交叉性感觉障碍、脑神经麻痹和共济失调等。CT在发病24~48小时后可见低密度灶，MRI在发病数小时后即可显示T_1低信号、T_2高信号的病变区域，对脑干、小脑梗死和小梗死灶比CT更清晰。血管造影可发现狭窄或闭塞的动脉。功能性MRI，如弥散加权成像（DWI）和灌注加权成像（PWI），可在发病后数分钟内检测到缺血性改变。本病临床结合影像，不难作出诊断，但应注意与脑出血及颅内占位性病变等相鉴别。

一、急性期治疗

脑梗死按病程可分为急性期（发病2周内）、亚急性期（15日至1个月内）、恢复期（2~6个月）和后遗症期（6个月后）。治疗重点是急性期的分型治疗，要重视超早期（6小时内）和急性期的处理，注意对患者进行整体化综合治疗和个体化治疗相结合。针对不同病情、不同发病时间及不同病因，采取针对性措施，包括溶解血栓和脑保护治疗。

1. 溶栓治疗

在发病6小时的时间窗内有适应证者可行溶栓治疗。

溶栓治疗的目的是挽救缺血半暗带，通过溶解血栓使闭塞的脑动脉再通，恢复梗死区的血液供应，使缺血脑组织发生的不可逆性损伤降至最低程度。

溶栓治疗的常用药物包括组织型纤溶酶原激活剂（rt-PA）和尿激酶（UK）等。溶栓治疗的时机是影响疗效的关键，多数研究包括对照临床试验的结果提示，发病 3 小时内应用 rt-PA 治疗可以减轻神经缺失程度和减少脑卒中的病死率。rt-PA 是选择性纤维蛋白溶解剂，纤溶作用仅局限于血栓形成部位，治疗量为 0.9 mg/kg，最大总剂量 90 mg，10% 剂量静脉推注，90% 的剂量在 60 分钟内静脉滴注，一般在发病 3 小时内使用，动脉内溶栓的有效性有待证实；UK 在国内应用较多，常用量 100 万～150 万 U，溶于生理盐水 100～200 mL 中，持续 30 分钟静脉滴注，也可采用数字减影血管造影（DSA）下超选择性介入溶栓。

溶栓治疗的适应证：①年龄 18～80 岁（发病 4.5 小时内，年龄 ≥18 岁）；②发病 6 小时之内；③意识清楚或嗜睡；④由缺血性脑卒中导致的神经功能缺损症状；⑤患者或家属签署知情同意书。

溶栓治疗的禁忌证：①有出血倾向或出血体质；②既往有颅内出血，包括蛛网膜下腔出血，近 3 个月有头颅外伤史，近 3 周内有胃肠或泌尿系统出血，近 2 周内进行过大的外科手术，近 1 周内有不可压迫部位的动脉穿刺；③近 3 个月有脑梗死或心肌梗死史，但陈旧小腔隙性梗死未遗留神经功能体征者除外；④严重心、肾、肝功能不全或严重糖尿病；⑤体检发现有活动性出血或外伤（如骨折）的证据；⑥血压 ≥180/100 mmHg，血小板计数 <100× 10^9/L，血糖 <2.7 mmol/L；⑦已口服抗凝药，且国际标准化比值（INR）>1.7；48 小时内接受过肝素治疗（APTT 超出正常范围）；⑧妊娠；⑨CT 提示多脑叶梗死（低密度影 >1/3 大脑半球）。

溶栓治疗的并发症：主要是脑梗死病灶继发出血或身体其他部位出血。

溶栓治疗的注意事项：①定期进行神经功能评估，在静脉滴注溶栓药物过程中及结束后 2 小时内每 15 分钟 1 次，随后 6 小时内为每 30 分钟 1 次，此后每 60 分钟 1 次直至 24 小时；②患者出现严重的头痛、急性血压增高、恶心或呕吐，或神经症状、体征恶化，应立即停用溶栓药物，紧急行头颅 CT 检查；③注意调控血压，测血压时间点同神经功能评估，如果血压高于 180/100 mmHg，更应多次检测血压，可酌情选用 β 受体阻滞剂，如拉贝洛尔、乌拉地尔等，如果血压高于 230/140 mmHg，可静脉滴注硝普钠或地尔硫䓬；④溶栓治疗 24 小时内一般不用抗凝、抗血小板药物，24 小时后无禁忌证者可用阿司匹林 300 mg/d，以后改为维持量 50～150 mg/d；⑤胃管、导尿管或动脉内测压管在病情允许的情况下应延迟安置。

上述静脉溶栓是血管再通的首选方法。发病 6 小时内由大脑中动脉闭塞导致的严重脑卒中或由后循环大动脉闭塞导致的严重脑卒中且不适合静脉溶栓的患者，或静脉溶栓无效的大动脉闭塞患者，经过严格选择后可在有条件的医院进行动脉溶栓，或机械取栓，和（或）两者合用。

2. 抗血小板聚集治疗

可降低脑卒中的复发率，改善患者的预后。

（1）多数无禁忌证的不溶栓患者应在脑卒中后尽早（最好 48 小时内）开始使用阿司匹林。

（2）溶栓的患者应在溶栓 24 小时后使用阿司匹林。

（3）阿司匹林推荐剂量为 150～300 mg/d，2 周后改为预防剂量 50～150 mg/d。

3. 抗凝治疗

主要目的是防止缺血性脑卒中的早期复发、血栓的延长及防止堵塞远端的小血管继发血栓形成，促进侧支循环。但大多数急性脑梗死患者不推荐常规立即使用抗凝剂；使用溶栓治疗的患者，一般不推荐在 24 小时内使用抗凝剂。如果无出血倾向、严重肝肾疾病、血压>180/100 mmHg 等禁忌证时，下列情况可考虑应用抗凝治疗：①心源性梗死（如人工瓣膜、心房纤颤、心肌梗死伴附壁血栓、左心房血栓形成等）；②深静脉血栓形成，肺动脉栓塞；③高凝综合征患者；④动脉夹层或颅内外动脉狭窄患者。

常用的抗凝剂有肝素和华法林。临床应用低分子量肝素较安全，4 000 U 皮下注射，每日 2 次，10 日为 1 个疗程。使用抗凝治疗时，应该密切监测凝血状况，使用的剂量要因人而异。

4. 降纤治疗

可降解血中的纤维蛋白原，增加纤溶系统的活性，抑制血栓形成。脑梗死早期（特别是 12 小时以内），不适合溶栓，并经过严格筛选，可选用降纤治疗，高纤维蛋白原血症患者更应积极降纤治疗。

（1）巴曲酶：治疗急性脑梗死有效，可显著降低纤维蛋白原水平，症状改善快且较明显，不良反应轻，但亦应注意出血倾向。首次剂量 10 U，之后隔日 5 U，静脉滴注，共用 3 次，每次用药前需进行纤维蛋白原检测。

（2）降纤酶：可有效地降低脑梗死患者血液中纤维蛋白原水平，改善神经功能，减少脑卒中的复发率。发病 6 小时内使用效果更佳。值得注意的是，纤维蛋白原降至 130 mg/dL 以下时出血倾向增加。

（3）其他降纤制剂：如蚓激酶、蕲蛇酶等临床也有应用。

5. 扩容治疗

对一般缺血性脑卒中患者，不推荐扩容治疗。对于低血压或脑血流低灌注所致的急性脑梗死，如分水岭脑梗死可酌情考虑扩容治疗，但应注意可能加重脑水肿、心力衰竭等并发症。

6. 其他改善脑血液循环药物

（1）丁基苯酞：丁基苯酞是近年国内开发的 I 类新药。几项评价急性脑梗死患者口服丁基苯酞的多中心随机、双盲、安慰剂对照试验显示，丁基苯酞治疗组神经功能缺损和生活能力评分均较安慰剂对照组显著改善，安全性好。

（2）人尿激肽原酶：人尿激肽原酶是近年国内开发的另一个 I 类新药。评价急性脑梗死患者静脉使用人尿激肽原酶的多中心随机、双盲、安慰剂对照试验显示，人尿激肽原酶治疗组的功能结局较安慰剂组明显改善并安全。

7. 脑保护治疗

（1）神经保护剂：已经进行了许多试验和临床研究，探讨了各种神经保护剂的效果，不少神经保护剂在动物实验时有效，但缺乏有说服力的大样本临床观察资料。目前常用的有胞二磷胆碱、依达拉奉、吡拉西坦及他汀类药物等，后者除具有降低低密度脂蛋白胆固醇的作用外，还具有神经保护等作用。

（2）亚低温治疗：亚低温（32~34 ℃）可以降低脑组织氧代谢率，抑制兴奋性氨基酸释放和细胞内钙超载，减少自由基的生成。局部亚低温可能是较有前途的治疗方法。高压氧亦可使用。

8. 中医中药治疗

治疗原则主要是活血化瘀、通经活络。动物实验显示，一些中药单成分或者多种药物组合可以降低血小板聚集、抗凝、改善脑血流、降低血黏滞度，以及具有神经保护作用。药物有三七、丹参、川芎、葛根素、水蛭及银杏叶制剂等。

9. 抗脑水肿治疗

腔隙性脑梗死主要是改善循环，不宜脱水；大、中梗死应积极脱水降颅压，防止脑疝形成。脑水肿高峰期为发病后的第 3~5 日，可根据临床观察或颅内压监测判定。可给予 20% 甘露醇 125~250 mL，6~8 小时 1 次；亦可用呋塞米 40 mg 或 10% 白蛋白 50 mL，每日 1 次。对于大脑半球的大面积脑梗死，可在药物治疗效果差时施行开颅去骨瓣减压或部分脑组织切除术；较大的小脑梗死，尤其影响到脑干功能或引起脑脊液循环阻塞者，可行颅后窝开颅去骨瓣减压或直接切除部分梗死的小脑。

10. 内科综合治疗

（1）卧床休息，必要时吸氧。注意对皮肤、口腔及尿道的护理；按时翻身，避免压疮、肺部和尿路感染等。适当抬高头位，一般 15°~30°，昏迷患者应将头歪向一侧，以利于口腔分泌物和呕吐物流出，保持呼吸道通畅；对于有意识障碍或气道功能严重障碍者应给予气道支持（气管插管或切开）及辅助呼吸，使氧饱和度维持在 95% 以上。严密观察患者的意识改变、瞳孔大小、血压、脉搏及呼吸，有条件应进行监护，包括 24 小时内应常规进行心电图检查，必要时持续心电监护 24 小时或以上，以便早期发现阵发性心房颤动或严重心律失常等心脏病变。吞咽困难者有误吸的危险，进食时应坐起，一般采用软食、糊状或黏稠食物，进食后应保持坐位 0.5 小时以上，必要时留置胃管鼻饲。对体温升高的患者应寻找和处理发热原因，如存在感染应给予敏感抗生素治疗，体温>38 ℃的患者应给予退热措施。尽量增加瘫痪肢体的活动，避免发生深静脉血栓和肺栓塞。注意防治吸入性肺炎、上消化道出血、水电解质紊乱、心力衰竭等并发症。

（2）调控血压：脑梗死早期高血压的处理取决于血压升高的程度及患者的整体情况。收缩压 < 180 mmHg 或舒张压 < 100 mmHg 时，不需要降血压治疗；如收缩压在 180 ~ 200 mmHg 或舒张压在 100~110 mmHg，也可不必急于降血压治疗，但应严密观察血压变化；如果血压>200/110 mmHg，则应给予缓慢降血压治疗，并严密观察血压变化，尤其防止血压降得过快、过低；溶栓治疗前后，如果血压>180/100 mmHg，则应及时进行降血压治疗，以防止发生继发性出血，最好使用微输液泵静脉滴注硝普钠或地尔硫草。有高血压病史且已在服用降压药者，如病情波动，无禁忌证，可于起病数天后恢复使用发病前服用的降压药物或开始启动降压治疗。

（3）控制血糖：脑卒中急性期血糖增高可以是原有糖尿病的表现或是应激反应。高血糖和低血糖都能加重缺血性脑损伤，导致患者预后不良。当患者血糖增高超过 11.1 mmol/L 时，应给予胰岛素治疗，将血糖控制在空腹血糖为 7.8 mmol/L 以下，随机血糖为 10.0 mmol/L 以下。开始使用胰岛素时应 1~2 小时监测血糖 1 次。血糖控制之后，通常需要给予胰岛素维持。急性脑卒中很少发生低血糖，有低血糖时应及时纠正。

11. 卒中单元

卒中单元是一种组织化管理住院脑卒中患者的医疗模式，指在卒中病房内，以神经专科脑卒中医生、护士和康复人员为主，为脑卒中患者提供系统综合的规范化管理，包括药物治疗、肢体康复、语言训练、心理康复和健康教育等，将卒中的急救、治疗、护理与康复等有机地融为一体，有效地降低病死率和致残率，改进患者预后。

二、恢复期治疗

1. 康复治疗

康复的目标是减轻脑卒中引起的功能缺损，提高患者的生活质量。应尽早进行，只要患者意识清楚，生命体征平稳，病情不再进展，48 小时后即可进行，康复应与治疗并进。早期给予被动肢体运动，随后可予主动运动，能增加肌力及协调性。除运动康复以外，还应注意语言、认知、心理、生活能力与社会功能的康复等。

2. 脑血管病的二级预防

积极处理各项可进行干预的脑卒中危险因素，应用抗血小板聚集药物，降低脑卒中复发的危险性。

（粟 珺 李 桐）

第二节　脑出血

脑出血是指非外伤性的自发性脑实质内出血，占全部脑卒中的 20%~30%。最常见的原因是高血压和脑动脉硬化，其他原因包括先天性脑血管畸形、颅内动脉瘤、脑淀粉样血管病、血液病、脑动脉炎、肿瘤等。出血部位以基底核区最多见，其次是脑叶、丘脑、脑干、小脑。出血产生的颅内血肿可导致该部脑组织破坏及受压水肿，产生相应的神经系统症状与体征；同时可影响颅内血液及脑脊液循环，进一步引起脑组织水肿、颅内压增高，甚至脑疝形成，危及生命。

临床上脑出血多表现为急骤起病、头痛、呕吐、意识障碍等颅内压增高的全脑症状，肢体瘫痪、麻木、脑神经麻痹等局灶症状，后者视出血部位而定。凡中年以上，有高血压动脉硬化史者，在活动状态下突然发生意识障碍和肢体瘫痪，血压升高，均应考虑本病的可能，脑 CT 是诊断脑出血最有效最迅速的方法，可早期确诊。诊断还需与其他引起昏迷的全身性疾病和缺血性脑血管病相鉴别。本病死亡率较高，必须积极治疗。

一、急性期治疗

主要原则为保持安静，防止继续出血，对有指征者及时清除血肿，积极降低颅内压，控制脑水肿，减轻血肿造成的继发损害，促进神经功能恢复，调整血压，加强护理和防治并发症。近年来多推崇个体化治疗原则，根据出血部位、血肿量、有无继发性脑室出血、有无脑积水及脑疝、意识状态、一般情况等综合考虑，并对患者进行手术和非手术治疗预后评估，作出恰当的内外科治疗选择。

1. 一般治疗

尽可能就近治疗，不宜长途搬运及过多搬动，一般应卧床休息 2~4 周，以免加重出血和防止再出血。吸氧，保持呼吸道通畅，清除口腔分泌物和呕吐物，如分泌物不能流出，应随时吸出，必要时气管切开。密切观察血压、脉搏、呼吸、意识及瞳孔变化，有条件时应对昏迷患者进行监护。尿潴留应导尿，便秘者应使用缓泻剂；加强护理，定时变换体位，防止压疮。加强营养，维持水电解质平衡，发病后 2~3 日仍意识不清或吞咽困难者应鼻饲。烦躁不安者可适量用镇静药。

2. 调控血压

脑出血患者一般血压升高，这是颅内压增高后机体为保证脑组织供血的一种代偿性反应，当颅内压下降时血压亦随之下降，因此，一般首先给予降颅压治疗而不使用降血压药物。但血压过高时，容易增加再出血的危险性，则应及时控制血压。根据患者的年龄、高血压病史长短、平时血压控制情况、脑出血病因、发病后血压情况、颅内压水平及距离发病的时间间隔等，采取个体化原则进行血压调控。一般遵循以下原则：①降颅内压治疗后，收缩压≥200 mmHg、舒张压≥110 mmHg 时，可适当平稳降血压，使血压维持在略高于发病前水平或 180/105 mmHg 左右；②收缩压≤180 mmHg 或舒张压≥105 mmHg 时，可暂时不使用降压药，并严密观察血压情况，必要时再用降压药；③降压治疗时，要使血压维持在160/90 mmHg 左右；④降压治疗应避免使用强降压药物，注意血压降低幅度不要过大，防止因血压下降过快而造成脑低灌注，加重脑损伤；⑤血压过低者（收缩压<90 mmHg 时）应给予升压治疗，以保持脑灌注；⑥恢复期血压缓慢降至高血压控制的目标血压。

3. 控制脑水肿，降低颅内压

脑出血后，脑水肿逐步加重，常在 3~5 日内达到高峰，可引起脑疝，危及生命，是脑出血患者死亡的主要原因，故控制脑水肿，降低颅内压是脑出血急性期处理的一个重要环节。渗透性脱水剂甘露醇是最重要的降颅压药物，20% 的甘露醇用量为 125~250 mL，快速静脉滴注，每 6~8 小时 1 次，一般应用 5~7 日为宜，颅内压增高明显或有脑疝形成时，可加大剂量，快速加压静脉推注，使用时间也可延长，冠心病、心肌梗死、心力衰竭和肾功能不全者慎用，使用过程中需监测尿量、肾功能和电解质；可同时应用呋塞米 20~40 mg，静脉注射，二者常交替使用，每日 2~4 次；甘油果糖也是一种高渗脱水剂，起效较慢，但持续作用时间较长，250~500 mL 静脉滴注，每日1~2 次，脱水作用温和，没有反跳现象，适用于肾功能不全者；20% 人血白蛋白 50~100 mL 静脉滴注，每日 1 次，可提高血浆胶体渗透压，减轻脑水肿，但价格昂贵；肾上腺皮质激素降颅压效果不如高渗脱水药，且易引起感染，升高血糖，诱发应激性溃疡，故不推荐使用。

4. 止血剂

一般脑内动脉出血难以药物制止，故不主张使用止血剂，但有凝血功能障碍时可选用，时间不超过 1 周。

5. 亚低温治疗

局部亚低温治疗是脑出血的一种辅助方法，能减轻脑水肿，减少自由基产生，促进神经功能缺损恢复，改善预后，且无不良反应，安全有效。局部亚低温治疗实施越早，效果越好，建议在脑出血发病 6 小时内给予亚低温治疗，治疗时间应至少持续 48 小时。

6. 并发症的防治

并发症影响预后，严重时可造成患者死亡，必须注意防治。定时翻身，防止压疮发生；一旦发生压疮，除应积极局部治疗外，还应加强全身支持治疗、高蛋白饮食等增加机体抵抗力，促进压疮愈合。应注意保持大小便通畅，以免因便秘及尿潴留而引起用力大小便或烦躁不安，加重病情。注意保持呼吸道通畅，如并发肺部、泌尿系统感染，可酌情使用相应的抗生素，在先经验用药的同时，应及时查找致病菌，以利于敏感抗生素的选择。对于中枢性发热的患者，主要以物理降温为主，可用冰毯或冰帽，必要时给予人工亚冬眠。脑出血患者上消化道出血的发生率高达 30%，可用 H_2 受体拮抗剂，如西咪替丁每日 $0.2 \sim 0.4$ g 静脉滴注，或雷尼替丁 150 mg 每日 2 次口服，或奥美拉唑 200 mg 每日 2 次口服，或奥美拉唑 40 mg 每日 1 次静脉注射；并可用氢氧化铝凝胶 10 mL 每日 3 次口服，或磷酸铝凝胶 20 g 每日 3 次口服；必要时可应用止血药，如去甲肾上腺素 $4 \sim 8$ mg 加冷盐水 $80 \sim 100$ mL 每日 $4 \sim 6$ 次口服，或云南白药 0.5 g 每日 4 次口服；若内科保守治疗无效可在内镜直视下止血；应防止呕血时引起窒息，同时应补液或输血维持血容量。注意防治下肢深静脉血栓形成。并发癫痫发作者，给予相应的抗癫痫药物治疗。

7. 手术治疗

主要目的是清除血肿，降低颅内压，挽救生命；尽可能早期减少血肿对周围组织的压迫，降低致残率。主要采用的方法有去骨瓣减压术、小骨窗开颅血肿清除术、钻孔穿刺血肿碎吸术、内镜血肿清除术、微创血肿清除术和脑室出血穿刺引流术等。目前对手术适应证和禁忌证尚无一致意见，可根据病情、出血部位和医疗条件决定，下列情况可考虑手术治疗：①基底核区中等量出血（壳核出血 ≥ 30 mL，丘脑出血 ≥ 15 mL），在合适时机选择钻孔穿刺血肿清除术或小骨窗血肿清除术，及时清除血肿；大量出血或脑疝形成者，多需外科行去骨瓣减压血肿清除术，以挽救生命；②小脑出血，易形成脑疝，出血量 ≥ 10 mL，或直径 ≥ 3 cm，或并发脑积水，应尽快手术治疗；③脑叶出血，高龄患者常为淀粉样血管病变出血，除血肿较大危及生命或由血管畸形引起需外科治疗外，多行内科保守治疗；④脑室出血，轻型的部分脑室出血可行内科保守治疗，重症全脑室出血（脑室铸形）需脑室穿刺引流加腰穿脑脊液置换治疗。

二、恢复期治疗

危险期过后，病情允许，应及早进行康复治疗。主要目的是加强瘫痪肢体的被动与主动锻炼，配合物理疗法、针灸等，以促进功能恢复；对失语者同时应积极进行言语训练。应嘱患者定期复诊，继续稳定血压，治疗高脂血症及糖尿病等，适当给予改善脑循环及代谢的药物，促进脑功能恢复。

（孙光晗　吕慧妍）

第三节　帕金森病

帕金森病（parkinson disease，PD）又称震颤麻痹，是一种常见的中老年人神经系统变性疾病，临床上以静止性震颤、运动迟缓、肌强直和姿势步态异常为主要特征。主要病变为中脑黑质多巴胺能神经元进行性退变和路易小体形成，使纹状体多巴胺递质显著减少，多巴胺能系统和胆碱能系统失去平衡而致病。

本病起病缓慢，逐渐进展。症状常自一侧上肢开始，逐渐扩展至同侧下肢、对侧上肢及下肢，即呈"N"字形进展。临床表现如下。①静止性震颤。可为首发症状，手部明显，可似"搓丸样动作"，安静或休息时出现或明显，紧张时加剧，随意运动时减轻或停止，入睡后消失。②运动迟缓。患者翻身、起床、步行、方向变换等动作困难及迟缓，特别是始动和精细动作困难。③肌强直。患者有"面具脸""写字过小征"，肢体肌张力升高，呈"铅管样强直"或"齿轮样强直"。④姿势步态障碍。行走时呈慌张步态等。⑤非运动症状。可有多汗、唾液和皮脂腺分泌增加，嗅觉减退，大小便困难，感觉障碍，直立性低血压，睡眠行为异常和抑郁等。

根据病程、发病年龄和典型症状，本病诊断不难。标准依照 2016 年中华医学会神经病学分会帕金森病及运动障碍学组制定的帕金森病诊断标准。诊断中必须排除帕金森叠加症或继发帕金森综合征。

PD 的治疗是综合性治疗，包括药物治疗、手术治疗、运动疗法、心理疏导及照料护理等，其中以药物为主。所有治疗手段只能改善症状，并不能阻止病情的发展，更无法治愈。因此，一旦早期诊断，即应尽早开始治疗，争取掌握疾病的修饰时机，同时长期管理，以达到患者长期获益，生活质量提高。

一、药物治疗

PD 目前的治疗仍以药物治疗为首选。在疾病早期可给予为非药物治疗，包括认识和了解疾病，补充营养，加强锻炼、坚定战胜疾病的信心及社会和家人对患者的理解、关心与支持，若疾病影响患者的日常生活和工作能力，则需采用药物治疗。药物治疗应坚持"细水长流、不求全效"的用药原则，坚持"剂量滴定"，以"最小剂量达到满意效果"；并尽可能延长症状控制的年限，同时尽量减少药物的不良反应和并发症。治疗既应遵循一般原则，又应强调个体化特点，不同患者的用药选择不仅要考虑病情特点，还要考虑患者的年龄、就业状况、经济承受能力等因素。

1. 运动症状的治疗

（1）复方左旋多巴：可补充神经递质多巴胺（DA）的不足，使乙酰胆碱（Ach）−DA系统重获平衡而改善症状。多巴胺前体左旋多巴能透过血脑屏障，在黑质细胞内脱羧后转换为多巴胺产生效应，自 20 世纪 60 年代应用于临床以来，至今仍是治疗 PD 的有效药物。但左旋多巴绝大部分在外周脱羧成 DA，为减少其不良反应，增强疗效，目前多用左旋多巴与外周多巴脱羧酶抑制剂的合剂。复方左旋多巴：由左旋多巴和外周多巴胺脱羧酶抑制剂按4：1 组成，包括多巴丝肼，由左旋多巴 200 mg 和苄丝肼 50 mg 组成；卡左双多巴，由左旋多巴 200 mg 和卡比多巴 50 mg 组成。开始小剂量服用，每次 62.5 mg（1/4）片，每日 2~3 次，根据需要逐渐增量至 125mg，每日 3~4 次，最大剂量不超过 250 mg，每日 3~4 次，空腹（餐前 1 小时或餐后 2 小时）用药疗效好。多巴丝肼和卡左双多巴都有 3 种制剂：标准制剂、控释剂和水溶剂。开始治疗时多用标准片剂。水溶剂服后快速弥散，便于吞咽，起效快，适用于吞咽片剂有困难者，或要缩短关期而迅速起效者。控释剂作用持续时间长，可减少服药次数，但起效慢、生物利用度低，适用于早期轻症患者或长期服药出现症状波动者。其不良反应有恶心、呕吐、腹部不适、心律失常、直立性低血压、尿潴留、便秘加重、失眠、幻觉等，青光眼和精神分裂症患者禁用。最严重且棘手的不良反应是长期(3~5年) 用药所产生的运动并发症和精神障碍。

（2）多巴胺能受体（DR）激动剂：可能有疾病修饰作用。有两种类型：一是麦角类，有溴隐亭、培高利特、α−二氢麦角隐亭、卡麦角林和麦角乙脲；二是非麦角类，有普拉克索、罗匹尼罗、吡贝地尔、罗替戈汀和阿扑吗啡。麦角类 DR 激动剂会导致心脏瓣膜病变和肺胸膜纤维化，现已不主张使用，其中培高利特国内已停用；而非麦角类 DR 激动剂没有该不良反应。常用的非麦角类 DR 激动剂如下。①吡贝地尔缓释片，初始剂量 50 mg，每日 1 次，易产生不良反应患者可改为 25 mg，每日 2 次，每周增加 50 mg，有效剂量 150 mg/d，分 3 次口服，最大不超过 250 mg/d。②普拉克索，初始剂量 0.125 mg，每日 3 次（易产生不良反应者则为 1~2 次），每周增加 0.125 mg，每日 3 次，一般有效剂量 0.5~0.75 mg，每日 3 次，最大每日不超过 4.5mg。目前大多建议非麦角类 DR 激动剂为首选药，尤其对于年轻患者或病程初期。因为这类长半衰期制剂能避免对纹状体突触后膜 DR 产生"脉冲"样刺激，从而预防或减少运动并发症的发生。激动剂均应从小剂量开始，渐增剂量至获得满意疗效而不出现不良反应为止。不良反应与复方左旋多巴相似，不同之处是症状波动和异动症发生率低，而直立性低血压、踝部水肿和精神症状发生率较高。

（3）COMT 抑制剂：能抑制左旋多巴在外周的代谢，使血浆左旋多巴浓度保持稳定，加速左旋多巴透过血脑屏障，增加脑内多巴胺的含量。在疾病中晚期，应用复方左旋多巴疗效减退时可以添加恩托卡朋或托卡朋治疗，从而达到进一步改善症状的作用。①托卡朋：该药容易通过血脑屏障，每次 100~200 mg，每日 3 次口服，第一剂须与复方左旋多巴同服，以后间隔 6 小时服用，可以单用，每日最大剂量 600 mg。不良反应有运动障碍、恶心、呕吐、腹泻、头痛、多汗、口干、转氨酶升高等，暴发性肝衰竭罕见，需长期监测肝功能，尤其在用药之后的前 3 个月。②恩托卡朋：不通过血脑屏障，仅有外周作用。每次 100~200 mg，每日 3~4 次，与复方多巴同服，单服无效。本药安全性好，不良反应短暂而轻微，仍以运动障碍、恶心为主。

（4）单胺氧化酶 B 抑制剂：主要有司来吉兰（丙炔苯丙胺）和雷沙吉兰，能阻止多巴胺降解，增加脑内多巴胺含量，与复方左旋多巴合用有肯定的协同作用，能延缓"开关"现象的出现及改善运动症状波动，具有神经保护作用，可能有疾病修饰作用。司来吉兰的用法为 2.5~5 mg，每日 2 次，应早晨、中午服用，勿在傍晚或晚上应用，以免引起失眠，或与维生素 E 2 000 U 合用（DATATOP 方案）。雷沙吉兰的用法为 1 mg，每日 1 次，早晨服用。不良反应有疲倦、口干、恶心、失眠、多梦、幻觉等。胃溃疡、精神病患者慎用。禁与选择性 5-羟色胺再摄取抑制剂（SSRI）合用。

（5）抗胆碱能药物：对震颤和肌强直有效，对运动迟缓疗效差，常用于震颤突出且年龄较轻的患者。常用药物如下。①盐酸苯海索，每次 1~2 mg，每日 3 次口服。②丙环定，2.5 mg，每日 3 次，饭后服用。主要不良反应有口干、视物模糊、便秘和排尿困难，严重者有幻觉、妄想。青光眼及前列腺肥大者禁用；长期使用可影响记忆功能，≥60 岁的患者最好不用，对<60 岁的患者，要定期检查认知功能，一旦发现认知功能下降应立即停药。

（6）金刚烷胺：可促进神经末梢多巴胺的释放，减少多巴胺再摄取。对少动、强直、震颤均有轻度改善作用，对伴异动症患者可能有帮助，早期患者可单独或与苯海索合用。常规剂量每次 50~100 mg，每日 2 次，末次应在下午 4 时前服用。不良反应有不宁、下肢网状青斑、踝部水肿等，均较少见。肾功能不全、癫痫、严重胃溃疡、肝病患者慎用，哺乳期妇女禁用。

（7）首选药物原则如下。

1）早发型患者，且不伴智能减退，可有如下选择：①非麦角类 DR 激动剂；②MAO-B 抑制剂，或加用维生素 E；③金刚烷胺和（或）抗胆碱能药，震颤明显而其他抗 PD 药物效果不佳时，选用抗胆碱能药；④复方左旋多巴；⑤复方左旋多巴+COMT 抑制剂，一般在①、②、③方案治疗效果不佳时加用。首选药物并非完全按照以上顺序，需根据不同患者的情况，而选择不同方案。

2）晚发型或伴智能减退患者：首选复方左旋多巴，必要时可加用 DR 激动剂、MAO-B 抑制剂或 COMT 抑制剂。苯海索尽可能不用，尤其是老年男性患者，因有较多不良反应，除非有严重震颤，并明显影响患者的日常生活能力。

2. 非运动症状的治疗

精神症状可选用氯氮平或喹硫平，但先应甄别患者的精神障碍是由抗帕金森病药物诱发，还是由疾病本身导致；对于抑郁和（或）焦虑的治疗，可应用 SSRI，也可应用 DR 激动剂，尤其是普拉克索既可以改善运动症状，又可改善抑郁症状；劳拉西泮和地西泮缓解易激惹状态十分有效；针对认知障碍和痴呆的治疗，可应用胆碱酯酶抑制剂，如多奈哌齐、美金刚等。

温和的导泻药能改善便秘症状，如芦荟丸、大黄片、番泻叶等；也可加用胃蠕动药，如多潘立酮、莫沙必利等；必要时停用抗胆碱能药并增加运动。尿频、尿急和急迫性尿失禁可采用外周抗胆碱能药，如奥昔布宁、溴丙胺太林、托特罗定和莨菪碱等；若出现尿潴留，应采取间歇性清洁导尿。

直立性低血压患者睡眠时抬高头位，不要平躺，不要快速地从卧位或坐位起立；首选 α 肾上腺素能激动剂米多君治疗，疗效最佳；也可使用选择性外周多巴胺受体拮抗剂多潘立酮。

睡眠行为异常患者可睡前服用氯硝西泮 0.5 mg。如果患者在每次服药后出现嗜睡，则提示药物过量，药物减量后会有所改善。

二、康复与心理治疗

康复治疗作为辅助手段对改善症状起到一定的作用，包括语言及语调锻炼、面部肌肉锻炼，手部、四肢及躯干锻炼、松弛呼吸肌锻炼，步态平衡锻炼及姿势恢复锻炼等，对改善生活质量十分重要。心理疏导和营养支持也是 PD 治疗中不可忽视的重要措施。晚期卧床者应加强护理，减少并发症的发生。

（李 鑫 王敬之）

第四节 阿尔茨海默病

阿尔茨海默病（Alzheimer disease，AD）是一种起病隐袭、进行性发展的慢性神经系统退行性疾病，临床上以记忆障碍、失语、失用、失认、执行功能下降等认知障碍为特征，同时伴有精神行为异常和社会生活功能减退。1906 年德国神经精神病学家阿尔茨海默（Alzheimer）报告了首例患者，大脑病理解剖时发现该病的特征性病理变化即老年斑、神经原纤维缠结和神经元脱失。现一般将 65 岁以前发病的 AD 称为早发型 AD，65 岁以后发病的 AD 称为晚发型 AD；有家族发病倾向的 AD 称为家族性 AD（FAD），无家族发病倾向的 AD 称为散发性 AD。符合临床诊断标准的 AD 病程约为 10 年。

一、流行病学特点

1. 患病率与发病率

AD 是一种常见的老年病。国内外的患病率研究有一些差异，大部分研究报道的结果为，65 岁以上的老年人中 AD 的患病率为 2%~5%。女性 AD 的患病率高于男性，女性为男性的 1~2 倍。

2. 危险因素

年龄与 AD 患病显著相关，年龄越大，患病率越高。60 岁以上的老年人群，每增加 5 岁，患病率约增加 1 倍。AD 与遗传有关是比较肯定的，大部分流行病学研究都提示，痴呆家族史是 AD 的危险因素。载脂蛋白 E（apolipoprotein E，APOE）等位基因 ε4 是 AD 的重要危险因素。Apo Eε4 等位基因在尸解证实的 AD 患者中的频率为 40% 左右，而在正常对照人群中约为 16%。脑外伤作为 AD 危险因素已有较多报道，严重脑外伤可能是某些 AD 的病因之一。有甲状腺功能减退病史者，患 AD 的相对危险度较高。抑郁症史，特别是老年期首发抑郁症是 AD 的危险因素。高教育水平与 AD 患病率降低有关，可能的解释是早年的教育训练可促进皮质突触发育，使突触数量增加和"脑贮备"增加，因而减低 AD 发生的风险。

二、病因和发病机制

AD 为多病因复杂疾病，其发病机制尚未完全阐明。多年来，AD 的病因和发病机制研究取得了许多进展，下面分别介绍几种主要的病因与发病机制。

1. 遗传

3 个常染色体显性遗传基因的突变可引起家族性 AD。21 号染色体的 APP 基因突变导致 Aβ 产生和老年斑形成，另外两个是早老素 1 和早老素 2 基因（PS1、PS2）。PS-1 位于 14 号染色体，PS-2 位于 1 号染色体。在家族性 AD 患者中检测到上述 3 个基因突变的概率低于 10%，在散发性 AD 患者中检测到上述 3 个基因突变的概率低于 1‰。载脂蛋白 E（APOE）基因是 AD 的重要危险基因。APOE 基因定位于 19 号染色体，编码的 APOE 是一种与脂质转运有关的蛋白质。在大脑中，APOE 是由星形细胞产生，在脑组织局部脂质的转运中起重要作用，与神经元损伤和变性后，髓鞘磷脂的代谢和修复密切相关。APOE 有 3 种常见亚型，即 E2、E3 和 E4，分别由 3 种复等位基因 ε2、ε3 和 ε4 编码。APOEε4 等位基因的频率在家族性和散发性 AD 中显著升高。家族性 AD 的 APOEε4 等位基因的频率最高，约为 50%，经尸检确诊的 AD 患者的 APOEε4 也比较高，散发性 AD 的频率为 16%~40%。携带 APOEε4 等位基因使 AD 的风险增加且使发病年龄提前。有研究显示，APOEε2 等位基因具有保护效益，携带此基因可减少患病风险，使发病年龄延迟。APOE 等位基因型为 ε4/ε4 的患病风险最高，至少增加 8 倍。

2. 老年斑

老年斑为神经元炎症后的球形缠结，其中包含退化的轴突和树突，伴有星形细胞和小胶质细胞增生，此外还含有多种蛋白酶。老年斑的主要成分是 β 淀粉样蛋白（Aβ），它是 β 淀粉样前体蛋白（amyloid precursor protein，APP）的一个片断。APP 为跨膜蛋白，由 21 号染色体的 APP 基因编码，其羧基端位于细胞内，氨基端位于细胞外。正常的 APP 代谢的酶切位点在 Aβ 的中央被 α 分泌酶切断，故不产生 Aβ。异常代谢是先由 β 分泌酶在氨基端的第 671 个氨基酸位点后将 APP 切断，产生一条可溶性 β–APP 和一条包含全部 Aβ 的羧基端片段；后者再经 γ–分泌酶切断，释出 99 个氨基酸的羧基端片段和具有神经毒性的 Aβ。Aβ 为异质多肽，其中含 42 和 40 个氨基酸的 Aβ 多肽毒性最大（Aβ–42 和 Aβ–40），Aβ–42 是老年斑的主要成分，Aβ–40 主要见于 AD 的血管性病损。Aβ 的神经毒性作用是通过自由基、刺激细胞死亡程序或刺激胶质细胞产生肿瘤坏死因子等炎性物质而使神经元死亡的。

3. 神经原纤维缠结

神经原纤维缠结是皮质和边缘系统神经元内的不溶性蛋白质沉积。在电子显微镜下，构成缠结的蛋白质为双股螺旋丝，主要成分是过度磷酸化的 tau 蛋白。tau 蛋白的分子量为 5 万~6 万，是一种微管结合蛋白。编码该蛋白的基因位于 17 号染色体的长臂。tau 蛋白对维持神经元轴突中微管的稳定起重要作用，而微管与神经元内的物质转运有关。tau 蛋白氨基酸序列的重要特征是 C 末端 3 个或 4 个重复序列，这些系列组成微管结合位点。tau 蛋白过度磷酸化后，其与微管的结合功能受到影响，参与形成神经原纤维缠结。现在对 tau 蛋白的磷酸化机制尚不明确。蛋白激酶和谷氨酸能神经元的活性异常可能与 tau 蛋白的过度磷酸化有关。

4. 氧化应激

氧化应激学说是 AD 的发病机制之一。蛋白质糖残基增多称为糖化，蛋白质糖化会增加细胞的氧化应激压力。老年斑和神经原纤维缠结的主要成分 Aβ 和 tau 蛋白是过度糖化的蛋白质。AD 的易感皮质区的神经元 DNA 受损明显，反映氧化应激水平的 8-羟基鸟嘌呤浓度升高。在 AD 的脑细胞中，能量代谢过程中酶的活性严重减少，如丙酮酸脱氢酶、α-酮酸脱氢酶等。这些酶的活性严重不足可能是编码这些酶的 DNA 受到了氧化性损害所致。

5. 神经递质

AD 的胆碱能神经系统有特异性的神经递质缺陷。AD 患者的皮质和海马的胆碱乙酰基转移酶减少，胆碱能神经元合成和释放乙酰胆碱明显减少。乙酰胆碱减少不仅与 AD 的认知症状密切相关，还与患者的生物节律改变和谵妄有关。人脑中谷氨酸是主要的兴奋性神经递质，谷氨酸激活亲离子受体，引起钙离子和钠离子内流。亲离子的谷氨酸受体过度激活在 AD 的发病中起重要作用。人脑中主要的抑制性神经递质是 γ-氨基丁酸（GABA），在 AD 等神经退化性疾病中，谷氨酸脱羧酶水平下降，GABA 结合位点减少。不过，目前对 GABA 系统在 AD 发病中的作用还知之甚少。去甲肾上腺素和 5-羟色胺是脑中主要的单胺能神经递质。AD 患者脑中去甲肾上腺素总量和再摄取量都有减少，合成去甲肾上腺素的酪氨酸羟化酶减少，脑干的蓝斑中神经元脱失。蓝斑神经元受损程度及去甲肾上腺素减少的程度与认知功能减退的程度无关，与 AD 的情感症状有关。AD 患者的缝际核中的神经元有脱失，皮质和脑脊液中 5-羟色胺及其代谢产物浓度有降低，5-羟色胺的改变可能与 AD 的非认知性精神症状如抑郁、攻击行为等有关。

目前较为公认的是淀粉样蛋白级联学说和 tau 蛋白异常学说。近年来，有学者认为淀粉样蛋白级联学说过于简单，不能阐明 AD 病理进展，而提出新的理论，包括"双通道假说"和"宿主反应假说"，前者认为共同的上游分子事件损害导致 Aβ 升高和 tau 过度磷酸化，后者认为年龄相关等病因学因素导致多种 AD 相关的宿主反应。炎症、氧化应激反应、激素变化等可调节 Aβ 和 tau 蛋白代谢的作用机制，导致神经元退化，这些机制还有待阐明。

三、临床表现

AD 通常是隐袭起病，病程为持续进行性进展。临床表现可分为认知功能缺损症状和非认知缺损的精神神经症状，两者都将导致社会生活功能减退。

（一）认知功能缺损症状

AD 的认知功能损害通常包括记忆障碍、失认、失用和失语及由这些认知功能损害导致的执行功能障碍。

1. 记忆减退

记忆障碍是诊断的必备条件。AD 患者的记忆损害有以下特点：新近学习的知识很难回忆；事件记忆容易受损，比远记忆更容易受损；近记忆减退常为首发症状。

2. 语言障碍

早期患者尽管有明显的记忆障碍，但一般性社交语言能力相对保持。深入交谈后就会发现患者的语言功能损害，主要表现为语言内容空洞、重复和赘述。语言损害可分为 3 个方面，即找词能力、造句和论说能力减退。命名测验可以反映找词能力。患者可能以物品的用途指代名字，如用"写字的东西"代替"笔"。语言词汇在语句中的相互关系及排列次序与句法知识有关。句法知识一般不容易受损，如有损害说明 AD 程度较重。当 AD 程度较轻时，可能会发现患者的语言和写作的文句比较简单。论说能力指将要说的句子进行有机地组合。AD 患者论说能力的损害通常比较明显，他们可能过多地使用代词，且指代关系不明确，交谈时语言重复较多。除上述表达性语言损害外，患者通常还有对语言的理解困难，包括词汇、语句的理解，统称皮质性失语症。

3. 失认症

失认症指在大脑皮质水平难以识别或辨别各种感官的刺激，这种识别困难不是由外周感觉器官的损害如视力减退所致。失认症可分为视觉失认、听觉失认和体感觉失认。这 3 种失认又可分别表现出多种症状。视觉失认可表现为对物体或人物形象、颜色、距离、空间环境等的失认。视觉失认极易造成空间定向障碍，当视觉失认程度较轻时，患者容易在陌生的环境迷失方向，程度较重时，在熟悉的地方也会迷路。有视觉失认的患者阅读困难，不能通过视觉来辨别物品，严重时不能辨别亲友甚至自己的形象，患者最终成为"精神盲"。听觉失认表现为对声音的定向反应和心理感应减退或消失，患者不能识别周围环境声音的意义，对语音、语调及语言的意义难以理解。体感觉失认主要指触觉失认。体感觉失认的患者难以辨别躯体上的感觉刺激，对身体上的刺激不能分析其强度、性质等。严重时患者不能辨别手中的物品，最终不知如何穿衣、洗脸、梳头等。

4. 失用症

失用症指感觉、肌力和协调性运动正常，但不能进行有目的性的活动，可分为观念性失用症、观念运动性失用症和运动性失用症。观念性失用症指患者不能执行指令，当要求患者完成某一动作时，他可能什么也不做或做出完全不相干的动作，可有模仿动作。观念运动性失用症的特点是不能模仿一个动作如挥手、敬礼等，与顶叶和额叶皮质间的联络障碍有关。运动性失用症指不能把指令转化为有目的性的动作，但患者能清楚地理解并描述命令的内容。请患者做一些简单的动作如挥手、敬礼、梳头等可以比较容易地发现运动性失用。大多数轻、中度 AD 患者可完成简单的和熟悉的动作；随着病情进展，运动性失用逐渐影响患者的吃饭、穿衣及其他生活自理能力。

5. 执行功能障碍

执行功能指多种认知活动不能协调有序进行，与额叶及有关的皮质和皮质下通路功能障碍有关。执行功能包括动机，抽象思维，复杂行为的组织、计划和管理能力等高级认知功能。执行功能障碍表现为日常工作、学习和生活能力下降。分析事物的异同、连续减法、词汇流畅性测验及连线测验等神经心理测验可反映执行功能的受损情况。

（二）精神行为症状

AD 的精神行为症状常见于疾病的中、晚期。患者早期的焦虑、抑郁等症状，多半不太愿意暴露。当病情发展至基本生活完全不能自理、大小便失禁时，精神行为症状会逐渐平息和消退。明显的精神行为症状提示 AD 程度较重或病情进展较快。AD 的精神行为症状多种多样，包括失眠、焦虑、抑郁、幻觉、妄想等，大致可归纳为神经症性、精神病性、人格改变、焦虑抑郁、谵妄等综合征。

（三）神经系统症状和体征

轻中度患者常没有明显的神经系统体征。少数患者有锥体外系受损的体征。重度或晚期患者可出现原始性反射如强握、吸吮反射等。晚期患者最明显的神经系统体征是肌张力增高，四肢屈曲性僵硬呈去皮质性强直。

临床上为便于观察，根据疾病的发展，大致可将 AD 分为轻度、中度和重度。

1. 轻度

近记忆障碍多是本病的首发症状，并因此引起家属和同事的注意。患者对新近发生的事容易遗忘，难以学习新知识，忘记约会和事务安排。看书读报后能记住的内容甚少，记不住新面孔的名字。注意集中困难，容易分心，忘记正在做的事件如烹调、关闭煤气等。在不熟悉地方容易迷路。时间定向常有障碍，记不清年、月、日及季度。计算能力减退，很难完成 100 连续减 7。找词困难，思考问题缓慢，思维不像以前清晰和有条不紊。早期患者对自己的认知功能缺陷有一定的自知力，可伴有轻度的焦虑和抑郁。在社会生活能力方面，患者对工作及家务漫不经心，处理复杂的生活事务有困难，诸如合理地管理钱财、购物、安排及准备膳食。工作能力减退常引人注目，对过去熟悉的工作显得力不从心，患者常回避竞争。尽管有多种认知功能缺陷，但患者的个人基本生活如吃饭、穿衣、洗漱等能完全自理。患者可能显得淡漠、退缩、行动比以前迟缓，初看似乎像抑郁症，但仔细检查常没有抑郁心境、消极及食欲和睡眠节律改变等典型的抑郁症状。此期病程持续 3~5 年。

2. 中度

随着 AD 的进展，记忆障碍日益严重，变得前事后忘。记不住自己的地址，忘记亲人的名字，但一般能记住自己的名字。远记忆障碍越来越明显，对个人的经历明显遗忘，记不起个人的重要生活事件，如结婚日期、参加工作日期等。除时间定向外，地点定向也出现障碍，在熟悉的地方也容易迷路，甚至在家里也找不到自己的房间。语言功能退化明显，思维变得无目的，内容空洞或赘述。对口语和书面语的理解困难。注意力和计算能力明显受损，不能完成 20 连续减 2。由于判断能力损害，患者对危险估计不足，对自己的能力给予不现实的评价。由于失认，患者逐渐不能辨认熟人和亲人，常把配偶当作死去的父母，最终不认识镜子中自己的影像。由于失用，完全不能工作，患者不能按时令选择衣服，难以完成各种家务活动，洗脸、穿衣、洗澡等基本生活料理能力越来越困难，需要帮助料理。常有大小便失禁。此期患者的精神和行为症状比较突出，常表现情绪波动、不稳、恐惧、激越、幻觉、妄想观念及睡眠障碍等症状。少数患者白天思睡，晚上活动。大部分患者需要专人照料。此期的病程约为 3 年。

3. 重度

一般不知道自己的姓名和年龄，更不认识亲人。患者只能说简单的词汇，往往只有自发语言，言语简短、重复或刻板，或反复发某种声音，最终完全不能说话。对痛觉刺激偶尔会有语言反应。语言功能丧失后，患者逐渐丧失走路的能力，坐下后不能自己站立，患者只能终日卧床，大、小便失禁，进食困难。此期的精神行为症状渐减轻或消失。大多数患者在进入此期后的 2 年内死于营养不良、肺部感染、压疮或其他躯体病。如护理及营养状况好，又无其他严重躯体病，仍可存活较长时间。

四、实验室及辅助检查

1. 脑电生理

AD 早期脑电图的改变主要是波幅降低和 α 节津减慢。少数 AD 患者早期就有脑电图 α 波明显减少，甚至完全消失。随病情进展，可逐渐出现较广泛的中波幅不规则 θ 活动，以额、顶叶比较明显。晚期可出现弥漫性慢波，但局灶性或阵发性异常少见。典型情况是在普遍 θ 波的背景上重叠着 δ 波。事件相关脑电位（event related potentials，ERP）是近年较受重视的脑电生理新兴技术。有研究表明，N400 或 P600 异常的轻度认知障碍患者，在 3 年内进展为 AD 的概率为 87%~88%。

2. 脑影像学检查

CT 对 AD 的诊断与鉴别诊断很有帮助。AD 脑 CT 检查的突出表现是皮质性脑萎缩和脑室扩大，伴脑沟裂增宽。颞叶特别是海马结构的选择性萎缩是 AD 的重要病理变化，MRI 比 CT 能更早地探测到此变化。目前的神经影像学技术能从分子水平、细胞水平、代谢水平和微循环等角度对 AD 患者脑结构与功能进行全面评估，其诊断 AD 的作用已发生巨大改变。2011 年，美国国立衰老研究所阿尔茨海默病协会（National Institute on Aging and Alzheimer's Association，NIA-AA）新标准已正式纳入 3 种影像标志用于确诊或辅助诊断 AD，包括淀粉样蛋白 PET 成像阳性，MRI 显示内侧颞叶、海马萎缩和 FDG-PET 显示颞顶叶代谢降低。淀粉样蛋白 PET 成像通过 Aβ 显像剂可直接在活体动态观察 AD 脑中 Aβ 沉积的分布，对 AD 早期诊断具有独特优势，对于鉴别 MCI 亚型、评估疾病预后很有价值。MRI 包括结构 MRI（sMRI）和功能 MRI（fMRI），新标准中的 sMRI 影像标志有利于 AD 认知障碍和轻度认知障碍的诊断，它显示的脑萎缩程度与认知评估结果显著相关，有助于监测 AD 进展。FDG-PET 显像测定的大脑皮质葡萄糖代谢率主要反映神经和突触活性，故可以利用对血流、代谢等检测对 AD 进行早期诊断和鉴别诊断。

3. 脑脊液检查

AD 患者的脑脊液常规检查一般没有明显异常。AD 患者脑脊液中的 tau 蛋白升高，Aβ42 降低，具有辅助诊断价值。检测脑脊液中 Aβ42 诊断 AD 的特异度大于 90%，敏感度大于 85%。AD 的脑脊液总 tau 蛋白（T-tau）水平显著升高，约为正常对照组的 3 倍，但特异性较低，在脑卒中、Creutzfeldt-Jakob 病和大部分神经退行性病变中均有升高。研究发现，磷酸化 tau 蛋白（P-tau）与 T-tau 相比，对 AD 的特异性更高。抑郁症、脑卒中、血管性痴呆、帕金森病的 P-tau 水平可以正常。采用高灵敏度的单克隆抗体技术检测多种不同位点磷酸化 P-tau 水平，如苏氨酸 181、231 位点和丝氨酸 199、235、396 等系列位点，能鉴别额颞叶痴呆、路易体痴呆。

4. 神经心理测验

国内外使用最多，信度和效度比较好的是简明智力状态检查（mini-mental state examination，MMSE）。该测验简便易行，可在短时间内了解患者的总体认知情况，但这种筛查并不能代替详细的精神检查。

AD 的神经心理缺陷在某些方面可能更为突出。记忆功能受损最严重，而短期记忆又比某些长期记忆容易受损。疾病早期语言功能相对保持，但语言理解和命名能力比口语重复和造句更易受损。AD 的顶颞叶受损最明显，而原始性运动、感觉和视觉皮质结构相对保持完好。这些损害特点能够解释语言、视觉空间等主要高级认知功能易受损。AD 的中颞叶损害也较明显，包括海马、海马旁回等结构，这可解释 AD 的记忆损害。"晶态"认知功能与经验和知识密切相关，推理能力为具体表现。"液态"认知功能是指与认知内容无关的基本认知功能，与吸收和加工外界信息的速度和灵活性密切相关，主要由遗传决定，从注意集中能力及动作的灵活性可反映出来。正常衰老的"晶态"认知功能不会减退，经过训练，此功能还可增强，"液态"认知功能虽有减退，但程度轻且缓慢，相反，AD 患者的上述两种认知功能都显著下降，而且"液态"认知功能下降的时间显著提前。

五、诊断和鉴别诊断

（一）诊断

国内目前使用的诊断工具是 ICD-10 精神与行为障碍分类。AD 的诊断仍然依靠排除法，即先根据认知功能损害情况，判断是否有认知障碍，然后对病史、病程、体格检查和辅助检查的资料进行综合分析，排除各种特殊原因引起的认知障碍后才能作出 AD 的临床诊断。AD 患者由于认知功能损害而不能提供完整可靠的病史，故更多的情况下是要通过知情人包括亲属和照料人员来了解病史。接下来要对患者进行精神检查和体格检查。精神检查的重点是评价患者的认知功能状态，在体格检查时要特别强调对患者进行详细的神经系统检查。最后要进行 AD 诊断的实验室检查，脑电图检查，脑 CT 或 MRI 检查。

2011 年，美国 NIA-AA 新修订了 AD 诊断标准，把 AD 病程分为 3 个阶段：无症状的 AD 临床前期（preclinical AD）、AD 所致轻度认知损害（mild cognitive impairment due to AD）期和 AD 所致痴呆期（dementia due to AD），不同病程阶段有不同的生物学标志物变化。采用分子诊断技术可在活体检测到 AD 相关生物标志物，可及早评估 AD 的发展变化，指导临床早期诊断与治疗。

无症状的 AD 临床前期可细分为 3 个阶段：年龄、遗传和环境因素交互作用下，首先出现 Aβ 代谢异常和大量聚集；随后发生突触功能失调、胶质细胞激活、神经纤维缠结形成、神经元凋亡等早期神经退行性变；接着发生轻微认知功能下降（比轻度认知障碍临床症状更轻）。

生物标志物异常与上述 AD 病理生理级联过程相一致：首先是脑脊液中 Aβ42 水平降低、PET 成像 Aβ 示踪剂沉积增加；随后出现神经元损伤的标志物如脑脊液中 T-tau 或 P-tau升高、

18-氟脱氧葡萄糖（FDG）PET 成像显示颞顶区代谢降低，MRI 显示内侧颞叶、边缘叶和颞顶区皮质结构萎缩。临床前期诊断依据几乎完全基于 AD 生物学标志物。NIA-AA 标准纳入了上述 5 种生物标志物用于临床诊断。AD 所致轻度认知障碍记忆减退等认知损害表现，但日常生活功能不受影响，是介于正常老化与痴呆之间的过渡状态，具有转化为 AD 认知障碍的高风险。Aβ 聚积和神经元损伤两类生物标志用于此期，有助于建立与 AD 临床损害有关的病理变化，尤其是代表神经元损害的标志物，可提示轻度认知障碍进展为 AD 痴呆的可能性。

新标准中基于上述标志物的存在与否，把此期分为三类：很可能的 AD 所致轻度认知障碍、可能的 AD 所致轻度认知障碍和不可能的 AD 所致轻度认知障碍，Aβ 聚积和神经元损伤标志物均呈阳性为很可能 AD 所致轻度认知障碍，两者之一阳性而另一种不能检测验证时为可能的 AD 所致轻度认知障碍，两者均阴性则不大可能是 AD 所致轻度认知障碍，以便提高轻度认知障碍的诊断准确率。AD 所致痴呆期是指 AD 病理生理变化引起的临床综合征，依据检测生物学标志物确定痴呆患者潜在的 AD 病理变化，并把此期分为很可能的 AD 认知障碍、可能的 AD 认知障碍和不太可能的 AD 认知障碍。上述 5 种生物学标志物在痴呆期和轻度认知障碍期均可作为辅助诊断指标。

（二）鉴别诊断

1. 血管性痴呆

血管性疾病是痴呆第二位原因，脑影像学检查和 Hachinski 缺血指数（Hachinski ischemic index）评分，有助于血管性痴呆与 AD 初步鉴别。Hachinski 缺血评分总分为 18 分，≥7 分很可能为血管性痴呆；≤4 分很可能为非血管性痴呆，主要是 AD；5~6 分很可能为混合性痴呆。CT 或 MRI 检查发现血管性病灶有助于明确诊断。

2. 额颞叶痴呆

额颞叶痴呆比 AD 少见，其早期表现主要是行为和情绪改变或者语言障碍，而记忆障碍通常是 AD 的首发症状。额叶和颞叶萎缩是额颞叶的特征，而脑广泛性萎缩和脑室对称性扩大多见于 AD。

3. 进行性核上性麻痹

进行性麻痹以眼球运动障碍、皮质下痴呆、通常伴有锥体外系症状为其临床特征，系典型的皮质下痴呆。

4. 老年性抑郁症

老年性抑郁症可表现为假性痴呆，易与 AD 混淆。老年性抑郁症患者可有情感性疾病的病史，可有明确的发病时间，抑郁症状明显，认知缺陷不像 AD 那样呈进展性全面性恶化态势。定向力、理解力通常较好。除精神运动较迟钝外，没有明显的行为缺陷。病前智能和人格完好，深入检查可显露抑郁情绪，虽应答缓慢，但内容切题正确。抗抑郁治疗疗效良好。

5. 帕金森病

AD 的首发症状为认知功能减退，而帕金森病的最早表现是锥体外系症状。AD 患者即使合并有锥体外系症状，也很少有震颤，但在帕金森病患者中有震颤者高达 96%。

6. 正常压力脑积水

本病除痴呆外常伴尿失禁和共济失调性步态障碍，脑压不高。CT 或 MRI 可见脑室扩大，但无明显的脑皮质萎缩征象。同位素池扫描可见从基底池到大脑凸面所需时间延迟至 72 小时以上。

7. 脑瘤

以痴呆为突出临床表现的脑瘤主要见于额叶、颞叶或胼胝体肿瘤，除痴呆表现外常可见颅内压增高征象，脑血管造影、CT 或 MRI 可明显看出脑瘤部位。

六、治疗

本病病因不明，目前尚无特效治疗，现证实有效的治疗方法基本上都属于对症治疗。AD 的治疗包括针对认知功能减退和非认知性精神症状的治疗。治疗方法包括躯体治疗（主要是药物治疗）和社会心理及支持治疗。

（一）认知功能缺损的治疗

1. 胆碱酯酶抑制剂

（1）多奈哌齐：通过竞争和非竞争性抑制乙酰胆碱酯酶，从而提高脑细胞突触间隙的乙酰胆碱浓度。其特点是半衰期长，为（103.8±40.6）小时，血浆蛋白结合率高（92.6%），2 周后才能达稳态血浓度。口服药物后吸收较好，达峰时间为（5.2±2.8）小时，可每日单次给药。常见的不良反应有腹泻、恶心、睡眠障碍。约 50% 的患者认知功能有明显改善。停药后，患者的认知功能水平在 3~6 周内降至安慰剂治疗的水平。多奈哌齐的推荐起始剂量是 5 mg/d，1 个月后剂量可增加至 10 mg/d。如果能耐受，尽可能用 10 mg/d 的剂量，高剂量可获得较好的疗效，但也容易产生胆碱能不良反应。

（2）卡巴拉汀：属氨基甲酸类，可同时抑制乙酰胆碱酯酶和丁酰胆碱酯酶。其半衰期约为 10 小时，达峰时间为 0.5~2 小时。该药的推荐剂量为 6~12 mg/d。临床试验表明，疗效与剂量相关，日剂量大于 6 mg 时，其临床疗效较为肯定，但高剂量治疗时，不良反应也相应增多。

（3）石杉碱甲：由中国研发的胆碱酯酶抑制剂，系从石杉科植物千层塔中提取的生物碱。常用剂量是 0.2~0.4 mg/d。不良反应相对较少，包括头晕、食欲差、心动过缓。大剂量时可引起恶心和肌肉震颤等。

2. 谷氨酸受体拮抗剂

美金刚作用于大脑中的谷氨酸—谷胺酰胺系统，为具有中等亲和力的非竞争性 N-甲基-D-天冬氨酸（N-methyl-D-aspartate，NMDA）拮抗剂。当谷氨酸病理性过量释放时，美金刚可减少谷氨酸的神经毒性作用，当谷氨酸释放过少时，盐酸美金刚可改善记忆过程所必需的谷氨酸的传递。用法是第 1 周每日 5 mg，第 2 周每日 10 mg，第 3 周每日 15 mg，第 4 周每日 20 mg，分 2 次服用。维持量为每次 10 mg，每日 2 次。

（二）社会心理治疗

社会心理治疗的目的主要是尽可能维持患者的认知和社会生活功能，同时保证患者的安全和舒适。主要内容是帮助患者家属决定患者是住院治疗还是家庭治疗或日间护理等；帮助家属采取适当的措施以防患者自杀、冲动攻击和"徘徊"等，以保证患者的安全。帮助家属解决有关法律问题，如遗嘱能力及其他行为能力问题。社会治疗很重要的方面是告知有关疾病的知识，包括临床表现、治疗方法、疗效、病情的发展和预后转归等，使家属心中有数，同时让家属或照料者知晓基本的护理原则。

（孙文锦　哈姗姗）

参考文献

[1] 安东尼·福西. 哈林森风湿病学 [M]. 3 版. 田新平, 译. 北京: 科学出版社, 2018.

[2] 林果为, 王吉耀, 葛均波. 实用内科学 [M]. 15 版. 北京: 人民卫生出版社, 2017.

[3] 张文武. 急诊内科学 [M]. 4 版. 北京: 人民卫生出版社, 2017.

[4] 吕坤聚. 现代呼吸系统危重症学 [M]. 北京: 世界图书出版公司, 2015.

[5] 谢灿茂. 内科急症治疗学 [M]. 6 版. 上海: 上海科学技术出版社, 2017.

[6] 陈灏珠. 实用心脏病学 [M]. 4 版. 上海: 上海科学技术出版社, 2016.

[7] 胡大一. 心血管内科学高级教程 [M]. 北京: 中华医学电子音像出版社, 2017.

[8] 张健, 陈义汉. 心脏病学实践 2018 [M]. 北京: 人民卫生出版社, 2018.

[9] 黄振文, 邱春光, 张菲斐. 心血管病诊疗手册 [M]. 郑州: 郑州大学出版社, 2015.

[10] 于皆平, 沈志祥, 罗和生. 实用消化病学 [M]. 3 版. 北京: 科学出版社, 2017.

[11] 姜泊. 胃肠病学 [M]. 北京: 人民卫生出版社, 2015.

[12] 夏冰, 邓长生, 吴开春, 等. 炎症性肠病学 [M]. 3 版. 北京: 人民卫生出版社, 2015.

[13] 林三仁. 消化内科学高级教程 [M]. 北京: 中华医学电子音像出版社, 2016.

[14] 迟家敏. 实用糖尿病学 [M]. 北京: 人民卫生出版社, 2015.

[15] 栗占国, 张奉春, 曾小峰. 风湿免疫学高级教程 [M]. 北京: 中华医学电子音像出版社, 2018.

[16] 陈进伟, 曾小峰. 风湿免疫性疾病综合征 [M]. 北京: 人民卫生出版社, 2018.

[17] 葛均波, 徐永健, 王辰. 内科学 [M]. 9 版. 北京: 人民卫生出版社, 2018.

[18] 蒲传强, 崔丽英, 霍勇. 脑卒中内科治疗 [M]. 北京: 人民卫生出版社, 2016.

[19] 王伟, 卜碧涛, 朱遂强. 神经内科疾病诊疗指南 [M]. 3 版. 北京: 科学出版社, 2018.

[20] 励建安, 张通. 脑卒中康复治疗 [M]. 北京: 人民卫生出版社, 2016.